巴渝名老中医临证系列

巴渝名医医论医话精粹

主　编　段亚亭　肖战说

副主编　邹建华　王彩霞　张利梅

编　委（按姓氏笔画排序）

王树鑫　王姝彦　王彩霞　王　强　任志红
刘　陈　刘苏颖　刘庭秀　闫子民　安允允
李姝琨　杨　光　杨　帆　肖战说　邹建华
张利梅　陆绿青　陈品伃　林建国　段亚亭
段　砚　康潇予　翟吴剑文

人民卫生出版社

·北　京·

图书在版编目（CIP）数据

巴渝名医医论医话精粹 / 段亚亭，肖战说主编 . 北京 ：人民卫生出版社，2025. 11. -- ISBN 978-7-117-38317-2

Ⅰ. R249.7

中国国家版本馆 CIP 数据核字第 20250FE040 号

人卫智网	www.ipmph.com	医学教育、学术、考试、健康，购书智慧智能综合服务平台
人卫官网	www.pmph.com	人卫官方资讯发布平台

巴渝名医医论医话精粹

Bayu Mingyi Yilun Yihua Jingcui

主　　编：段亚亭　肖战说
出版发行：人民卫生出版社（中继线 010-59780011）
地　　址：北京市朝阳区潘家园南里 19 号
邮　　编：100021
E - mail：pmph @ pmph.com
购书热线：010-59787592　010-59787584　010-65264830
印　　刷：河北环京美印刷有限公司
经　　销：新华书店
开　　本：710 × 1000　1/16　　印张：28　　插页：2
字　　数：458 千字
版　　次：2025 年 11 月第 1 版
印　　次：2025 年 11 月第 1 次印刷
标准书号：ISBN 978-7-117-38317-2
定　　价：89.00 元
打击盗版举报电话：010-59787491　E-mail：WQ @ pmph.com
质量问题联系电话：010-59787234　E-mail：zhiliang @ pmph.com
数字融合服务电话：4001118166　E-mail：zengzhi @ pmph.com

祝贺

段亞亭國医大師

巴渝名老中医臨證集列问世

陳可冀 謹題

二〇二三年九月 北京

自　序

党的二十大报告中明确指出，要"促进中医药传承创新发展""推进健康中国建设"。全面系统地继承名老中医的学术思想是中医药传承工作的重要环节，是加强中医药人才队伍建设的重要举措！近半个世纪以来，重庆在继承名老中医学术思想工作方面做了大量工作。

巴山渝水，人杰地灵。重庆古称巴渝，有长江、嘉陵江两江环抱，四面环山。得天独厚的自然条件不仅孕育了丰富的道地药材资源，也滋养出了底蕴深厚的巴渝中医药文化。自古名医辈出，近代以来，巴渝名医更是群星璀璨：有奉调北京、名号"南冉"的冉雪峰，有向毛主席敬献《子午流注环周图》的吴棹仙，有创制天麻钩藤饮的原重庆中医学校老校长胡光慈。新中国成立后，从全国征聘入京的中医名家中，亦不乏重庆籍医家，如冉雪峰、王文鼎、龚志贤、任应秋、方药中、周济民等。他们临证经验丰富，疗效卓绝，其学术思想在中医史上留下了浓墨重彩的一笔。

20 世纪 70 年代是重庆中医工作最困难的时期，老中医数量大量减少，中医工作出现了青黄不接、后继乏人的尴尬局面。我于 1971 年调至重庆市卫生局中医科工作。为了抢救名老中医的宝贵临床经验，我筹办组织了多次名老中医学术思想研讨会，多次邀请临床技术高超的老中医们撰写学术经验，参会交流分享其临床经验。当时宦世安、陈源生、龚志贤、熊寥笙、王希知、张锡君、杨国忠等老一辈中医名家虽已高龄，但对这项工作十分支持。有的老中医即便诊务繁忙或身体不便不能亲自前往，也会写信参会。名老中医们的临床见解独到而深刻，一法一方一药俱为临床揣摩多年之得意手笔，不求多求全，但求真求验。难能可贵的是，这些稿件多由名医亲笔书写，或口述后弟子代笔。后来我将这些文稿集结成册，命名为《重庆市老中医经验交流会资料选编》。

由于中医科经费紧张，原重庆市科学技术情报研究所赞助了印刷费。

为节约费用，我到四川达县(现四川省达州市)印刷了资料。因这本资料真实地反映了老中医们的宝贵经验，在重庆中医界引起了较大的反响。而后又陆续出版了七册。这八册《重庆市老中医经验交流会资料选编》(前七册均为我主持会议、组稿及主编论文集，第八册时适逢我调任重庆市中医院，诊务更加繁忙，故与陶克文教授共同编写)，可以说较全面地保留了当时重庆市高水平老中医的临证特色，有着极高的临床价值。

至今已历50余载，当时的名医多已驾鹤西去，而这八册刊物，当年是内部刊印，刊印量小，现在也难再见。我曾多次想要再阅温故，却奈何无果。后在弟子肖战说医师的多次努力下终集齐八册，实属不易。再翻阅时，心下感慨。为不使老中医们的临床智慧湮没历史，遂生重编是书之心，奈何我垂垂老矣，心有余而力不足。幸得培育之杏苗已成小木，薪火已有传承，弟子肖战说虽仅而立，却对中医抱有大志，自大三时即随我临证，至今已逾10年。他尊师重教，聪颖好学，刻苦钻研，锐意临床，本科时就开始协助我整理临床经验，后于中国中医科学院深造，攻读硕士、博士研究生，现在中国中医科学院广安门医院工作。他理论与临床功底扎实，协助我完成了书稿的整理及编写工作。

这次修订编撰将八册内容拆分开后再重新整理，洋洋百万字中，着重精选名老中医亲笔撰写的，最能反映他们学术思想的内容，辑成“巴渝名老中医临证系列”，分为医案、医话、方药、经典四卷，名为《巴渝名医医案精粹》《巴渝名医医论医话精粹》《巴渝名医方药荟萃》《巴渝名医经典阐微》。其中：《巴渝名医医案精粹》选录临床疗效显著、辨治思路清晰、用方用药灵活的验案；《巴渝名医医论医话精粹》选录医家临证中的感悟，虽体例不一，或长或短，但具有较大启发意义；《巴渝名医方药荟萃》为医家运用古方、自拟方、单验方的宝贵经验，其中如柴芍龙牡汤、四逆黄荆散、济生乌梅丸、利胆退黄汤等方剂，现仍在巴渝乃至全国中医临床中广泛运用；《巴渝名医经典阐微》为医家研读中医古籍经典的所思所想，或应用经典的心得体会。在编写书稿时，老师们的音容笑貌，老友们的真知灼见似在眼前。我坚信这套书不仅对青年中医大有裨益，对从事临床工作已久的中医工作者亦能有所启迪，细心揣摩名医心法，必能收获良多！

需要说明的是，在整理过程中为忠实名老中医原意，入选文章保持原貌，对文中标点、错别字、古籍引文等进行订正。由于名老中医医案跨度时间较长，剂量有钱或克，保持原貌不作统一。由于名老中医经验整理是近半个世纪前的内容，许多检查指标已无参考价值，为保持原貌不作更改，部分检验指标单位循旧。

我虽已年入鲐背，但时刻心系中医之发展，愿此套著作于医林有所贡献，余愿足矣！

感谢原重庆市科学技术情报研究所大力支持！衷心感谢中国科学院院士、国医大师陈可冀教授题词，感谢我的老伴何冰洁女士一路相守！

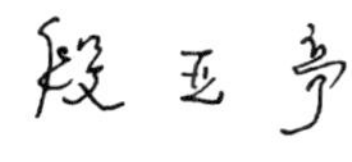

壬寅年　冬

目　录

第一章　内科医论医话

寒热湿食治感冒

龚志贤

感冒系由风邪侵犯人体引起的以恶寒或恶风、发热、头痛、鼻塞、声重、喷嚏、清涕或稠涕、喉痛等为主症的外感疾病。

感冒病，历代医家广有论述，如汉代张仲景《伤寒论·辨太阳病脉证并治上第五》第3条："太阳病，或已发热，或未发热，必恶寒，体痛，呕逆，脉阴阳俱紧者，名为伤寒。"第2条："太阳病，发热汗出，恶风，脉缓者名为中风。"此论当包括今之感冒。至北宋时期杨士瀛始明确提出"感冒"一词。至清代温病学说兴起，始有风热合邪感冒之论。今世尚有感冒伤食之类型多见于临床者。就渝州地区而言，且多有风湿型感冒之疾，此型若治之不当，常可延至十余日不解。

感冒一疾具有传染性。早在《素问·刺法论》中就有"五疫之至，皆相染易，无问大小，病状相似"的记载。此"五疫"当包括感冒时邪于其中。明代张景岳也认为，"非其时而有其气"，是为"虚邪贼风"，若不"避之有时"，体虚之人遇之，则可以两虚相得，客其身形伤人致病。时邪伤人致病"病无长少，率相近似"，提出了气候骤变是感冒一病之所以流行的重要原因。

风为阳邪，好伤人之上部，易与他邪相合而为患。风与寒邪、热邪、湿邪相合或兼挟食积伤人，致有风寒感冒、风热感冒、淋雨受湿感冒、积食感冒等。

一、风寒感冒

临床症状：恶寒或恶风，发热，无汗或微汗出，头痛，或四肢酸痛，鼻塞声重，喷嚏，流清涕，或咳嗽，痰白而稀，舌苔薄白润滑，脉浮缓或浮紧。

病因病机：鼻为肺窍，肺居于上，风寒外袭，首先犯肺，致肺气失宣，上窍不利，而出现鼻塞声重、喷嚏、流涕、咳嗽等伤风症状。寒为阴邪，其性收引凝滞，风寒客于肌肤，致卫阳被郁，经脉气血不通，而出现恶寒发热，无汗，头痛身痛等症。舌苔薄白，脉浮为风寒在表，浮缓为风偏盛，浮紧为寒偏盛。

治法：辛温解表散风寒，宣肺止咳。

处方：苏叶生姜红糖饮、葱豉汤、荆防汤。

方一 苏叶生姜红糖饮

苏 叶 10g 老生姜 15g 红糖适量

用法：水煎一次温服，盖被取微汗出，风寒可解。

方解：方中苏叶辛温，发散风寒，理气和营；生姜味辛性温，走而不守，发表散寒，二药配合发表散寒之力增强；再加红糖甘温和中补脾，补血活血，一助姜苏发表，二可调味和药；三药共奏辛温发表散寒之功。用于治疗风寒感冒轻证，煎汤一次服之，风寒可解。此为渝州民间常用之验方。

方二 葱豉汤

葱 白 15 根 淡豆豉 12g

加减法：风重者加排风藤 30g，寒重者加散寒草 30g、马蹄草 30g。

方解：此为《肘后备急方》葱豉汤加味。方中葱白辛温通阳，发表散寒；淡豆豉辛微温，解表透邪；共取通阳散寒解表之功。用于感冒风寒轻证，服之表解而不伤正，医家喜用之。随症加味，除上述加排风藤、马蹄草外，尚可选加苏叶、荆芥、生姜、麻黄、桂枝等辛温发表散寒之品。

方三 荆防汤

荆 芥 10g 防 风 10g 苏 梗 10g 桔 梗 10g
生 姜 10g

加减法：咳甚者加前胡 12g、杏仁 10g，胃纳差者加陈皮 12g。

方解：荆防汤乃宗《医学正传》之“荆防败毒散”化裁而成。方中荆芥、防风、生姜表散风寒；苏梗行气宽中，散风寒，解肌发表，消痰利肺，咳者更配前胡、杏仁、陈皮等化痰止咳之品；桔梗功能升提，引药上达，祛邪外解，则表散风寒之力更强。服之得微汗出，风寒之邪从汗解而不伤正，此“时方”药性平和之剂。临证时尚可随症加减。

◎ 临证验案

陈某，女，44 岁。1963 年 8 月 4 日入院。

今晨突然寒战无汗，发热，头疼身痛，喷嚏，流清涕，微咳嗽，不思食。查：苔白薄，脉浮紧，咽部不红肿，体温 38.7℃，白细胞 11 400 每立方毫米，中性粒细胞 86%，胸透(–)。门诊以“上感，疑为肺炎”，收入院。入院后，余按风寒感冒重证，拟辛温表散风寒之剂。

药用：荆芥穗 12g，防风 12g，散寒草 30g，马蹄草 30g，柴胡 12g，前胡 12g，桔梗 10g，生姜 15g，杏仁 12g。急煎，每日 2 剂，分 4 次温服。

药后盖被取微汗出，邪从汗泄，次晨热退，诸证悉减。二诊时惟食欲欠佳，微咳，身软乏力。处方：生姜 12g，炒三仙各 12g，苏梗 12g，前胡 12g，法半夏 10g，茯苓 12g，陈皮 12g，甘草 6g，每日 1 剂，水煎，分 3 服。四日后自觉症状完全消失。查：体温 36.8℃，白细胞 7 800 每立方毫米，中性粒细胞 65%。痊愈出院。

二、风热感冒

临床症状：发热恶风，微自汗出，头晕头痛，鼻塞喷嚏，先流清涕，逐渐变为浓稠涕，或口渴，或咽干喉痛，或咳吐黄痰，或小便色赤。舌质红，苔薄黄，脉浮数。

病因病机：风为阳邪，易于化热；热为温邪，所谓“温为热之渐，火为热已极”，温、热、火三者皆一类也。风与热邪从口鼻入犯，多易化火伤津，其邪上犯于头，故头晕头痛；蒸于清道，故咽干喉痛，口渴；蒸发于表而主疏泄，则见发热恶风、汗出；邪循呼吸道犯肺，灼津为痰，影响气机升降出入，肺气失宣，则发为咳吐黄痰等见症。

治法：辛凉解表，散风清热。

处方：桑菊排风汤、银荷汤。

方一　桑菊排风汤

冬桑叶 10g　　菊　花 10g　　排风藤 30g　　蝉　蜕 3g
薄　荷 6g　　甘　草 3g　　芦　根 15g

用法：轻煎服。

加减法：咽喉红肿疼痛甚者加挖耳草 30g，发热较甚者加青蒿 15g，咳嗽较重者加五匹风 30g，食欲不振者加鸡屎藤 30g。

方解：此系《温病条辨》之“桑菊饮”加减而来。取方中桑叶、菊花甘凉轻清之性，以疏解上焦之风热邪气，且桑叶善走肺络，为清疏肺热之主药；用薄荷、蝉蜕助桑、菊疏散上焦风热；排风藤味甘、性平微寒，更助桑、菊、蝉、薄散风清热之功；芦根清热利湿，甘草调和诸药。药轻而效宏，取其气宜轻煎。

方二　银荷汤

银花藤 30g　　荷　叶 30g　　木　通 12g　　荆　芥 6g

黄荆子 15g　　十大功劳叶 12g

用法：轻煎服。

方解：银荷汤为《温病条辨》之"银翘散"加减而来。方中重用银花藤(或银花半量)、荷叶清热解毒，清头目之风为主，配以荆芥发表祛风，散风热，清头目，利咽喉；黄荆子祛风、除痰、行气、止痛；十大功劳叶泻火退热；木通上通心肺利窍，下清湿热利小便、通大便，可除胸中烦热，利咽喉，助银、荷、芥、黄散风清热解表之力，兼利肺气、通大小便，使邪热从下窍而去，可谓两全其功。

◎ **临证验案**

黄某，男，45岁，医师。1966年9月2日诊，系本院职工。

患者五天前自觉发热恶风，头痛，鼻塞，流清涕，咽喉干痛。三天前始发热，咳嗽，吐黄稠痰，流稠涕，头胀痛加剧，口干渴，尿黄，不思食，查体温38.6℃，自服中成药，体温稍有下降，仍坚持上班。今症状加剧，且时微自汗出。查：体温39.6℃，舌质红，苔黄薄，咽红肿(++)，脉浮数，血压100/70毫米汞柱，白细胞7 400每立方毫米，中性粒细胞86%。余诊为外感风热，用银荷汤加味。方药：银花藤30g，荷叶30g，荆芥10g，黄荆子25g，木通12g，连翘15g，贯众10g，牛蒡子12g，甘草5g，桔梗10g，芦根25g。轻煎，每日2剂，日夜4服。次日复诊热退，体温36.8℃，更方，撤余邪、扶胃气，3剂，诸证若失。

三、淋雨受湿感冒

临床症状：头疼体痛，头重如裹，身体困重，遍身肌肉关节疼痛，恶寒不发热，或先恶寒后发热，其热势不扬，口干不渴，无汗，胸闷腹满，纳食不佳，或大便稀溏，小便色黄不畅利，或咳泡沫白痰，舌苔白腻，或黄厚而滑润，脉浮紧或濡涩。

病因病机：因汗出淋雨感受寒湿，或感雾露之湿，或坐卧湿地感受寒湿而发病。湿为阴邪，其性重浊，易伤阳气，故见头重身困，胸闷腹满，纳差，便溏等症；湿性黏腻滞着，故为患多缠绵难愈。此型感冒因失治，或治不得法，用药不当(切忌苦寒清热之品)，可迁延旬日，乃至上月不愈。因寒主收引，凝滞气血经络，故恶寒头痛，遍身肌肉关节疼痛。

治法：祛风散寒除湿。

处方：祛风散寒除湿汤、羌活佩兰汤。

方一　祛风散寒除湿汤

羌　活 9g　　白　芷 9g　　荆　芥 9g　　防　风 9g

川　芎 9g　　荷　叶 30g

用法：水煎服。

加减法：咳嗽甚者加肺经草 15g、鱼腥草 30g，胃纳差加鸡屎藤 30g，小便黄加车前草 30g。

方解：祛风散寒除湿汤系《脾胃论》之羌活胜湿汤化裁而成。方中羌活散寒祛风除湿为主药，考羌活乃气雄味厚之品，其清香走窜之性，善行气分，走太阳膀胱经，散寒除湿；更得白芷、川芎、荆芥、防风温散之力相助，使微汗出，风寒湿之表邪可随汗而解。或有医家每畏羌活辛香燥烈之性而不用，不知湿盛之疾非此不可。加荷叶一味为佐使，考湿蕴久则多有热化，且湿为秽浊之气，故取荷叶清轻芳香，以收除湿清热、化浊和中之功。

方二　羌活佩兰汤

羌　活 12g　　佩　兰 12g　　石菖蒲 9g　　木　通 9g

威灵仙 9g　　藿　香 12g

用法：水煎服。

加减法：同前方。

方解：羌活佩兰汤为自拟方。方中羌活辛苦温，善行气分，疏而不敛，升而能沉，雄而善散，通畅脉络，透利关节，散风寒，祛风湿，为治淋雨受湿之要药，故以其为主；配藿香、佩兰之芳香化浊、辟秽；石菖蒲理气活血、开窍散风祛湿；威灵仙祛风胜湿为辅，并以木通上通心肺，利诸窍，通血脉，下走三焦利小便，通大肠荡涤腑滞，以助化湿浊；合而用之，具有极强的散寒除湿、辟秽化浊之功。

原按：祛风散寒除湿汤宜于寒湿感冒初起风胜者，重在发散风寒兼祛湿浊；羌活佩兰汤宜于寒湿感冒时日较长者，重在除湿利水道。

◎ 临证验案

张某，男，36 岁，干部。1978 年 7 月 25 日诊。

酷暑时节，天气暴热，人难以忍受。患者近时多冷饮以消暑，致湿浊内盛；旬日前因贪凉，夜间露宿于街头，通宵达旦，受凉而发病。症见恶寒发热，汗出不多，头重体困，口淡不思饮，自服银翘、银柴、大青叶等冲剂不效。始求诊于医。医多以清暑退热解毒之品，亦不效。至今诸症不减，头重痛剧烈，一身困重如负千斤，且胸闷腹胀，大便溏泻，日三四次，泛酸欲呕，尿少色黄。查：体温38.8℃，苔黄滑，脉沉濡。辨为寒湿困阻，肌表阳气不达，汗出不彻，营卫失和。三焦失于疏化，湿困脾阳，运化失职致腹泻。治宜解表散寒除湿，用燥湿健脾和中之剂疗之。方用羌活佩兰汤加减。处方：羌活10g，藿香12g，佩兰12g，苍术12g，白术12g，木通12g，石菖蒲6g，荷叶30g，茵陈30g，滑石25g，甘草3g，黄芩12g。3剂，水煎服。

二诊：药后寒热退，诸症悉减，尚食欲不佳，时欲吐，便稀溏，身软乏力。拟以藿香正气合剂300毫升，每服20毫升，每日4次，以善其后，药后诸症除。

四、积食感冒

临床症状：往来寒热，头昏痛，或周身骨节酸痛，四肢软弱无力，或恶寒不发热，或发热汗出不恶寒，或鼻干燥，或流清涕，胃脘滞痛，不思食，嗳气，按之上腹作痛或胀硬，口苦咽干，或渴，或肠鸣，或呕，或欲吐，或咳，或心悸，矢气，大便二三日解一次，或溏或秘，小便量少色黄，体温偏高，舌苔白腻或淡黄，脉象右寸关浮数，或左寸关浮数，或左右关弦紧。

病因病机：因劳动过度，汗出表虚，阳气外越，外感寒湿，内伤饮食，消化不良，饮食积滞中州。

治法：消化胃脘积食，清解胸中结水，外解寒湿。

处方：柴胡消食汤。

柴　胡12g	黄　芩12g	法半夏12g	苍　术12g
茯　苓12g	炒枳实10g	生　姜12g	瓜蒌仁10g
羌　活10g	白　芷10g	广木香10g	山楂炭12g

加减法：积食重者去白芷，加炒草果仁10g；结水多者去山楂炭、白芷，加重瓜蒌仁为12g；寒湿重者加重白芷、羌活各为12g；风寒重者去白芷，加荆芥穗12g；便溏者去瓜蒌仁。

方解：本方乃小柴胡汤加除湿解表之羌活、白芷、苍术，以增强表散寒湿之功，加山楂炭、广木香、炒枳实、茯苓、瓜蒌仁，理气导滞，消食健脾和中，以增强消导食积之功。此表散内消同治之剂，余命名为柴胡解表消食汤，简称为柴胡消食汤。

◎ 临证验案

刘某，女，45岁，本院职工。1976年10月2日诊治。

时逢国庆佳节，家务繁忙，操劳太过，汗出当风受凉，加之昨天多进美食，食滞胃脘。今始发病，症见恶寒发热（体温 38.6℃），鼻流清涕，头额昏痛，身体重疼，胃脘胀痛，恶心欲呕，口苦，恶油，不思食，大便未行，尿亦少解，脉弦数，苔白腻。证系寒湿外感，饮食内伤，单解表或单消食多延误病情，增加其痛苦。治宜表里双解，拟以柴胡消食汤加减。处方：柴胡 24g，黄芩 12g，法半夏 10g，茯苓 12g，苍术 12g，藿香 12g，炒草果仁 10g，羌活 10g，炒二芽各 15g，山楂炭 12g，生姜 12g，3 剂。服 1 剂后热退症减，3 剂诸症消失，恢复健康。

五、少阳外感

少阳外感、中暑、外感燥邪亦可归入感冒之类。

少阳经络为由表入里或由里达表的通路。手少阳经属三焦，足少阳经属胆，为三阳经的枢纽。凡外感病初治不彻，邪气入侵少阳经则为半表半里证。

症状：头晕目眩，口苦咽干，寒热往来发作，体温偏高，纳差，甚则恶心呕吐，舌苔薄白或腻滞，脉象弦细。

辨证：胆热胃寒的少阳病。

治疗：由于邪气在半表半里，既不宜解表，也不能攻里，宜用利胆平胃的和解法。

处方：柴芩汤。

柴　胡 24g	刺黄芩 15g	泡　参（鸡爪参亦可）12g
法半夏 9g	陈　皮 9g	甘　草 9g
大　枣 9g	生　姜 9g	

原按：外感初治不彻，演变为少阳病的最为多见。有的感冒只要适当休息，多饮开水，微微出汗，病就好了。但是少阳病若不及时治疗，则难以自愈，过久失治，还会演变为其他病变。因此，对少阳病要及时抓紧治疗，免遗后患。

六、中暑

在我国南方，夏天炎热异常，劳动人民在烈日下工作，最易中暑受热。

（一）竹叶石膏汤证

症状：头昏疼，发热汗出，体温升高，口渴喜冷饮，小便色赤而少，舌苔白燥，脉象洪大滑数。

辨证：阳暑所伤，病属肺胃燥热。

治疗：宜清暑热、平燥气。

处方：竹叶石膏汤。

鲜竹叶卷心 30g　　生石膏 30g　　麦门冬 15g

鲜荷叶 1 张　　甘　草 6g　　粳　米 15g

用法：水煎服。

（二）香荷饮证

倘若夏天炎热，患者乘凉坐卧寒冷潮湿的地方，如在防空洞内乘凉，或在阴暗寒湿之地睡眠，因而感受了寒湿。

症状：头疼发胀，身体困重酸疼，无汗或恶寒发热微汗，口干不渴，二便较正常，胃纳欠佳，舌苔白滑，脉象濡滞。

辨证：阴暑所伤，病属暑湿，治疗宜清暑化湿。

处方：香荷饮。

香　薷 9g　　鲜荷叶 60g　　青　蒿 15g　　路边菊 30g

银花藤 30g　　灯心草 30g

用法：水煎服。

原按：如缺灯心草可用车前草 30g 替。

七、凉燥和温燥

燥是秋天的主气。外感燥邪所引起的疾病，最易发生咳嗽，因燥邪伤上，凡平素肺阴不足，津液素亏之人，肺必首先受邪，而咳嗽为其主症。不过外感燥邪又有凉燥和温燥的不同：倘若秋深大凉，西风肃杀，多属凉燥。但是燥气虽属凉寒，却易火化，因此，用温润剂治凉燥，必须注意燥邪是否已从火化。若入秋久晴不雨，燥邪犯肺，燥从火化，则为温燥。

（一）凉燥

症状：头疼恶寒，鼻塞咳嗽，咽喉干燥，左胁疼痛，舌苔薄白微燥，脉象如毛，轻浮在表，或浮弦。

辨证：凉燥犯肺。

治法：轻宣润燥。

处方：桑杏栀豉汤。

冬桑叶 9g　　杏　仁 9g　　炒山栀 9g　　淡豆豉 12g

葎　草 30g

用法：水煎服。

（二）温燥

症状：头疼身热，口舌干燥，干咳少痰或唾痰胶黏，心烦口渴，喜饮清凉，大便偏干，小便色黄，或咳嗽痰带血丝，舌苔白燥少津、边尖色红，右脉浮大或浮数。

辨证：燥热伤肺。

治法：清肺润燥。

处方：养阴清肺汤。

天门冬 15g	麦门冬 15g	桑白皮 12g
地骨皮 12g	刺黄芩 15g	枇杷叶 30g（去毛）
苇　茎 30g		

用法：水煎服。汗多口渴加生石膏 30g，小便赤少加车前草 30g、白茅根 30g。

◎ 小结

上面所说的风寒感冒、风热感冒、淋雨受湿感冒、积食感冒、少阳外感、中暑、凉燥和温燥等疾病，皆属风、寒、湿、热、火、燥六淫之邪气，在各个不同的季节，趁患者抵抗力差的时候，侵入皮毛或上呼吸道而致感染。外感风寒或风热，系指患者由皮毛或上呼吸道感受风寒或风热等不正邪气。

风寒感冒主要症状是恶寒无汗，脉象浮紧，治疗重点在祛风解表。淋雨受湿而致感冒，主要症状是头疼重，身体酸疼困重，脉象濡滞，治疗重点在祛湿解表。少阳外感为半表半里、胆热胃寒之证，主要症状是口苦，咽干，目眩，纳差，呕吐，脉象弦细，治疗重点在和解。中暑有阳暑、阴暑之分：阳暑伤人，主要症状是头疼发热，热盛，口渴喜冷饮，脉象洪数，治疗重点在于清解肺胃实热；阴暑伤人，因患者贪凉坐卧阴湿之地而得，主要症状是头疼恶寒，身体困重酸痛，口干不渴，纳差，脉象濡涩，治疗重点在除湿清暑。凉燥和温燥，不独秋天，四时皆有此病，但是燥为秋天之主气，患燥病者当然以秋天为多见。凉燥是在深秋大凉受病，主要症状是头疼恶寒，咽喉干燥，脉象如毛轻浮，治疗重点在于轻宣润燥；温燥是燥从火化，主要症状是头疼身热，咽喉干燥，心烦口渴，干咳无痰或吐胶黏浓痰，脉象浮数，治疗重点在于清肺润燥。

以上各种外感疾病，无论风、寒、湿、热、火、燥六淫之邪气侵犯人体，或从皮毛而入，或从上呼吸道感染，皆首先犯肺，因而多有咳嗽，不必专门治理咳嗽。一般外感病去，咳嗽随之而好。但有的咳嗽较为突出，也可以随症加入祛痰止咳药物，多能提高疗效。

咳嗽治从寒热燥

龚志贤

咳嗽是临床常见的一种症状，为肺系疾患的主要证候之一，危害着人们的健康，故素为医家所重视。咳与嗽，古人认为具有不同的含义。如元代朱丹溪《活法机要》："咳谓无痰而有声，肺气伤而不清也。嗽谓无声而有痰，脾湿动而为痰也。咳嗽是有痰而有声，盖因伤于肺气而咳，动于脾湿，因咳而为嗽也。"而我们临床所见，咳与嗽是不可分割的。咳嗽是一种保护性的反应。因肺为娇脏，主司呼吸，只容得清气、正气，不能受纳浊气、邪气。若浊气、邪气干之，则清气的升降出入必受影响，故咳嗽。正如陈修园在《医学三字经·咳嗽》中说："肺为脏腑之华盖，呼之则虚，吸之则满，只受得本脏之正气，受不得外来之客气，客气干之，则呛而咳矣；亦只受得脏腑之清气，受不得脏腑之病气，病气干之，亦呛而咳矣。"有痰，必经咳方可排出，无痰、无邪气扰及于呼吸之道，就不必咳了。嗽之先必咳，咳之后多嗽，故而医多以咳嗽并称。

咳嗽这个临床症状产生的机理有二：一为发自肺之本病。肺为五脏之华盖，上连咽喉，开窍于鼻，外合皮毛，司呼吸，为气体出入的重要器官，一旦受邪气之侵袭，或从口鼻而犯(肺开窍于鼻)，或循皮毛(肺主皮毛)而入，肺卫受邪，肺气壅塞不宣，失其清肃之常，势必影响到气机之升降出入，因而产生咳嗽。正如喻嘉言所说："六气主病，风火热湿燥寒，皆能乘肺，皆足致咳"。由此看来，咳嗽与肺直接有关，所以明代张景岳说："咳证虽多，无非肺病""外感之咳，其来在肺"(《景岳全书》咳嗽篇)。清代喻嘉言亦说："咳者，肺之本病也"(《医门法律》咳嗽篇)。二为他脏有病传于肺。人体是一个整体，脏与脏之间，在生理上是互相联系的，在病理上亦可互相影响。因此，他脏有病亦可传于肺。临床上常见的如脾虚不运，湿浊聚生为痰，上犯于肺，可影响肺气的升降出入，以致咳嗽，此即所谓"脾为生痰之源，肺为蓄痰之器"也；又如肝气不疏，郁结化火，木火上炎，煎灼肺津为痰，亦可阻碍肺气的肃降而发为咳嗽。此类为他脏之病累及于肺，而致咳也。故《素问·咳论》:“五脏六腑，皆令人咳，非独肺也。”

“咳病虽多，无非肺病。”“五脏六腑，皆令人咳，非独肺也。”此两种说法并不矛盾，恰恰是从不同的两个方面客观地说明咳嗽之病，或直接发于肺系，或他脏有病累及于肺。

“中国医药学是一个伟大的宝库，应当努力发掘，加以提高。”历代医家从临床实践中总结出来防治咳嗽的经验是非常宝贵的，值得我们努力学习和借鉴。兹将本人学习应用历代医家的经验和自己的临床体会，作一肤浅的介绍，供学习中医的同志参考。

咳嗽因四时气候的异常变化，即所谓非时之气侵袭，影响肺气正常的升降出入，发为咳嗽，称为外感咳嗽。由于六淫之邪有风、寒、暑、湿、燥、火之分，外邪犯人有风寒、风热、风燥之不同，故外感咳嗽又有风寒、风热、肺燥等多种类型。

一、风寒咳嗽

风寒咳嗽分伤风咳嗽和伤寒咳嗽两种。但风与寒又不能截然划分。或风重于寒，或寒重于风，应该加以区别，同时风寒咳嗽，还要分轻证和重证。

风寒咳嗽，病起非时暴寒，贪凉受冷，或脱衣露宿受风，或气候寒热不时，招致外邪感冒等。凡气候变化，人体正常机能不相适应，四时皆可发生此病。

1. 风寒咳嗽轻证

临床症状：初起鼻塞、流清涕，喷嚏，声重，头部微胀，或微痛，憎恶风寒，轻微咳嗽。如风重于寒的，症见发热，微汗出，脉浮缓或微浮数，舌苔正常；如寒重于风的，症见恶寒发热，无汗，头项身体酸痛，脉象浮紧。

病因病机：风寒咳嗽，为风寒之邪侵袭皮毛，上犯于肺所出现的表证。

治法：宜用辛温轻剂，轻微解表。

辨证选方：药方可选用香苏饮加减。若气虚脉弱者，宜用参苏饮。若风重于寒，宜用排风藤汤。若寒重于风，宜用姜苏汤。药后汗出表解，但咳嗽未止者，宜用止嗽散。

方一　香苏散加减

香　附 10g　　苏　叶 10g　　陈　皮 10g　　甘　草 6g

生　姜 10g　　小　葱 5 根

用法：水轻煎，温服。

主治：四时感冒，恶寒头痛，鼻塞，声重，微有咳嗽。

加减法：挟食者加谷芽、麦芽各15g，神曲12g；咳重者加前胡10g、杏仁10g；痛较甚者加川芎10g、白芷10g；出汗恶风者去姜、葱，加防风10g、白芍10g；无汗恶寒者加荆芥10g、淡豆豉12g。

方二　参苏饮加减

党　参12g　　苏　叶10g　　葛　根12g　　前　胡10g
法半夏10g　　茯　苓12g　　炒枳壳6g　　陈橘皮10g
桔　梗10g　　木　香6g　　甘　草6g　　生　姜10g
大　枣10g

用法：水煎，温服，取微汗。

主治：虚人感冒风寒，头痛，鼻塞，发热恶寒，咳嗽，涕唾稠黏，胸膈满闷，脉弱无力。

加减法：挟食者加砂仁6g、神曲10g，喘咳者加厚朴10g、杏仁10g，头痛甚者加川芎10g、白芷10g。

方三　排风藤汤(自拟方)

排风藤30g　　千里光30g　　五匹风30g　　鱼腥草30g
陈艾叶10g

用法：水煎，微温服。

主治：感冒风寒，头微痛，鼻塞流涕，发热恶风，微汗出，咳嗽痰黏，脉象浮缓，或微浮数，舌苔正常。此为外感风重于寒的表证。

方四　姜苏汤(自拟方)

老生姜12g　　紫苏叶10g　　淡豆豉12g　　肺经草30g
小　葱10根

用法：水轻煎，加入红糖适量温服，取微汗。

主治：感冒风寒，头疼项强，肢体酸痛，鼻塞流清涕，恶寒发热，脉象浮紧或浮弦，舌苔薄白而滑。此为外感寒重于风的表证。

方五　止嗽散加减

桔　梗10g　　荆　芥10g　　紫　菀10g　　百　部10g
白　前10g　　陈橘皮10g　　甘　草6g

用法：水煎服。

主治：外感微热，咳嗽有痰，鼻塞流清涕，脉象浮缓。

原按：风寒咳嗽，为外感风寒犯肺引起的咳嗽。一般来说，风寒咳嗽治疗的重点在散寒。风寒咳嗽轻证，解表的药不宜重剂，故用香苏饮辛温轻剂轻微解表即可。若年老气虚体弱的人，外感风寒引起咳嗽，又宜用参苏饮益气解表、除痰利气、宣肺止咳。感冒风寒，出汗恶风的为风重于寒的表现，拟用排风藤汤以祛风为主；如无汗恶寒，为寒重于风的表现，拟用姜苏汤以散寒为主；若表解后，仍然咳嗽不止的，可用止嗽散利气和中，化痰止嗽。以上方剂均为辛温解表之轻剂，只适用于治疗风寒咳嗽轻证。此外，还可选用其他辛温解表之轻剂，或自拟方，只要治法正确，就能切中肯綮，不必拘泥于以上几个方剂。

2. 风寒咳嗽重证

临床症状：头疼项强，肢体酸痛，鼻塞流清涕，恶寒发热，无汗，咳嗽痰稀，或时作干呕，舌苔薄白，或白而滑润，脉象浮紧。如风重于寒，主要症状是发热汗出，恶风不恶寒，只头额微胀微疼，无肢体酸痛症状，咳嗽痰黏，舌苔薄白而滑，脉象浮缓或浮数。

治法：辛温解表。

辨证选方：

若头额痛较甚，或颠顶作痛，恶寒发热，鼻塞作嚏，流清涕，咳嗽痰稀，舌苔薄白，脉象浮滑的可用川芎茶调散。

若冒雨感受寒湿，头疼体痛，兼咳嗽有痰的可用荆防败毒散。

若风寒犯肺，咳喘痰多的可用金沸草散或杏苏饮。

若外感风寒，内停水饮，恶寒发热，无汗，咳嗽喘息，痰多而稀，舌苔润滑，不渴，脉象浮紧的可用小青龙汤。此方亦治痰饮喘咳无表证，或身体疼重，肌肤悉肿者。

若外感风寒，咳嗽喘急，发热恶寒，无汗，身体疼痛，烦躁口渴，脉浮紧的可用大青龙汤。

若感冒风寒，鼻塞声重，咳嗽喘息，语音不出，或伤风伤冷，头痛目眩，四肢拘踡，咳嗽多痰，胸满气短的可用三拗汤。

若感冒风寒，有痰咳嗽，久疗不愈者，可用华盖散。

若风重于寒，头额微胀微疼，发热汗出，恶风，咳嗽，脉象浮缓的可用荆桂汤。

方一　苏羌饮加减(《松峰说疫》)

苏　叶 10g	羌　活 10g	防　风 10g	橘　皮 10g
淡豆豉 12g	生　姜 10g	小　葱 5 根	甘　草 6g

用法：水轻煎，温服。

主治：头痛身痛，恶寒发热无汗，咳嗽痰稀，舌苔薄白而滑，脉象浮紧。

方二　川芎茶调散加减(《太平惠民和剂局方》)

川　芎12g　　荆　芥10g　　薄　荷10g　　防　风10g

细　辛3g　　羌　活10g　　炙甘草6g　　茶　叶3g

用法：水轻煎，温服。

主治：风邪所致偏正头痛，或颠顶作痛，或恶寒发热，鼻塞，咳嗽等症。

方三　荆防败毒散(《医学正传》)

荆　芥10g　　防　风10g　　羌　活10g　　独　活10g

柴　胡12g　　前　胡12g　　川　芎10g　　炒枳壳10g

桔　梗10g　　茯　苓12g　　甘　草6g

用法：水煎，温服。

主治：感冒风寒湿甚者，见恶寒发热无汗，头身疼痛，鼻塞，咳嗽等症。

加减法：体质虚弱之人减荆芥、防风、独活，加南沙参12g、苏叶6g、生姜3片；痰多的加法半夏10g。

方四　金沸草散(《类证活人书》)

金沸草12g　　前　胡12g　　荆　芥10g　　细　辛3g

法半夏10g　　茯　苓12g　　甘　草6g　　大　枣10g

生　姜10g

用法：水煎，温服。

主治：风寒感冒见恶寒发热，咳嗽痰多，鼻塞头痛等症。

方五　杏苏散(《温病条辨》)

杏　仁10g　　苏　叶10g　　法半夏10g　　茯　苓12g

前　胡12g　　桔　梗10g　　炒枳壳10g　　橘　皮10g

甘　草6g　　大　枣10g　　生　姜12g

用法：水煎，温服。

主治：外感凉燥见恶寒无汗，咳嗽痰稀，鼻塞头痛等症。

方六　小青龙汤加减(《伤寒论》)

麻　黄10g　　桂　枝10g　　白　芍10g　　细　辛3g

干　姜10g　　五味子6g　　法半夏10g　　炙甘草6g

用法：水煎，温服。

主治：外感风寒，内停水饮见恶寒发热，无汗，咳嗽，痰白清稀，甚或喘不得卧等症。

加减法：渴者加天花粉12g；若小便不利，少腹胀满的去麻黄，加茯苓12g；若喘者加杏仁12g；体虚之人可酌减麻黄为3~6g。

方七　大青龙汤(《伤寒论》)

麻　黄12g　　桂　枝6g　　炙甘草6g　　杏　仁10g

生石膏30g　　生　姜10g　　大　枣10g

用法：先煎麻黄一二沸，去上沫，后入他药再煎半小时，取汁温服，得微汗。(凡用麻黄皆宜先煎去沫，因沫令人呕恶，去沫可减轻麻黄发散之力。)

主治：外感风寒，表实无汗，兼有里热者。

加减法：若为虚人，则麻黄减为6g；若痰多干呕，加法半夏10g。

方八　三拗汤(《太平惠民和剂局方》)

麻　黄10g　　杏　仁10g　　炙甘草6g

用法：水煎，温服。

主治：感冒风寒，见头疼身痛，喘咳胸满，痰稀白者。

加减法：若为虚人，麻黄减为6g；咳嗽痰多者加法半夏10g。

方九：华盖散(《博济方》)

麻　黄6g　　杏　仁10g　　炒苏子12g　　赤茯苓12g

橘　红10g　　炙桑白皮12g　　炙甘草6g

用法：水煎，温服。

主治：风寒束肺，见咳嗽上气，胸膈烦满，鼻塞声重等症。

方十：荆桂汤(自拟方)

荆　芥6g　　防　风10g　　桂　枝10g　　白　芍10g

细　辛3g　　炙甘草6g

用法：水煎，温服。

主治：感冒风重于寒，头痛，发热汗出，恶风，咳嗽，脉浮缓者。

加减法：咳嗽痰多者加法半夏10g；咳嗽喘息者去荆芥、防风，加杏仁10g、厚朴10g。

原按：风寒咳嗽重证，是较外感风寒轻证更重而言。病轻用药宜轻，病重用药宜重。病轻药重，给身体带来损伤；病重药轻，不能达到药到病除之目的。风寒袭人是由皮毛而入，“皮毛者，肺之合也”，风寒由皮毛而入，首先犯肺，肺为娇脏，最易引起咳嗽。治宜辛温解表，使风寒之邪仍由皮毛微汗而解。

风寒咳嗽轻证，头部只有微胀微疼，轻微咳嗽。风寒咳嗽重证，不仅头疼较剧，而且肢体酸痛，咳嗽较重。因此，选用苏羌饮、川芎茶调散、荆防败毒散三方加减。三方皆用除寒湿的羌活，用于感冒风寒挟湿而引起咳嗽者较为恰当。若冒雨感受寒湿而引起的咳嗽，尤为相宜。三方主症皆有头痛或体痛的症状。如冒雨感受寒湿，除头痛、肢体酸痛外，还有头重或肢体困重之感，这是临证时应该加以区别的。金沸草散为治风寒咳嗽平和之剂，杏苏散治感冒痰多而引起的喘咳较为相宜。若外感风寒，内停水饮引起喘咳的，非用小青龙不能收效；若外感风寒，咳嗽喘急，肺胃燥热，烦躁口渴的，当以大青龙汤为好。三拗汤为风寒犯肺，郁而化燥，引起喘咳者而设。华盖散为风寒感冒失治，引起久咳不愈者而立。至于荆桂汤，是治风重于寒的咳嗽病。风寒咳嗽以治寒为主，风重于寒的不多见，聊备一格。

二、风热咳嗽

风热咳嗽的症状为鼻塞流涕，初起流清涕，后流黄色脓涕，鼻出热气，作嚏，声重，发热恶风，出汗，口干或苦，咳嗽痰稠，甚则咽喉干痛，声音嘶哑，面红眼赤，鼻衄。如热伤肺络，则痰中带血，舌苔满布白腻或微黄，脉象浮洪或滑数。治宜辛凉解表。

1. 风热咳嗽轻证

临床症状：发热恶风较轻，微汗出，鼻塞，声重，初起流清涕，喷嚏，久则流黄色脓涕，咳嗽痰稀，口干，小便色淡黄，舌苔白薄或黄滑，脉象寸关浮微数，或微洪数。

治法：辛凉轻剂解表。

辨证选方：凡风热咳嗽，初起病轻，治宜辛凉轻剂，可用银翘散辛凉解表。药后若病势已减，可用辛凉轻剂桑菊饮以善其后。若热郁上焦，外感风热未解，用银翘散、桑菊饮。病重药轻，不能中病，治宜清凉解散，可用清心凉膈散。

方药：

方一　桑菊饮加减(《温病条辨》)

桑　叶 10g　　菊　花 12g　　杏　仁 10g　　桔　梗 10g
连　翘 12g　　薄　荷 6g　　甘　草 6g　　苇　茎 15g

用法：水轻煎，温服。

主治：风热咳嗽，微热，口微渴，舌苔黄薄，脉象浮数。

加减法：如气粗似喘，烦渴脉洪者，加生石膏 15g、知母 10g；舌绛，夜间发热者，去薄荷，加玄参 12g、麦冬 12g。

方二　银翘散加减(《温病条辨》)

金银花 15g　　连　翘 15g　　桔　梗 10g　　牛蒡子 10g

薄　荷 10g　　荆芥穗 6g　　淡竹叶 10g　　淡豆豉 12g
甘　草 6g

用法：水煎，香气大出即取服，勿久煎。

主治：头痛身热，有汗，或微恶风寒，或但热不寒而渴，脉浮微数，咳嗽痰黏。

加减法：胸闷加藿香 10g、郁金 10g；口渴加天花粉 10g；项肿咽痛加马勃 10g、玄参 12g；鼻衄者去荆芥穗、淡豆豉，加白茅根 30g、侧柏叶 30g；咳喘加杏仁 10g、厚朴 10g。

方三　清心凉膈散加减（洁古方）

连　翘 12g　　黄　芩 10g　　山栀子 10g　　薄　荷 10g
桔　梗 10g　　淡竹叶 10g　　甘　草 6g　　蜂　蜜 1 匙

用法：水煎服。

主治：头晕目眩，发热烦躁，或微恶风，口干苦或渴，舌苔白腻或微黄色，脉象浮数或浮滑，咳嗽，吐痰不利。

2. 风热咳嗽重证

临床症状：鼻出热气，发热，出汗，恶风不恶寒，口干苦或渴，咳嗽痰稠，甚则喉痛，面赤，眼干涩，声音嘶哑，鼻衄。如热伤肺络，则痰中带血，舌上白苔满布或微黄，脉象浮洪滑数。

治法：清凉宣散。

辨证方药：可用栀芩清肺饮或清肺解毒汤。如火热内炽咳嗽咯血者，治宜凉血清火，可用犀角地黄汤或丹溪咯血方。

方一　栀芩清肺饮加减（《症因脉治》）

山栀子 10g　　黄　芩 10g　　桔　梗 10g　　薄　荷 10g
甘　草 6g　　杏　仁 10g　　花　粉 10g

用法：水煎服。

主治：风热咳嗽，面赤身热，烦躁喘急，脉滑数有力，舌苔白腻或罩黄。

方二　清肺解毒汤（自拟方）

野菊花 15g　　黄　芩 12g　　竹柴胡 15g　　紫花地丁 30g
薄　荷 10g　　大青叶 30g　　甘　草 6g　　银花藤 30g
车前草 30g

用法：水煎服。

主治：肺系感受风热，咳嗽，咳黄绿色稠痰，或胸闷疼痛，痰中带血。

加减法：痰中带血者去柴胡、黄芩，加焦山栀10g，大蓟、小蓟各15g，白茅根30g。

方三　犀角地黄汤加减(《备急千金要方》)

乌犀角1g(研末冲服，现临床用水牛角30g或玳瑁15g代替)

生地黄30g　　白　芍12g　　牡丹皮10g

用法：水煎，每日3次。

主治：热咳，身热面赤，烦躁，口渴，痰中带血，脉洪数有力。

方四　咯血方加减(丹溪方)

青　黛6g(冲服)　　诃　子10g　　瓜蒌仁(去油)10g

海浮石10g　　焦山栀10g

主治：咯血。

加减法：大便干结者去诃子，加酒制大黄10g；口干渴者加天花粉10g、浙贝母12g；小便黄少者去诃子，加白茅根、车前草各30g。

原按：风热咳嗽是指外感风热犯肺而引起的咳嗽病。外感风热之邪由口鼻侵犯肺系。“肺主皮毛”“肺气通于鼻”皮毛和鼻这是两条不同的途径，均能感受外邪侵犯肺脏而引起咳嗽。风寒犯肺，治宜辛温解表，使风寒之邪，辛散而去；风热犯肺，治宜辛凉解表，使风热之邪清凉宣散而解。凡外感风寒、风热必须外解；若湿邪在表的由表解，在里的由里解；燥、火、热三邪由表入里，则须由里而清。这是六淫之邪来路和去路，走错了路，是不能治好病的。

风热咳嗽，初起病轻之时，宜用银翘散或桑菊饮辛凉解表；若热郁上焦，宜清凉宣散，轻则用清心凉膈散，重则用栀芩清肺饮或清肺解毒汤；若火热内炽，以致咳嗽咯血者，治宜凉血清火，可用犀角地黄汤或丹溪咯血方。总之，风邪为寒热兼有之邪：风寒咳嗽，则风从寒化，治法以散寒为主，宜辛温解表；风热咳嗽，则风从热化，治疗以清热为主，宜辛凉解表；里热较重者，治宜清凉宣散；若火热内炽而致咳嗽咯血者，治宜凉血清火。医家必须根据病情的变化，辨明表里寒热虚实，决定治疗方法，才能取效。

三、燥咳

燥是秋天之主气，外感燥邪最易引起咳嗽。因燥邪伤上，大凡平素肺阴不足，津液素亏之人，肺必首先受邪，故咳嗽为其主症。燥邪虽属冷寒，却易火化，若入秋之后，久晴不雨，燥邪伤肺，燥气化火，所以用轻宣润燥剂治燥咳。

临床症状：头痛身热，干咳少痰，或吐痰胶黏，心烦口渴，喜欢清凉，小便赤涩，或痰带血丝，舌苔薄白而燥，或黄色少津，边尖俱红，右脉数大或浮急。

治法：在治疗上宜轻宣润燥。治疗燥咳，还有甘寒滋润之法，主要用于内燥。凡大病中用药克伐太过，或吐利重伤津液，或房劳过度，以及嗜食烟酒炙煿等一切辛辣之物，耗损真阴，皆足以引起内燥。这里所论述的是指外感燥邪所致的咳嗽。

辨证选方：方药可用桑杏汤、翘荷汤、燥咳宣润汤、清燥救肺汤、沙参麦冬汤、贝母散、二冬清肺汤、肺炎清解汤等。

方药：

方一　桑杏汤加减(《温病条辨》)

桑　叶 10g　杏　仁 10g　沙　参 12g　象贝母 10g
香　豉 10g　栀　皮 10g　梨　皮 16g

用法：水二杯，煎取一杯，顿服之，重者再作服。

主治：外感温燥，头痛身热，口渴，干咳无痰，或痰少而黏，舌红，苔薄白而燥，脉浮数。

方二　翘荷汤加减(《温病条辨》)

薄　荷 10g　连　翘 12g　生甘草 6g　黑栀皮 10g
桔　梗 12g　绿豆皮 12g

用法：水二杯，煎取一杯，顿服之。(因药的气味俱轻，只煎一次，顿服即可，若煎二三次则气味已失)。每日服 2 剂，重者日服 3 剂。

主治：燥气化火，咳唾稠痰，清窍不利，耳鸣目赤，龈肿咽痛等症。

方三　燥咳宣润汤(自拟方)

玄　参 20g　麦　冬 12g　桔　梗 10g　甘　草 6g
杏　仁 10g　连　翘 12g　薄　荷 10g　蝉　蜕 6g
黄　芩 10g　苇　根 30g

用法：水煎，每日 1 剂，日服 2 次，甚者日夜服 2 剂。

主治：口苦咽干，干咳无痰，或吐痰色黄质稠，发热等症。

方四　清燥救肺汤加减(《医门法律》)

冬桑叶 10g　生石膏 15g　沙　参 6g
甘　草 6g　火麻仁 8g　阿　胶 3g(烊化兑服)
麦　冬 10g　杏　仁 6g　枇杷叶 15g

用法：水二杯，煎取一杯，频频热服。

主治：温燥伤肺，初起头痛身热，干咳无痰，气逆而喘，咽喉干燥，鼻燥，胸满胁痛，心烦口渴，舌苔薄白而燥，边尖俱红。

加减法：咳多者加贝母、瓜蒌皮，血分有热者加生地黄，热甚者加犀角、羚羊角或牛黄（现临床用水牛角代犀角，黄羊角代羚羊角，人工牛黄代牛黄）。

原按：本方只宜于温燥；若是凉燥，切勿误用。

方五　沙参麦冬汤加减（《温病条辨》）

沙　参 12g　玉　竹 8g　生甘草 5g　冬桑叶 10g
麦　冬 10g　生扁豆 10g　花　粉 8g

用法：水二杯，煮取一杯，日再服。

主治：燥邪耗伤肺胃阴液，咽干口渴，干咳少痰，或有发热，舌光绛而干者。

加减法：虚热久咳者加地骨皮 10g。

方六　贝母散加减（《证治准绳》）

川贝母粉 6g（冲服）　杏　仁 10g　麦　冬 12g
款冬花 10g　紫　菀 12g

用法：每日 1 剂，煎服，日 3 次。（原为散剂，今改为汤剂）

主治：燥咳久嗽，气急痰稠，燥从火化轻者。

方七　二冬清肺汤加减（《证治准绳》）

天门冬 12g　麦门冬 12g　浙贝母 10g　川贝母粉 6g（冲服）
桑白皮 12g　地骨皮 15g　款冬花 10g　大力子 10g
杏　仁 10g　桔　梗 10g　马兜铃 10g　甘　草 6g

用法：每日 1 剂，煎 3 次服。

主治：燥热咳嗽，咳吐稠痰不爽利，口渴唇焦，舌红少津，脉象急数。

方八　肺炎清解汤（今人张公让方）

芦　根 30g　薏苡仁 30g　冬瓜仁 25g
天竺黄 12g　川贝母粉 6g（冲服）　桑白皮 12g

用法：每日 1 剂，煎 3 次服。

主治：燥热咳嗽，痰稠，舌苔黄腻，脉浮滑数。

加减法：热甚者加地龙 10g；咳喘多痰者加前胡 10g、杏仁 10g，或加瓜蒌皮 12g、菊花 12g、甘草 6g；小便黄少者加车前草 30g；大便秘结者加瓜蒌仁 12g。

原按：喻嘉言立燥气论，拟清燥救肺汤，其方甘润微寒；叶香岩有燥气化火之说，其方辛凉甘润；吴鞠通《温病条辨》说："大抵春秋二令，气候较夏冬之偏寒偏热为平和……其由于本气自病之燥证，初起必在肺卫"。燥气起于秋分以后，小雪以前，阳明燥金凉气司令。《至真要大论》曰："阳明之胜，清发于中，左胠胁痛……胸中不便，嗌塞而咳。"又《天元纪大论》《气交变大论》《六微旨大论》等，平列六气，燥气之为病，与诸气同。在临床实践中，燥咳不仅是秋天有，一年四季都有发病者，故必须辨证施治，方可无误。

燥咳一证，由本气自辱者轻，由伏气而病者重。以上各方，皆为治本气自病之燥咳证。桑杏汤、翘荷汤、燥咳宣润汤等清解凉润，适用于温燥初起者；清燥救肺汤、沙参麦冬汤、贝母散、二冬清肺汤、肺炎清解汤等清肺润燥，适用于燥热伤肺，热甚伤阴者。至于伏气为病属内燥，治宜甘寒滋润，则不在此论述。

◎ 小结

上面所说外感咳嗽，分风寒、风热、燥咳三类。喻嘉言《医门法律·咳嗽论》指出："六气主病，风火热湿燥寒，皆能乘肺，皆足致咳。"以上三类咳嗽不能包括所有外感咳嗽病，故有必要进一步探讨和研究。兹将《伤寒论》中有关咳嗽条文，摘录如下，以补三类外感咳嗽之不足。还有湿热病所致咳嗽尚未论及，不免挂一漏万。

伤寒表不解，心下有水气，干呕发热而咳，或渴，或利，或噎，或小便不利，少腹满，或喘者，小青龙汤主之。(第40条)

伤寒，心下有水气，咳而微喘，发热不渴，服汤已，渴者，此寒去欲解也，小青龙汤主之。(第41条)

太阳病，下之，微喘者，表未解故也，桂枝加厚朴杏子汤主之。(第43条)

伤寒五六日，中风，往来寒热，胸胁苦满，嘿嘿不欲饮食，心烦喜呕，或胸中烦而不呕，或渴，或腹中痛，或胁下痞鞕，或心下悸，小便不利，或不渴，身有微热，或咳者，小柴胡汤主之。(第96条)

阳明病，反无汗，而小便利，二三日呕而咳，手足厥者，必苦头痛。若不咳不呕，手足不厥者，头不痛。(第197条)

阳明病，但头眩，不恶寒，故能食而咳，其人咽必痛。若不咳者，咽不痛。(第198条)

少阴病，咳而下利谵语者，被火气劫故也，小便必难，以强责少阴汗

也。（第 284 条）

少阴病，二三日不已，至四五日，腹痛，小便不利，四肢沉重疼痛，自下利者，此为有水气，其人或咳，或小便利，或下利，或呕者，真武汤主之。（第 316 条）

少阴病，四逆，其人或咳，或悸，或小便不利，或腹中痛，或泄利下重者，四逆散主之。（第 318 条）

少阴病，下利六七日，咳而呕渴，心烦不得眠者，猪苓汤主之。（第 319 条）

研究《伤寒论》有关咳嗽的条文，可以扩大治疗外感咳嗽的思路，是有参考价值的。

咳嗽要点漫谈

熊寥笙

咳嗽系常见症状之一，四季皆有出现。外感内伤多种疾病如感冒、哮喘、痰饮、肺痨等都可引起咳嗽。

凡是咳嗽，一般都有痰，无痰的是少数，故治咳嗽，以止咳化痰为主。

“五脏六腑皆令人咳”。又由于外感、内伤亦能引起咳嗽，因此，对咳嗽的辨证极为烦琐。古今论咳，莫如景岳。其论咳嗽云：“咳嗽之要，止唯二证。何为二证：一曰外感，一曰内伤而尽之矣”。根据咳嗽的病因病理，结合症状分型辨证，外感咳嗽，多属急性，可略分为风寒、风热、伤湿、伤燥四型。内伤咳嗽，多属慢性，可略分为肺火、湿痰、阴虚、阳虚四型。外感起病较急，多伴有外感表证，咳多整日不休。内伤起病较缓，多无表证，咳多早晚为甚。外感咳嗽，治不及时，迁延反复，也可变成慢性。

一、止咳六要法

总括治咳要点，约分六法。

1. 治分内外：外感宜解表，内伤宜清里。

2. 治分四季：春气上升，润肺抑肝。夏火炎上，清金降火。秋燥热甚，清热润燥。冬风寒重，解表行痰。虽分四时，临证又当从权。时令气候，能影响人体，医者亦须深究。

3. 治分脾肺：因咳而有痰者，咳为主，治在肺。因痰而致咳者，痰为重，治在脾。

4. 治分新久：新咳有痰者，属外感，随时解表；无痰者，属火热，只宜清之。久咳有痰者，燥脾化痰；无痰者，清金降火。外感久则郁热，内伤久则火炙，治宜开郁润燥。

5. 治分时间：午前咳者，多胃中有火，宜清热泻肺。午后咳者，多阴虚火旺，血分有热，宜养阴退热。黄昏咳者，多阴火上浮，宜滋阴降火。五更咳者，胃中有痰火，伏积于内，至火气生养之时，上朝于肺故也，宜清胃涤痰。

6. 治分虚实：虚者补之，气充则脏自固。实者泻之，邪去则肺自宁。气虚补气，血虚补血，阴虚滋阴，阳虚温阳。毋虚虚，毋实实，损有余，补不足。治咳大法，略为上述。

二、止咳方药

治咳方剂，古今成方，汗牛充栋，难以尽述。兹遵景岳论咳，外感为有余之邪，内伤为不足之证，由博返约，以二陈、二冬二母两方为基础，加减用药，以示方剂活用之范例。其他常用成方，因限于篇幅，一概从略。

1. 外感

外感六淫为有余之邪，主以二陈汤加减：法半夏五钱、陈皮五钱、茯苓四钱、甘草一钱、生姜三片，水煎服，每日3次。

本方加减法如下。

风：加防风、前胡、羌活。

寒：加麻黄、杏仁、金沸草。

湿：加苍术、赤茯苓、防己。

热：加山栀、黄芩、桑白皮。

燥：加玄参、麦冬、川贝母。

食积：加山楂、枳壳、莱菔子。

气滞：加苏子、桔梗。

2. 内伤

内伤七情为不足之证，主以二冬二母汤加减：天门冬三钱、麦门冬三钱、炒知母三钱、川贝母三钱，水煎服，每日3次。

本方加减法如下。

火：加玄参、黄芩、款冬花。

痰：加全瓜蒌、桑根白皮。

郁：加桔梗、枇杷叶、紫菀。

血：加阿胶、紫菀。

阴虚：加黄柏、地骨皮。

三、咳嗽遣方用药，略有十要

1. 治表者，药不宜静，静则留连不解，变生他病，忌寒凉收敛，宜辛甘散邪。

2. 治内者，药不宜动，动则虚火不宁，燥痒愈甚，忌辛香燥烈，宜甘寒润肺。

3. 痰滑者，半夏、南星燥其湿。

4. 痰涩者，瓜蒌、杏仁润其燥。

5. 寒者，干姜、细辛以温之。

6. 热者，栀子、黄芩以清之。

7. 虚者，人参、黄芪补之，忌攻伐。

8. 实者，葶苈、杏仁泻之，忌温补。

9. 气侵者，五味、白芍收其气，使不受邪。

10. 积滞者，枳实，瓜蒌逐其积，使无来犯。

治咳用药要诀，最要分别肺之虚实，邪之寒热，痰之滑涩，及他脏有无侵凌之气，六腑有无积滞之物。如误投药物，贻害无穷。

◎ 临证验案

案一　寒邪包热，壅阻肺经

周某，男，35 岁。

患者患咳嗽有年，时作时止。近届秋凉，因起居不慎，外感风寒，咳嗽大发。曾去某医院诊治。服止咳剂一周，效果不显。特转中医院服中药。予曰：诸病易治，咳嗽有年，新感复发，难以速愈。问诊：气喘咳嗽，痰多而稠，色微黄，难以咯出，心烦，口渴欲饮。舌诊：苔白微黄。脉诊：六脉浮数。

予曰：病系外感咳嗽，初因凉风外袭，现已伏热内盖，病情转变，寒邪包热，壅阻肺经，故喘而咳嗽，虽外无大热，而里热甚炽。法宜外散寒邪，内清郁热，表里两解。

处方：麻杏石甘汤加味。麻黄二钱，生石膏八钱，杏仁三钱，甘草一钱，竹茹三钱，毛化红二钱，川贝母一钱。

3 剂，水煎服。每日 3 次。

服药 3 剂，喘咳大减，继以清肺豁痰之剂，调理一旬而愈。

案二　感湿咳嗽

刘某，男，41 岁，船工。

患者一向在水上工作，咳嗽多年。近自入秋以来，天雨绵绵，旧病复发。现症胸闷气喘，咳嗽，吐清稀痰，一身尽重，骨节烦疼，小便不利，脉象沉濡。舌质不红，苔薄白微腻。

辨证：感湿咳嗽。

治法：解表化湿。

处方：麻黄加术汤加味。麻黄二钱，桂枝二钱，杏仁三钱，甘草一钱，苍术三钱，白术三钱，茯苓四钱。

3剂，水煎服，每日3次。

药服1剂，微汗出；2剂，小便利；3剂尽，咳嗽愈。

案三　劫肺伤津，致燥咳嗽

柳某，男，60岁。

病者患外感咳嗽，在某联合诊所就医，服荆防败毒合剂三天，计270毫升，药后汗出，外感发热恶寒，头痛肢酸已去，而咳嗽加剧。时值仲秋，天久不雨，气候燥烈，药后感咽喉不利，时时干咳，不胜其苦，特来院求治。症见干咳无痰，连咳数声，痰亦难出，咳时脸红颈胀，喘不过气来，汗出气促，咽痛舌干，唇红，口渴欲饮，小便色黄。舌象：无苔，舌红少津。切诊：六脉细数。诊断：病因素体阴虚，过服三阳发表燥剂，动肺伤津，致燥而咳。

治法：清燥润肺，生津豁痰。

处方：润肺汤加减。炒知母三钱，川贝母三钱，麦门冬三钱，白茯苓三钱，天花粉四钱，大生地黄四钱，瓜蒌仁三钱，毛化红一钱，苦桔梗一钱，甘草一钱。

3剂，水煎服，每日3次。

药后病减十之六七，继以清燥救肺汤加减，连服四剂调理而安。

案四　火热咳嗽

白某，男，50岁，炊事工。

病者诉有宿疾，幼年时即患哮喘。长期以来，因工作关系，又病咳嗽。每当热天，或工作紧张时，即易发作。近因酷暑，气温高亢，又在炉边工作，三日以来，咳嗽气喘厉害，痰稠不易咯出，喉痒发干，鼻出热气，烦渴喜饮，咳引胸胁作痛。舌尖红，苔黄而干，六脉滑数。

辨证：火热咳嗽。

治法：清肺降火。

处方：泻白散加味。桑根白皮四钱，地骨皮四钱，天花粉三钱，炒知母三钱，海蛤粉四钱，炒黄芩三钱，山栀子三钱，大青叶三钱，瓜蒌仁三钱，生甘草一钱半。

3剂，水煎服，每日3次。

药后火热之势大减，咳喘亦平，黄苔退，脉转细数，继进桑杏汤调理旬日而愈。

案五　湿痰咳嗽

李某，男，52岁。

患者系一友人，体丰腴，嗜茶成癖，每晨起必喝茶一大杯，数十年如一日。尝有咳嗽，自恃体健，不以为意。一日来院就诊，诉一周来精神困乏，饮食不思，既未伤食，亦未受凉，萎靡不振，不知何以至此，自觉奇怪。近二日来，更加胸膈闷满，阵阵咳嗽，痰涎特多，滑而易出，倦怠嗜卧、四肢软弱无力。切其脉沉濡。视其舌，苔白厚腻。予曰：病系湿痰为患。君嗜茶成瘾，体胖阳虚，脾失健运，最易生痰。经云："脾为生痰之源，肺为贮痰之器"。痰阻中宫，脾阳不振，故困乏而不思食，何奇之有？

治法：健脾燥湿，化痰开膈。

处方：二陈汤加味。法半夏四钱，白茯苓四钱，陈皮三钱，炙甘草一钱，川厚朴三钱，苍术三钱，白杏仁三钱，广藿梗二钱，生姜三片。

3剂，水煎服，每日3次。

药服1剂，精神为转，饮食知味；2剂服后，白腻苔退去；3剂尽，痰减咳止。

案六　肝郁气滞咳嗽

易某，女，30岁。

病者患咳嗽已月余，曾服中、西药，至今仍咳嗽不止。出示病历：中药已服过祛风、散寒、清热、润燥之剂，西药则打针、内服镇静止咳药，亦已备尝。症见咳嗽吐痰，早晚为甚，气上逆则咳剧，头晕胁痛，胸闷不舒，时作寒热，疲乏少食，口苦咽干，痰涎壅塞，咽喉间如物梗阻，面色欠华，神情抑郁。苔薄白，脉微弦。

予曰：病久情志不舒，七情郁结，气郁成痰，肺道不利而咳。肝亦病也。

治法：疏肝解郁，理气化痰。

处方：逍遥散合半夏厚朴汤加减。柴胡三钱，当归三钱，白芍三钱，茯苓三钱，白术三钱，薄荷一钱，苏叶二钱，厚朴三钱，法半夏三钱，金钱橘三钱，甘草一钱，生姜一片。

3剂，水煎服，每日3次。

3剂服后，气逆咳嗽减其半，喉间如物梗感亦消失，嘱续服4剂以善其后。

案七　咳久脾虚，肺金失养

夏某，女，3岁。

病孩咳嗽已月余，曾服过中、西药，咳嗽至今未愈。望诊：面色不华，精神倦怠，神情不活跃。问诊：其母代诉，阵阵咳嗽，咳时出汗，头上虚汗更多。不爱吃东西，每顿只能吃半小碗。大解日二次，拉稀溏便。触诊：腹软不胀，手心发热。切诊：脉弱，指纹不显。

予曰：此为嗽久脾虚，肺金失养所致。法宜补脾土以生肺金，母健则子强，不治咳而咳可自愈也。

处方：五味异功散加味。党参三钱，焦白术三钱，茯苓三钱，炙甘草一钱半，陈皮一钱半，桔梗一钱，浮小麦四钱，大枣三钱。

3剂，水煎服，每日3次。

药后饮食稍好，大便转半干。连服5剂，精神振奋，汗止咳愈。

原按：上面介绍的七例病案，是根据各案的具体症状来具体分析，分别辨证施治的。在这七则案例中，治有七法。一曰：辛凉解表法；二曰：辛温化湿法；三曰：清肺润燥法；四曰：清金降火法；五曰：燥湿化痰法；六曰：开郁理气法；七曰：补土生金法。法是根据病因病理而立，病无家，理亦无家，法亦无尽。不同的病，就有不同的脉症和不同的治法。以上七法，是根据这七个病案而立，并不能包括所有咳嗽的治法在内。这七种治法，在临证应用时，更要根据辨证，灵活掌握，不能生搬硬套，或一法单施，或二法并用，或数法兼行。一个疾病的出现，其症状是错综复杂的，很少有单一的清一色症状。因此，在治法上，就不能执一面不知权，守常而不知变。中医治咳嗽，仍应辨证施治，治求其本，此为治咳之不二法门。

咳嗽诊治简要

王希知

咳嗽之为病：外因风、寒、暑、湿、燥、火六淫所侵，责之于肺；内因七情、饮食、劳欲所伤，责之脾肾与肝。临床辨证论治，可从外感、内伤分类。外感咳嗽与内伤咳嗽，性质有虚实之异，病程有新久之分。大凡治法，表邪咳嗽忌寒凉收敛，里证久病，忌辛香燥烈，而从病因舌脉中寻其所以致咳之源，治其本病则咳自止。咳嗽辨证论治简要之法如下。

一、外因

1. 风寒咳嗽　辨证以身热憎寒，头痛鼻塞，咳痰稀薄，苔白脉浮紧为要点，用辛温散邪法，方拟荆防杏苏散化裁：荆芥、防风、杏仁、苏叶、法半夏、茯苓、陈皮、枳壳、桔梗。

2. 风热咳嗽　辨证以身热微渴，咳痰黄稠，舌红，脉浮数为要点。用辛凉散邪法，方拟：桑叶、薄荷、牛蒡子、桔梗、枳壳、浙贝母、前胡、黄芩。

3. 湿咳　辨证以痰多色白，体重肢痹，脘闷口腻，苔白滑，脉濡滑为要点。用宣湿化痰法，方拟二陈汤加味：姜半夏、茯苓、陈皮、苍术、枳壳、桔梗、厚朴、杏仁。

4. 燥咳　辨证以干咳无痰，咽干口燥，舌红绛，脉弦数为要点。用宣肺清热，润燥止咳法，方拟桑杏汤化裁：桑叶、杏仁、沙参、浙贝、香豉、栀皮、梨皮。

二、内因

1. 虚火咳嗽　辨证以咳痰稠黏，火逆上气，咽喉不利为要点。用润肺镇咳法，方拟：甜杏仁、川贝粉（冲服）、炙百部、炙紫菀、炙款冬花、天冬、麦冬、甘草、白蜜。若肾阴亏于下，虚火上扰于肺者，用滋肾清肺法：生地黄、天冬、麦冬、五味子、北沙参、川贝粉（冲服）、地骨皮、牡蛎、白芍。若肝火犯肺者，用清肝宁肺法，丹溪咳血方：青黛、瓜蒌仁、诃子、海浮石、山栀。

2. 虚劳咳嗽 阴虚咳嗽以干咳、潮热盗汗，心烦不眠，舌红苔洁，脉细数为辨证要点，治同虚火咳嗽。阳虚咳嗽以痰多白沫，消化力弱，舌淡苔白，脉细弱为要点，用补脾养肺法，四君子汤加黄芪、山药、甜杏仁。

咳嗽辨证验方

史方奇

咳嗽一病，《黄帝内经》以咳统之。后世分咳嗽，言有声无痰谓之咳，有痰无声谓之嗽。余意两者往往兼有之，故统称咳嗽。

《素问·咳论》说："五脏六腑皆令人咳，非独肺也"。喻昌云："肺如钟焉，外受六淫之邪气，自外叩之则鸣，内伤七情色欲积损之病气，自内叩之亦鸣，鸣即咳嗽之确象也"。是知咳嗽不止于肺而必关于肺。

前贤治咳嗽多分外感与内伤。外感者解表祛邪，内伤者调里扶正，或两者并见，虚实兼夹，又当据标本缓急施治。本组验方，为笔者60余年用之有效的验方，其中有经验方、师传秘方、古今效方等。其特点是补泻合用，或宣敛共施，或气血兼顾，旨在明辨证之理，投对证之方，随证加减，其效甚佳。

1. 柴陈煎

柴　胡 9g　　陈　皮 12g　　半　夏 12g　　甘　草 3g

生　姜 3~7 片　　茯　苓 12g

主治：伤风兼寒，咳嗽发热，痞满多痰。

加减法：寒甚加细辛 3g，风胜气滞加苏叶 9g，冬月寒甚加麻黄 6g，气滞多痰加杏仁 12g，痞满气滞加白芥子 6g。

2. 苏前寒嗽汤

苏　子 10g　　苏　叶 10g　　前　胡 12g　　法半夏 10g

陈　皮 10g　　茯　苓 12g　　黄　芩 12g　　杏　仁 12g

威灵仙 12g　　秦　艽 10g　　生　姜 6g　　大　枣 3 枚

主治：外感风寒，形寒恶风，流清涕，头身疼痛，咳嗽，舌苔薄白，脉弦数。

注：小儿剂量减半，去姜、枣加竹茹 6g，荆芥 3g。

3. 银黄清嗽汤

金银花 15g　　黄　芩 12g　　杏　仁 12g　　薄　荷 6g

连　翘12g　知　母12g　菊　花12g　苇　根30g
甘　草6g

主治：风热外感，发热头昏，流清涕，身痛咳嗽，舌苔薄黄，脉浮数。

注：小儿剂量减半，可加五皮风12g。

4. 黄芩知母汤

黄　芩12g　知　母12g　桑白皮15g　杏　仁12g
栀　子10g　浙贝母10g　天花粉12g　桔　梗10g
甘　草6g

主治：夏月火嗽有痰，面赤烦热，舌红苔黄，脉滑数。

加减法：久咳加款冬花、紫菀各12g；夹风加薄荷9g，五皮风30g；夹湿加薏苡仁30g，苇根30g；气逆加厚朴12g；痰中带血，去桔梗加白茅根30g。

注：原方虽主治夏月火嗽，证之临床，凡肺热壅盛，咳声清高，痰黄而稠，气逆喘促，口苦咽干，舌红苔黄，脉弦数或滑数者均可投之，四时咸宜。

5. 蒜部糖浆

紫皮大蒜30g　百　部30g

制法：大蒜打碎，温开水50毫升浸2小时滤过，百部煎浓汁，混合后加糖即成，量约100毫升。

主治：小儿百日咳。

注：本方亦可用大蒜10g打碎，温开水泡2小时后滤过，百部9g煎水浓缩，混合后加糖30g。周岁小儿每次服15~20毫升，每日服药3~4次，10天为1个疗程，甚效。

或可制成大蒜口罩：大蒜10g捣碎，夹于5层纱布中，做成口罩给患儿戴上，每次戴2小时，日二三次，亦效。

6. 人参平肺散

泡　参20g　天　冬12g　黄　芩12g　地骨皮15g
青　皮10g　茯　苓12g　知　母12g　五味子9g
甘　草3g　桑白皮12g　生　姜3片

主治：火克肺金发为咳嗽喘呕，痰涎壅塞，胸膈痞满，咽喉不利，舌淡苔黄，脉细或弱。

注：本方清补兼施，宣敛相合，对脾肺不足、痰热兼夹之咳嗽有效。剂量为余所习用量。

7. 麦门冬饮

川　芎9g　当　归12g　生地黄15g　白　芍20g

麦　冬12g　　黄　柏12g　　知　母12g　　桑白皮15g
五味子6g

主治：虚劳咳嗽，入夜尤甚，舌红苔黄，脉细数。

注：本方乃治血虚夹热发为劳嗽之良方，临床亦可用于血瘀夹热者。审其舌燥或有瘀点、瘀斑，脉涩者可投。然须去五味子，重用芎、归，少用地、芍，甚则可以赤芍易白芍。方中剂量为余所定，下仿此。

8. 黄芪鳖甲汤

黄　芪20g　　鳖甲(醋制，先煎)30g　　泡　参20g
紫　菀12g　　知　母12g　　地骨皮20g
桑白皮15g　　桔　梗9g　　甘　草3g
秦　艽12g　　柴　胡10g　　半　夏9g
生地黄12g　　白　芍12g　　天　冬12g
茯　苓15g　　肉　桂9g

主治：虚劳咳嗽，五心烦热，四肢怠惰，肌肉消瘦，痰中带血，咽干食少，自汗心悸，日晡发热。

注：临床常用于气阴两虚、痰热兼夹之肺痨咳嗽，多效。

9. 滋水清金汤

熟地黄30g　　山茱萸12g　　麦　冬15g　　天　冬15g
苏　子9g　　牛　膝9g　　沙　参30g　　甘　草6g
紫　菀12g

主治：肺肾阴虚，劳热咳嗽，短气喘促，舌红苔薄，脉细数。

注：本方宜于肺肾阴虚、久咳劳嗽无外邪者。

10. 润肺益金汤

玄　参15g　　麦　冬15g　　桔　梗9g　　甘　草6g
天　冬12g　　紫　菀12g　　款冬花12g　　川贝母6g
苏　子9g

主治：肺胃阴伤，虚热灼肺，发为咳嗽，日久不已。

11. 蜜酥煎

白沙蜜500g　　牛　酥500g　　杏　仁90g

主治：咳嗽胸痛，上气喘壅，面色虚浮，舌红苔少或白燥，脉细或细数。

制法：先将杏仁打碎，于瓷瓶中煎水取汁，再入铜锅中煎减半，倾汁以微火熬，入蜜、酥煎熟，冷后收瓷器中，密封备用。

服法：每服3匙，温酒下，每日3次。

注：证之临床，本方对虚劳内伤，久咳不愈，阴虚肺燥者极有效验。本方滋补作用较强，宜少量渐加为妙。

12. 紫菀汤

紫　菀 15g	阿胶（化，兑服）12g	知　母 12g
泡　参 15g	茯　苓 15g	桔　梗 10g
五味子 6g	川贝母 6g	甘　草 6g

主治：虚劳久嗽，痰中带血，或肺痿。

注：久嗽痰多，肺虚无外邪者，用之多效。

13. 补肺汤

泡　参 30g	黄　芪 30g	五味子 6g	紫　菀 15g
熟地黄 20g	桑白皮 15g		

入蜜少许，水煎服。

主治：肺虚咳嗽。

注：肺虚久咳致脾肾不足者，用之颇宜。以上各方，只要辨证准确，确能收到实效。

同病异治论咳嗽

谢任甫

咳嗽是呼吸系统的常见症状，也可以在全身各疾病中发生。古医籍《素问·咳论》有“五脏六腑皆令人咳，非独肺也”的论述。这里指的乃是咳嗽多种兼见症状而立名，并非五脏六腑直接发生咳嗽。《景岳全书·咳嗽》指出：“既有兼证，则亦当兼治。”

临床曾治多例不同的咳嗽，援举验案如下，有酒痰，有痨咳，有风寒，有血痰，有火郁，有肺胀等。而总的入手处，首先抓“新、久”，其次是“虚、实”，包括“虚实兼见”(虚多实少，虚少实多，虚实参半)。运用脏腑辨证的不同处理方式，有舍脉从证，或脉证合参，各因其证而用方，不拘经方、时方和经验方，机动灵活地进行辨证、辨病用药。此所谓多方治一病也。

◎ 临证验案

案一

潘某，男，32 岁，药工，1948 年秋初诊。

晨间剧咳呕吐已半月。黏痰难咯，痰多，色白，每晨起床时剧咳呕吐，涕泪交流，如此半小时后徐徐饮白酒一小茶杯，痰才豁爽，呕亦渐止，易医二人未效。患者形体矮胖，嗜酒十余年，日饮半斤，身重，脉细。此挟湿伤酒也。古方香蚕散甚为合拍：香附(童便浸一日)三两，炒僵蚕三两，杏仁三两，建曲三两，海蛤粉三两，瓜蒌仁三两，露蜂房三两，竹沥、姜汁各二酒杯；加蜂蜜适量。

上药竹沥、姜汁兑入，余焙细末，炼蜜为小丸。服法每次二钱，每日 4 次，噙化。果服药 5 日得效，20 余日痊愈。此后酒量不减，历 10 年后于 1958 年复发，症状如故，再给本方丸药一料治愈，嘱减酒量少饮。迄今 18 年未发。

原按：本例迭用二次获效，朱丹溪效方，见《医部汇考·咳嗽门》。酒痰结积，用瓜蒌仁、杏仁润燥化痰，竹沥、姜汁止呕并治风痰，所谓痰在皮里膜外，非姜汁、竹沥不可导达。香附开郁，善治痰者不治痰而治气也。建曲消食并化胃家积痰，用海蛤粉疗效广泛，热痰能降，湿痰能燥，结痰能软，顽痰能消，而僵蚕、露蜂房通行上下集结之痰尤妙也。

案二

伍某，女，35岁，教师，1951年冬初诊。

经年久咳，咽燥少痰，经胸部透视诊断为肺结核。形长体瘦，颧红赤，此痨咳也。治拟润肺止咳，抗痨养阴兼顾。方用枇杷叶饮：枇杷叶八钱(去毛)、制首乌五钱、沙参五钱、麦冬五钱、山药五钱、茯苓三钱、当归三钱、百部八钱、石枣子八钱、甘草二钱、川贝末一钱半(分冲)。服法：水煎，每日服1剂。经加减出入，连服月余，咳大效，面色转佳。继用石枣子一两、侧耳根二两，煎服两月痊愈，胸部透视未见异常。

原按：方用枇杷叶、沙参、麦冬、百部俱系清上止咳润肺之品，首乌养阴补血且能止咳，而石枣子、百部又能同奏抗痨之效。

案三

汪某，女，成年，职员，1965年春初诊。

咳嗽8天，口渴，面赤，鼻干，痰多，曾两度就诊他院未效。此肺脾壅热之候，拟芩连二陈汤加味：枯芩三钱、黄连二钱、法半夏五钱、栀子三钱、茯苓三钱、化橘红三钱、麦冬三钱、桔梗三钱、桑白皮二钱、生甘草二钱。2剂，水煎，每日分次服1剂，药后诸症脱体。

案四

关某，女，68岁，居民，1968年秋初诊。

咳常遗尿近一月，咳嗽不爽，入秋咳渐加剧。近咳嗽遗尿，日夜遗尿2~3次不等，深为苦恼。苔薄白，舌质淡，脉来细弱。年老体衰久咳，拟金樱子汤为治：金樱子一两、甘草五钱、大枣五钱、桂枝三钱、白茯苓八钱。5剂，水煎，每日服1剂，分4次服。服上药4剂，即不遗尿，药服毕咳止。

案五

陈某，男，50岁，职员，1968年冬初诊。

咳嗽黏痰而稠，黏着喉间，极难咯出，口渴饮冷，咳则气上，脉浮大。患者久咳经年，入冬加重，拟越婢加半夏汤：麻黄三钱(先下，去沫)、生石膏一两(打)、法半夏八钱、大枣五钱、生姜三钱(切)、甘草二钱。水煎服，一日量分次服，连服2剂。

原按：本方中石膏重用，主治口渴饮冷，半夏则治咳逆上气，药证吻合，故药后渴止痰亦豁，咳十去其九。

案六

唐某，男，成年，职员，1973 年秋初诊。

干咳无痰 1 周。咽干，喉痛，鼻燥，有时痰带血丝，苔薄黄，舌质红，脉细数。治拟清上润燥，以桑杏汤化裁：桑叶八钱、杏仁三钱、梨皮三钱、茅根五钱、沙参五钱、栀子二钱、香豆豉五钱、川贝末一钱半（分冲）、甘草二钱。3 剂，上方日进 1 剂。煎服毕，血止，仍痰少而微咳，改拟茯苓宁肺汤加味：茯苓五钱、麦冬三钱、桑叶三钱、枯芩三钱、桔梗三钱、甘草二钱、川贝末一钱半（分冲）、冬瓜仁五钱、枇杷叶八钱（去毛）。3 剂。服后痊愈。

案七

刘某，男，51 岁，干部，1973 年冬初诊。

咳喘加重 10 日，咳嗽 8 年，入冬为甚，每年约有三月以上不能工作。近倚息不能卧，气逆痰多色白，多活动则喘，饮食减少。西医诊断为肺气肿。本例患者气上不得卧是重点，为疏《备急千金要方》气上不得卧神秘方加味：橘皮三钱、紫苏三钱、党参五钱、麦冬三钱、北五味三钱、远志肉三钱、建曲八钱、黄荆子八钱、侧耳根八钱、生姜三钱（切片）。上方 8 剂，水煎 3 次，混匀，每日服 4 次。

药后第二夜即可平卧，惟仍痰多，食少，复诊金水六君煎加减：熟地黄五钱、山药五钱、法半夏五钱、茯苓三钱、陈皮三钱、甘草二钱、胡桃肉八钱、侧耳根八钱、黄荆子八钱、生姜二钱（切片）。7 剂。嘱每日服薏苡仁三两作粥，连服一个月。

守上方出入月余，饮食、咳喘均渐好转，增加轻度活动量，以后逐步达到一小时步行五六里，每年入伏即食薏苡仁粥，脱伏后服食胡桃肉五钱、生姜三分（切片），同嚼服。一年中在未病时服 2~3 月，身体渐次康复。两年多常年上班，未发病。

原按：张石顽谓“橘皮、生姜、紫苏皆散气之品，得人参、五味之固敛，不使津随气泄，乃散中用敛之捷法，惟千金得之”。此病主证为咳喘，气上不得卧，故药后喘咳见效。

案八

兰某，女，49 岁，工人，1974 年秋初诊。

咳已五六年，多为白色泡沫痰，近来加重咳黄绿痰半月，喘累不能平卧。近月咳痰、黄绿痰或白泡沫痰交替频作，口干饮冷，大便秘结，苔薄黄，舌质淡红，脉细数。病发经年，体虚病实，中西药物频投枉效。肺胃壅热之候，当于草药中求方，拟二四汤试为其治之：菊花八钱、银花五钱、矮茶风八钱、三匹风八钱、五匹风八钱、兔耳风八钱、侧耳根二两一钱、酸汤根一两三钱、马蹄草一两三钱、肺经草八钱、夏枯草一两三钱、生甘草三钱，6剂，水煎3次，混匀，160毫升，每日4次。上方加重使用了菊花及侧耳根以控制黄绿痰。服药第三日才变为浅黄色痰，第六日转白色泡沫痰，大便正常，口不干渴了，守方加减，再进6剂。三诊去二花换大枣、菌灵芝；夏枯草换鹿衔草各八钱，方内菌灵芝先下半小时，继进6剂收效。

两月后又咳黄痰，仍用二四汤8剂见效。末后，咳白泡沫痰减少，有时咳喘气逆，改投射干汤加减：射干五钱、紫菀五钱、麻黄一钱半、大枣五钱、甘草三钱、生姜二钱、侧耳根八钱、肺经草八钱、菌灵芝八钱(先下半小时)，6剂，可重方。并嘱每年入伏起即服薏苡仁粥，每日三两，食甜食咸，可自行随时调整口味。连续服至出伏为止。薏苡仁补而不腻，为除湿行水、健脾补肺要药。此不治已病治未病之意也。药后咳喘俱效，随访两年，未复发。

咳喘治疗体会

周百川

慢性气管炎、肺气肿最主要的临床表现为咳喘，类似中医古籍中所载的咳嗽、喘、痰饮等病。临床常见咳嗽，气喘，咳白色泡沫痰，或白黏痰、黄稠痰，严重的抬肩喘息，呼吸困难，坐不得卧，口唇发绀等。这种既患有气管炎，又有肺气肿的患者，一般来说，年龄较大，与肺、脾、肾皆虚有关。临床常见以下类型。

一、风寒郁闭

症状：咳嗽，气喘，恶寒，头痛，胸闷，痰白，舌苔薄白，脉浮。

处方：华盖散加味。麻黄二钱、杏仁四钱、甘草二钱、苏子四钱、桑白皮四钱、橘红三钱、茯苓四钱、法半夏三钱、瓜壳四钱。本方散寒宣肺，平喘化痰。

二、外寒内热

症状：咳嗽，气喘，发冷，发热，胸闷，咳痰黄黏不爽，有汗或无汗，苔黄白，脉浮数。

处方：麻杏石甘汤加味。麻黄二钱、杏仁四钱、生石膏八钱、甘草二钱、黄芩四钱、苏子二钱、桑白皮四钱、京半夏三钱、侧耳根一两、枇杷叶一两、千里光五钱、瓜蒌五钱。本方宣肺清热，平喘化痰。

三、外寒内饮

症状：咳嗽，气喘，痰稀而多泡沫，恶寒，发热，头痛，无汗，苔薄白，脉浮紧。

处方：小青龙汤化裁。麻黄二钱、桂枝二钱、白芍三钱、法半夏三钱、炙甘草一钱、细辛一钱、五味子一钱。本方解表散寒，化饮平喘。

加减：烦躁，苔白黄，兼有郁热，加生石膏六钱；肢冷神倦，兼有阳虚，加制附片四钱，需先煎一小时。

四、湿热痰郁阻

症状：咳嗽，气喘，怕冷，发热，胸满，口苦，咳痰黄白而黏，渴不思饮，尿黄，舌苔白黄厚腻，脉浮濡数。

处方：苇茎汤加味。苇茎一两、冬瓜仁一两、生薏苡仁一两、桃仁三钱、杏仁四钱、茯苓四钱、桑白皮三钱、法半夏三钱、侧耳根一两、葎草一两、车前草一两、矮茶风一两。本方宣肺化湿痰，消热平喘。

加减：湿重加厚朴四钱。

五、肺气肺阴不足，而令内热，兼外感风寒

症状：咳嗽，气喘，怕冷，发热，头痛，无汗或有汗，胸满，咳痰白黏，口苦，心烦，舌红，苔薄黄，脉浮细数。

处方：麻黄人参芍药汤加减。麻黄二钱、泡参一两、白芍六钱、甘草二钱、麦冬四两、桂枝二钱、黄芩四钱、生石膏八钱、杏仁四钱、五味子一钱、桑白皮四钱、瓜蒌五钱。本方益气养阴，宣肺，清热平喘。

加减：汗多者用麻黄根代麻黄，痰多加京半夏三钱。

六、外邪已解，而现肺阴虚

症状：咳嗽气逆，咽干口渴，痰黏不爽，舌红苔净，脉虚数。

处方：麦门冬汤加味。麦冬八钱、泡参一两、京半夏三钱、甘草二钱、大枣四钱、知母四钱、川贝二钱、款冬花四钱、枇杷叶八钱、花粉六钱、白粳米一把。本方养阴润肺，清肺化痰。

七、脾虚湿困

症状：咳嗽，气喘，胸闷，咳清稀白泡沫痰，脉沉细弦，舌淡红，苔薄白。

处方：苓桂术甘汤加味。茯苓五钱、桂枝三钱、白术四钱、甘草二钱、法半夏三钱、橘红三钱、苏子四钱、杏仁四钱。本方温阳化饮平喘。

◎ 小结

治痰饮病，要从脾肾之阳着手，《金匮要略·痰饮咳嗽病脉证并治第十二》说：“病痰饮者，当以温药和之。”即外饮治脾，内饮治肾。治脾用苓

桂术甘汤，治肾用金匮肾气丸，可加补骨脂四钱、胡桃肉五钱、沉香粉六分、淫羊藿八钱，以温肾纳气平喘。如咳嗽，气喘，痰白，食少，便溏，神疲，舌淡红，苔薄白，脉细弱。方用六君子汤加味：党参一两、白术四钱、茯苓四钱、炙甘草二钱、法半夏三钱、陈皮四钱、干姜二钱、细辛一钱、五味子二钱。本方健脾化痰、温阳化饮、敛肺止咳。

慢性气管炎、肺气肿反复发作的患者，从临床所见，多数为肾阴肾阳俱虚，或偏于肾阴虚，或偏于肾阳虚，一旦感受外邪，喘息转重，常现下虚上实证：咳嗽，气喘，抬肩，畏冷怕风，痰黏胸紧，坐不得卧，日轻夜重，苔薄黄，脉细数。治疗方法：如外感较重，开始可先从肺实证治疗，待肺实证缓解后，则需从本治，即在补肾的基础上兼治其肺。方用都气丸加味：熟地黄四钱、山药六钱、山萸四钱、茯苓三钱、泽泻三钱、丹皮三钱、五味子二钱、生牡蛎一两、白果仁四钱、补骨脂四钱、胡桃肉五钱、淫羊藿八钱、罂粟壳二钱、麻黄六钱、杏仁四钱。滋阴补肾，助阳纳气，宣肺平喘。方中罂粟壳系麻醉之品，不宜久用。偏于阳虚加鹿角胶二钱(蒸化)，巴戟四钱。偏于阴虚加紫河车粉二钱，枸杞四钱。紫河车大补精血，肾阴肾阳虚，均可加入。

如肾阳衰微，症见动则喘甚，畏寒，肢冷，跗肿，尿清，舌淡红，苔薄白，脉沉细弱。方用真武汤合苓桂甘味汤：制附片五钱(先煎)、白术四钱、白芍四钱、茯苓四钱、老生姜三钱、桂枝三钱、五味子二钱，并吞服黑锡丹一钱，温阳利水，纳气平喘。心慌气短加红参三钱。

如肺肾阴阳两虚，症见咳嗽气喘，畏冷，口干，舌红少津，苔薄，脉细数无力。方用生脉六味合人参胡桃汤加味：人参须三钱、麦冬六钱、五味子二钱、熟地黄四钱、山药六钱、茯苓四钱、丹皮三钱、山萸四钱、泽泻三钱、胡桃肉一两、补骨脂四钱、淫羊藿八钱。本方益气养阴生津，补肾助阳，纳气平喘。

本病除服药治疗外，还须注意生活起居，特别要加强身体锻炼，持之以恒，增强机体抗邪能力。

气喘症状辨析

肖芳培

气喘是临床常见的症状，可见于多种急、慢性疾病。其主要表现是气逆而息急，呼吸急促、费力，鼻翼翕动，甚至张口抬肩，摇身撷肚，不能平卧。严重的呼吸困难，可见口唇指甲青紫，颈动脉怒张，搏动明显，脉细数或有结代。中医把气喘分成虚实两种类型：实喘为邪气壅肺，气失宣降，多由外感风寒，或火邪蕴肺而起；虚喘多由体质素弱或大病久病之后，精气亏虚，肺不主气，肾不纳气而致。

一、实喘

体壮新病，多属于实，其喘声高气粗。张景岳说："实喘者有邪，邪气实也。"又说："实喘之证，以邪实在肺也，肺之实邪，非风寒则火邪耳"，"实喘者气长而有余……胸胀气粗，声高息涌，膨膨然若不能容，惟呼出为快也。"实喘大凡起病急骤，气喘息粗，伴有咳嗽吐痰，脉浮紧或数而有力，多属实证。其中又有风寒、热邪之不同。

风寒犯肺，症见头痛，身痛，恶寒无汗，喘息胸闷，咳痰稀白起沫，苔白，脉浮紧者。若外寒内饮而喘，宜小青龙汤；喉间哮鸣而喘，宜射干麻黄汤；外寒里热而喘，宜麻杏甘石汤；外有表邪内蕴痰热，宜定喘汤。

肺热内郁，症见发热烦渴，气逆息涌，痰多黏稠色黄，或大便困难，苔黄或腻，脉滑数者。干咳面赤而喘，宜泻白散；高热烦渴汗出而喘，宜白虎汤；潮热，胸闷，痰黄，大便难，宜泻肺汤；顽痰里实，宜滚痰丸。

实证的风寒，大多是上呼吸道感染的初期，即所谓"表证"。火邪者，即上呼吸道感染的极期，病变已蔓延到内脏，这种现象，中医叫做"寒邪由表入里"，或者说是"风寒化燥"。综合实喘不同的原因，和表现在前后两种不同的症状(风寒火邪)，不难看出，多种急性热病或慢性病急性发作期的气喘，也可以概括为前两个不同的阶段。这两个阶段有时也不能截然分开。

二、虚喘

体弱久咳多属于虚，其喘气短而不续。张景岳说："虚喘者无邪，元气虚也。"又说："虚喘者慌张气怯，声低息短，惶惶然若气欲断。"虚喘大多久病体虚，呼吸短促难续，以深吸为快，气怯声低，遇劳加重，少有痰鸣咳嗽，脉微弱或浮大无力。若以声低息短与前段声高息涌相对比，可以理解这两种迥然不同的症状，是代表着几种外因和内因不同的疾病。再从体壮新病多属于实和体弱久病多属于虚这一概念来看，也是代表着急性和慢性两种不同的性质。其中，虚喘又分阴虚和阳虚。

阳虚之证，如《素问·平人气象论》说："颈脉动喘痰咳，曰水。"《水热穴论》说："故水病下为胕肿大腹，上为喘呼不得卧者。"张景岳说："水为病喘者，以肾邪干肺也。"阳虚湿滞不能化水，这是阳虚致喘的根源。说明机体机能降低和脏器代偿功能不足，使体内潴留液体而形成呼吸促迫。按照颈脉动、喘呼不得卧、跗肿、大腹等症来看，是心脏疾患和肾脏疾患的症状和体征。心脏病患者，肺有瘀血停聚，肾不纳气，故易出现呼吸浅表、加快，面部及下肢浮肿。内脏功能不足，有畏寒，面色苍白，动则气喘，舌质淡白，脉微细或虚大等症。喘咳痰稀，跗肿，尿少，宜肾气丸；肢冷唇紫，脉沉者，宜黑锡丹；下虚上实，喘咳胸闷，宜苏子降气汤；心悸肢肿而喘，宜真武汤。

阴虚之证，如《金匮要略·血痹虚劳病脉证并治》说："男子面色薄者，主渴及亡血，卒喘悸，脉浮者，里虚也。"景岳说："其有元阳下亏，生气不布，以致脾困于中，肺困于上，而为喘促。"又说："阴精不能化气，所以病燥。"按照这些症状来看，是贫血之证。尤其《医宗金鉴·杂病心法要诀》所说"大骨枯槁""大肉下陷""枯白颧红""喘满动形""骨蒸劳热""咳嗽盗汗"等阴虚症状，则是结核和贫血的症状和体征。贫血患者由于血液携氧功能不足而形成呼吸浅表情况；肺结核由于肺组织的破坏或炎性渗出物的阻塞，致使气体交换面积减少而形成喘息。这种阴虚之证，多有呛咳痰少、虚烦口干、呼吸急促、舌质红、脉细数等症。喘咳痰少，咽干燥者，宜清燥救肺汤；干咳气短，宜百合固金汤；喘咳心悸，脉结代，宜炙甘草汤；喘咳咯血，宜紫菀汤。

◎ 小结

气喘的原因很多，其病理和症状，中西医学有许多相同的地方。可运用“八纲辨证”的方法去分析、归纳，就可得出以上虚实两种不同的类型。实者邪气实，多半是体壮新病，其喘声高气粗，而全身症状较为明显，治宜“解表”“清里”。“解表”是指感染初期，用发汗祛痰剂治疗。初期不可用凉药，这叫“表未解不可攻里”，攻里则有引邪深入之弊。所谓“清里”，是指机体机能持续亢进炎症进行的时候，用清热或泻下药物抑制炎症的进行。虚者正气虚，多半是久病体弱，其症气促难续，声低息微，多伴生理功能减退的一些症候，治宜“扶阳”“养阴”。扶阳是兴奋机体调节功能，以抑制水的产生，使脏器代偿功能增强以排水。养阴是以滋养强壮剂，增加全身营养，恢复造血机能和促进肺组织恢复正常。

附录方剂

可随症加减，药用需视患者体质和病情而异。

1. 小青龙汤(《伤寒论》)：麻黄、桂枝、白芍、干姜、甘草、细辛、五味子、半夏。

主治：喘咳痰多稀白，发热恶寒无汗。

2. 射干麻黄汤(《金匮要略》)：射干、麻黄、生姜、五味子、细辛、紫菀、款冬花、半夏、大枣。

主治：喘哮咳逆，喉中如水鸡声，宜于湿性气管炎。

3. 麻杏甘石汤(《伤寒论》)：麻黄、杏仁、生石膏、炙甘草。

主治：喘咳身热烦渴，苔薄白，脉浮数，宜于肺炎初期。

4. 定喘汤(王肯堂)：麻黄、杏仁、白果、半夏、苏子、款冬花、桑白皮、黄芩、甘草。

主治：喘哮咳嗽，痰黄气急，苔黄脉滑数。

5. 泻白散(钱乙)：地骨皮、桑白皮、粳米、甘草。

主治：支气管炎初期，喘息，干咳，面赤。

6. 白虎汤(《伤寒论》)：知母、生石膏、甘草、粳米。

主治：高热烦渴，气喘，干咳或神昏。

7. 人参泻肺汤(《医宗金鉴》)：栀子、连翘、黄芩、薄荷、桔梗、枳壳、桑白皮、杏仁、党参、大黄、甘草。

主治：喘咳痰黏色黄，胸满，大便结，肺胃实热。

8. 滚痰丸(王隐君)：熟大黄、黄芩、礞石、沉香。

主治：喘咳痰稠，大便结，苔黄，脉浮数，痰热壅盛者。

9. 金匮肾气丸(《金匮要略》)：干地黄、薯蓣、山茱萸、泽泻、茯苓、牡丹皮、桂枝、附子。

主治：喘咳，痰稀，肢肿，小便不利。

10. 黑锡丹（《太平惠民和剂局方》）：成药。

主治：喘促鼻翕，唇青肢冷，舌质紫淡，脉沉细，阳浮欲脱之症。

11. 苏子降气汤（《太平惠民和剂局方》）：紫苏子、半夏、甘草、肉桂、前胡、厚朴、陈皮、当归、生姜、大枣、紫苏叶。

主治：喘咳胸闷，痰多稀白，形寒苔白，多用于慢性支气管炎。

12. 真武汤（《伤寒论》）：茯苓、白术、白芍、附子、生姜。

主治：喘息肢肿，沉重疼痛，小便不利，能强心利尿。

13. 清燥救肺汤（《医门法律》）：杏仁、麦冬、桑叶、阿胶、石膏、甘草、人参、麻仁、枇杷叶。

主治：气喘久嗽无痰，口燥咽干，或肺结核干咳。

14. 百合固金汤（赵蕺庵）：生地黄、熟地黄、玄参、麦冬、当归、白芍、桔梗、贝母、百合、甘草。

主治：肺结核咳血，或贫血，喘息，气短。

15. 炙甘草汤（《伤寒论》）：党参、麦冬、生姜、桂枝、大枣、生地黄、阿胶、麻仁、炙甘草，加酒煎。

主治：气短干咳，心动悸，虚烦不眠，脉结代或虚数。

16. 紫菀汤（王海藏）：紫菀、贝母、知母、党参、五味子、桔梗、茯苓、阿胶、甘草、生姜。

主治：喘咳咯血，潮热。

慢性咽炎治验

艾伯庸

咽炎，是一种多发病、常见病。《医宗金鉴》称“喉风”，《金匮要略》称“梅核气”，《中国医学辞典》称“梅膈核”等。

近几年来，由各医院五官科确诊后，介绍来我院治疗的慢性咽炎病例逐年增多。由于临床患者较多，经过几年的观察，初步发现有以下特点：患者男性多于女性；年龄40岁以上者占绝大多数，职业以文、教、艺术界为多，机关干部说话多的亦不少；平素嗜烟、酒、辛辣食物，以及煎炒炙焨等；一般患慢性咽炎的患者最初起病时都有发热、咳嗽、上呼吸道感染等病史，并在患上呼吸道感染发热喉痛阶段都经过抗菌素治疗；病程多在数月至五年；主诉症状都有咽喉干燥，有的现隐痛，有的说话声嘶哑、不能多讲话，有的阴雨天加重，有的睡晚了加重，有的劳累后加重，女性月经前后也有加重的，有的饮食不慎进食辛辣煎炒或吸烟喝酒加重，总觉喉中有痰黏着，咯不出来，有时胸部还有胀感，但吞咽食物不觉哽，有时吞口涎还有点不畅利，似哽非哽；检查咽部微肿或不肿；有肿者多见于咽后壁，也有两侧或扁桃体肿的，颜色都淡红，偶尔也有深红或暗红色的，有的出现滤泡或紫色血管纹等。

本病的治疗需按中医的辨证论治原则，结合临床情况，先治其标，后治其本，先开其闭，后驱其邪。气虚者益气，阴虚者养阴，气阴两虚者则给予益气养阴。此病由于阳虚者较少，但阴虚及阳者偶尔亦有，因此在辨证上特别要仔细，千万不能粗枝大叶，在似是而非的情况下可先采用引火归原的外治方法探索前进，免犯虚虚实实之误。

咽炎初期标邪未解，早用抗菌素和寒凉滋腻之品，以致邪遏于肺胃蕴积化热，伤津劫液，逐渐发为慢性咽炎，局部症状不明显，但感觉干燥灼热，吞咽不利，日轻夜重，甚则干呕胸闷，频频欲饮热水以润咽喉，饮食二便均无特殊改变。笔者拟定了如下方药。

方一　透邪利咽方

荆　芥三钱　　防　风三钱　　粉　葛三钱　　桔　梗三钱
薄　荷一钱　　大　力一钱　　射　干三钱　　连　翘四钱
甘　草一钱　　板蓝根四钱

方二　疏风豁痰方

僵　蚕三钱　　薄　荷一钱　　连　翘四钱　　马　勃三钱
甘　草一钱　　射　干三钱　　板蓝根三钱　　牛　膝四钱
浙　贝四钱　　桔　梗三钱

方三　润燥清咽方

麦　冬四钱　　僵　蚕三钱　　浙　贝四钱　　桔　梗二钱
射　干三钱　　知　母三钱　　连　翘四钱　　甘　草一钱
腊梅花三钱　　挖耳草四钱

加减：实热重加鲜石斛、山慈菇、黄芩，有结石加鸡内金、凤凰衣、金钱草。

方四　开音方

桔　梗三钱　　僵　蚕三钱　　蝉　蜕三钱　　薄　荷一钱
蓝布裙四钱　　腊梅花二钱　　甘　草一钱　　樱桃核三钱

煎水泡服均可，或加胖大海二钱。

声音嘶哑，大便燥结用。

方五　茶饮方

霍山石斛一钱　西洋参一钱　　麦　冬三钱　　藏青果三枚
冰糖少许

泡开水当茶饮。

方六　平时常服方

腊梅花一钱　　藏青果三枚　　麦　冬二钱　　挖耳草三钱

冰糖少许，泡水服。

加减：大便干结者加胖大海一钱。

方七　外用引导药

吴茱萸二两（细末）　白牛膝根四两（捣绒）

和均匀，加醋适量，炒热，包两足心。每晚睡时包，以引火归原。

注意：不熬夜，生活规律，锻炼身体。

冠心病治疗心得

徐有玲

冠心病在我国古代医学文献中虽无病名，但从其主要症状，迄今中医治疗冠心病的常用有效方剂及治疗原则这三点来推论，过去中医文献中有关心痛、真心痛、胸痹、心悸、怔忡的论述，已基本概括了冠心病的辨证论治内容。本文就笔者对冠心病证治的一些肤浅体会，作一简介。

一、辨证的概要和范围

疾病在治疗过程中，证候常有各种各样的变化及转归。认真分析这些不同的演变情况进而探求其致病原因，无疑对于深入认识和掌握疾病的诊治规律是有重要意义的。

就冠心病而论，其演变大体可归纳为两大类：一类是治疗过程中临床辨证无明显变化，直至出院者；另一类是证候有演变者。大体是：①标证变化，本证不变；②本证变化而标证不变；③标证、本证均有改变。因此，掌握冠心病标本辨证，进而指导治疗是有意义的。

（一）标证

1. 血瘀　心痛，痛有定处，舌质黯或有瘀点，脉弦或涩。

2. 气滞　胸闷痛，气憋，两胁满，舌苔薄白，脉弦。

3. 寒凝　心痛剧，遇寒尤甚，舌质淡，脉沉。

4. 痰浊　胸闷痛，恶心，呕吐，纳呆，脘胀，舌苔腻，脉沉缓或沉滑。

5. 热结　心前区烧灼样痛，舌苔黄，舌质或红，脉弦滑或细而数。

（二）本证

1. 心阴虚　心悸，怔忡，心烦不寐，面赤，舌质红，脉细或细而数。

2. 肝肾阴虚　头晕，目眩，耳鸣，五心烦热，口干，腰膝酸软，盗汗，舌质红，脉细弦而尺弱。

3. 心脾气虚　气短心悸，乏力，食少，腹胀，便稀，舌苔薄白或腻，质淡，脉细弱。

4. 心肾阳虚 汗出，气短，乏力，神倦，腰膝酸软，畏寒肢冷，尿频，舌苔白或腻，舌淡，脉沉细尺弱或微细欲绝。

总之，无论本虚或标实，从患者的临床表现来分析，其特点是：①绝大多数病例是标本互见；②大多数病例都是几种标证并见，本证中常表现几脏虚损同存。因此，临床上的辨证常常是标本结合，才能反映出疾病的根本状况。论标分其先后主次，论本重视脏腑虚损轻重。在论治过程中注意证之转化。

其次，通过辨证分析，似可认为，在冠心病的辨证论治过程中，一定要把局部与整体，即主证和伴随证结合起来综合分析，才能深刻认识本病机理，提高辨证的质量，有助于疗效的提高。

二、活血化瘀药的特点及其应用

按照中医学的生理学说，心主血脉，脉者血之府。血液在经脉内运行。除了“营气”的作用外，还要依靠心脏的功能，即“心气”与“心阳”。“心气”的鼓动，全赖于“心阳”的温运。两者应该密切配合，一旦心气与心阳痹阻，妨碍了营血的运行，气滞血瘀，就会出现胸闷、胸痛、心悸、短气、脉细涩、脉结代、舌质紫暗或有瘀点等症。说明心血瘀阻是导致心绞痛主要原因之一。

近年来，在研究和使用活血化瘀中药治疗冠心病方面取得了一定的成效。一些新的方剂成药或单味药如冠心二号方、冠心苏和丸、毛冬青等，被广泛应用于临床，提高了疗效。但也有一经确认为冠心病，就信手拈来，原方照搬，结果或幸中、或反复、或无效。笔者认为，简单的对号入座不符合中医整体观念和因人、因时、因地制宜的治疗原则，以及忽视了用中医理论观点来辨证论治的精神。笔者临证体会到，治疗冠心病选用活血化瘀药物中尚需注意以下几个特点。

（一）寒热虚实，审证求治

由于瘀血的成因有多种，用活血化瘀法治疗瘀血病证，方药的选择也应该知常达变，灵活多样。以冠心病心绞痛为例。

一辨寒热：如见痛而肢厥肤冷、面色青白、口淡不渴、脉沉迟而涩者，属偏寒证，可于冠心二号方（赤芍、丹参、川芎、红花、降香）的基础上加入干姜、附片、桂枝、薤白等温通药物。这样化裁，和《金匮要略》中治疗胸痹心痛的法则也是相符的。如见痛而心中烦热，心烦不寐、口干、口苦、苔黄脉数者，属偏热证，应加入黄连、黄芩、栀子、苦参等苦寒清热之品。

二辨虚实：在实证方面，如冠心病心绞痛，每与气机郁结、气滞血瘀有关。治疗时须配伍行气药，如香附、檀香、佛手片、延胡索、郁金等。如属痰浊阻络、胸痹心痛，则须加入瓜蒌、薤白、法半夏等以祛痰宣痹。此外，如属虚者，每与心阴虚、肝肾阴虚、心脾气虚、心肾阳虚有关。心阴虚宜配麦冬、太子参、枣仁、玉竹、生地黄、玄参等；肝肾阴虚，宜配生地黄、熟地黄、制首乌、黄精、枸杞、桑椹子、杜仲等；心脾气虚宜配肉桂、干姜、党参、黄芪、红参等；心肾阳虚宜配附片、淫羊藿、补骨脂等。补益药中，以补气药较为常用。特别是黄芪在补气之中寓有补阳之力。冠心病心绞痛属虚证者，每多气虚之候，黄芪配以活血化瘀、通络宣痹之品，每多良效。黄芪宜重用，剂量可达 30~60g，视病情而定，取其补气外举之力。气足则血行而瘀化。王清任治老人中风、半身不遂创制的"补阳还五汤"，其中黄芪重用达四两，是治瘀血虚证的好例子。重用黄芪，标本兼顾，寓意深刻。

因此，在治疗冠心病心绞痛的过程中，做到辨病参合辨证，视其证候的寒热虚实之不同，在活血化瘀中针对性地配以温、清、补、通诸法，选择适当药物，有的放矢，才能使药证相符，提高疗效。

（二）补阴顾阳，补阳护阴

冠心病在病变发展过程中，多有久病阴阳两虚之证。阴阳互根，如见以阴虚为主者，单纯补阴而不顾阳，则终必导致阴盛阳衰；如见以阳虚为主者，单纯补阳而不护阴，则终必导致阳盛阴虚。故在用药中，要采取"补阴顾阳、补阳护阴"的方法，才能使阴阳逐渐归于平衡，病情亦由是而缓解。笔者在临床中，对久病阴阳两损者，在活血化瘀基础上，常选用阴阳兼顾的药物。如菟丝子、淫羊藿、补骨脂、沙苑蒺藜、山萸肉、五味子等，即有补阳兼有护阴的作用；当归、熟地黄、枸杞、龙眼肉、首乌、女贞子等，即有补阴血兼顾阳气的作用。此外，从五脏的阴阳来说，心为阳中之阳，肾为阴中之阳。心火要下交于肾，肾水要上济于心，阴阳平衡则人体无病。故古人有"欲养心阴，必滋肾阴；欲温心阳，必助肾阳"之说。确为经验之谈，可供临床参考。

（三）通补之中，权衡缓急

实践说明，冠心病不是一种单纯的虚证，或单纯的实证，而是一种虚实并见、本虚标实之证，治疗上应急则治其标，缓则治其本。当发作时，宜活血化瘀，或温寒化痰，并兼顾心阴心阳之虚，重在治标。如症状改善后，当以补虚为主，兼顾通瘀或祛痰浊，重在治本。因此，笔者认为，不能只知补虚，而忽视疏导瘀痰，也不能一通到底，而不予固本扶正。曾见一些患者单纯长期服用活血化瘀药，往往气短、疲倦、乏力、眩晕等症状反而增加，这是值得注意的。

三、药物作用的分析

冠心病临床常用药物大致包括宣痹、理气（开窍）、活血、化瘀、益气宁心、养阴宁心、祛痰浊等类。

（一）宣痹

宣痹即宣通痹阻的心阳。胸中属阳位，心阳痹阻，则气机不利而形成痞闷、疼痛等症。《金匮要略》称其为胸痹，主张用瓜蒌薤白白酒汤、枳实薤白桂枝汤等，说明瓜蒌、薤白、桂枝等药在宣痹通阳方面的效价。

瓜蒌功能宽胸散结。清代王朴庄曾提道："瓜蒌能使人心气内洞"（内洞就是舒畅的意思）。据试验报道，瓜蒌确有缓解心绞痛及降血脂的作用。

薤白滑利通阳，《灵枢·五味》已有"心病者，宜食麦、羊肉、杏、薤"的记载。但其性温、味辛苦，会刺激胃黏膜，所以溃疡病的患者不适宜用。

桂枝配瓜蒌、薤白，行阳开痹，配甘草则辛从甘化、温补心阳，但在热偏重或血压偏高时应审慎。

（二）理气

理气应推香附、降香、檀香、砂仁、郁金、川楝子、延胡索、佛手片。香附开郁散气，"生则上行胸膈"，所以心前区的闷痛，须用生香附；降香"行血破滞"；檀香善调膈上诸气，"煎服止心绞痛"；砂仁"快气调中"；郁金"行气解郁""入心散瘀"，动物实验也证实其可减轻主动脉及冠状动脉内膜斑块形成；川楝子止"热厥心痛"；延胡索能行血中气滞，气中血滞，镇痛的功效十分显著，因此《雷公炮炙论》有"心痛欲死，速觅玄胡"的说法；佛手片治"心下气痛"。这几味药均属气分要药，气行则血亦行，而且某些理气药物如郁金、延胡索亦兼能祛瘀。丹参饮将檀香、砂仁与丹参相合。颠倒木金散将木香与郁金相合。金铃子散专取川楝子、延胡索，都是着重理气，并通过理气来加强活血化瘀药物的力量。

冠心苏合丸由芳香理气、温通开窍的苏合香油、木香、檀香、乳香、朱砂、冰片等药物制成。服后可较快改善心前区憋闷疼痛。有人初步观察，在此方基础上加黄芪、党参、桂枝、淫羊藿等温通补阳药，对心动过缓的冠心病患者有提高心率的作用。但冠心苏合丸温燥香窜，动火耗气，不宜久服。

（三）活血

活血能促进血行，一般都可以化瘀，如丹参、当归、川芎、参三七。《本草纲目》引《妇人明理论》说："四物汤……唯一味丹参散，主治与之相同。"现代药理研究证明，丹参含黄酮类化合物，会扩张动脉，增进血流量，这和《本草求真》所谓"入心包络破瘀"相近似。在注射复方丹参注射液后的动物病理切片中，也看到内脏器官充血明显，尤其是心肌的充血。不难推测，这种作用对侧支循环建立，有很大帮助。当归、川芎、参三七略偏于温，但血液得温而流畅。《本草求真》说："脉为血府，诸脉皆属于心，心无血养，则脉不通，血无气附，则血滞而不行。当归气味辛甘，既不虑其过散，复不虑其过缓，得其温中之润，阴中之阳，故能通心而血生，号为血中气药。"又说："气郁于血，则当行气以散血，血郁于气，则当活血以通气，行气必用芎归，以血得归则补，而血可活，且血之气，又更得芎而助也。"参三七尚有"止血不留瘀"的特点。所以，对严重心前区疼痛的患者，归、芎应与丹参同用，或加服参三七粉。

（四）化瘀

化瘀药的性能分两类：一类是借助行气来化瘀，如郁金、乳香、没药适合心前区闷痛的患者；另一类是借助活血来化瘀，如桃仁、红花、赤芍、五灵脂、蒲黄，适合于心区前刺痛或绞痛的患者。

红花古称红蓝花，"少用则合当归能生，多用则血能行"；赤芍"能行血中滞"；桃仁"苦能泄滞，辛能散结"；蒲黄生用"祛瘀血停滞"；五灵脂治"心中血气刺痛"，但腥臭使人动呕，宜入丸剂。《和剂局方》的失笑散取五灵脂配蒲黄疗"产后心腹痛欲死"，《医学心悟》的手拈散，取五灵脂配没药、延胡索、香附治疗"血积心痛"，均给冠心病临床处方提供了很好的启发。

（五）益气宁心

党参（或红参）、炙甘草擅补心气，故心动过缓而脉见结代，应仿桂枝甘草汤的方意，以党参（或红参）、甘草、桂枝或加附片温阳强心，并可增入宁心安神的枣仁、远志、茯苓等药。

（六）养阴宁心

生地黄、北沙参（或太子参）、麦冬、五味子擅补心阴。药理研究也证明麦冬有强心、五味子有改善血液循环的作用，治心动过速而脉见结代应仿生脉散的方意，以北沙参（或太子参）、麦冬、五味子加入生地黄、首乌、黄精。并可增入宁心安神的远志、夜交藤、柏子仁、菌灵芝（近年来发现本品有降低胆固醇的作用）等药。

（七）祛痰浊

心气与心阳痹阻，常用于痰湿或痰热的影响，所以配合健脾化湿、祛痰清热药物，如孩儿参、白术、半夏、陈皮、川贝、竹茹等，每能提高宣痹理气药的疗效。有些患者通过宣痹化湿、祛痰清热的疗法，脂肪代谢得到调整，血脂下降，逐渐恢复正常。

用苦参治疗快速心律失常，用甘松治疗慢性心律失常，逐渐为临床所重视。根据辨证，在心气虚或心阴虚而见脉结代者，配合益心气或养心阳的药物，可取得较好的疗效。

中医中药治疗冠心病，之所以会获得较满意的疗效，可能包含四个方面的作用：①扩张血管，增加冠状动脉的血流量；②疏通冠状动脉，缓和粥样斑块的形成和促使其消退；③加强脾胃运化功能，祛除痰湿，改善脂肪代谢，防止脂质沉积及浸润动脉内膜；④控制症状，使心脏减少缺血、缺氧的情况，延缓病情发展，有利于建立侧支循环。

冠心病病因病机浅谈

郭　鸿

冠心病是中老年人的常见病、多发病，但也见于青年人。男性的发病年龄多在45~50岁之后，女性平均较男性晚(绝经前发病者亦不少见)。以患者心前区痛为其特点，常因劳累过度，精神紧张，发怒，高兴过度，受凉等诱发心绞痛。疼痛多半为心前区闷痛，其次为刺痛，隐痛，伴压迫感，绞痛及跳痛。心绞痛有放射痛者，大部分向左肩放射，亦可放射至左臂、后背、腋下、颈部、后腰及剑突下，疼痛持续时间在5分钟以内者为多数。

中医学记载中的“厥心痛”“真心痛”“胸痹”“心痛”等描述与冠心病临床表现相似。如《灵枢·厥病》:“厥心痛，色苍苍如死状，终日不得太息”“厥心痛，痛如以锥针刺其心”“真心痛，手足青至节，心痛甚，旦发夕死，夕发旦死。”《难经·六十难》:“其五脏气相干，名厥心痛，其痛甚，但在心，手足青者，即名真心痛。其真心痛者，旦发夕死，夕发旦死。”《金匮要略》:“胸痹不得卧，心痛彻背者，瓜蒌薤白半夏汤主之。”《诸病源候论·胸痹候》:“胸痹……胸满短气，咳唾引痛，烦闷，自汗出，或彻背膂……不治，数日杀人……”《素问·脏器法时论》“心病者，胸中痛，胁支满，胁下痛，膺背肩甲间痛，两臂内痛……”《圣济总录》:“胸痛者，胸痹之类也……胸膺两乳间刺痛，甚则引背胛，或彻背膂……”《素问·举痛论》:“经脉流行不止，环周不休，寒气入经而稽迟，泣而不行，客于脉外则血少，客于脉中则气不通，故卒然而痛。”《杂病源流犀烛》:“素无心病，卒然大痛无声，咬牙切齿，舌青气冷，汗出不休，手足青过节，冷如冰，是为真心痛”。

从以上历代医家的临证实践中所观察到的“厥心痛”“真心痛”“胸痹”“心痛”等证候表现的特点及性质，以及出现心力衰竭、休克等症状，与现代医学的冠心病、心绞痛、急性心肌梗死的临床表现极为相似。

中医学对冠心病(胸痹、心痛)的病因病机也有各种不同的阐述，从历代各家不同的学说中可概括为外因及内因两个方面。根据“正气存内，邪不可干”及“邪之所凑，其气必虚”的理论，说明发病的基本原因首先是机体内在气血、阴阳的平衡失调，以及外因必须在正气虚的基础上诱发本病。其次，生活习惯、饮食嗜好、精神因素、年老体虚等，与气虚、阴阳失调也有密切关系。说明气血、阴阳的相对平衡是“正气内守”的根本，一旦在某种因素的影响下产生阴阳失调，气血不和则为病理状态。如《素问·生气通天论》：“阳强不能密，阴气乃绝，阴平阳秘，精神乃治。阴阳离决，精气乃绝。”现就冠心病的病因病机作以下探讨。

1. 情志失调（七情内伤） 中医学称“喜、怒、忧、思、悲、恐、惊”为七情，是指人的精神情志变化。情志变化可以影响人体脏腑、经络及气、血、精、津液的功能活动。中医学认为“怒伤肝，喜伤心，思伤脾，恐伤肾”。临床中有一部分患者是由于精神刺激诱发心绞痛，这说明精神情志变化是“胸痹”“心痛”的一个重要致病因素。

2. 饮食不节 嗜食膏粱厚味，或经常饱餐，或饮酒过度，或因长期伏案，喜静少动，则损伤脾胃。脾不能运化水谷精微，则痰浊内生，痰阻脉络，气血瘀滞，导致本病。

3. 年老体虚（或年未老而肾气亏） 中医学认为年过半百，肾气渐见虚衰，《素问·上古天真论》：“男子……五八，肾气衰，发堕齿槁……”“女子……七七，任脉虚，太冲脉衰少，天癸竭……”这与现代医学冠心病发病率年龄相近。

4. 寒冷 中医学“风、寒、暑、湿、燥、火”这六种气候的正常变化叫六气。若“六气”发生了异常变化称为“六淫”，为致病因素。加之身体脏腑功能虚损，而易诱发本病。《诸病源候论》载：“寒气客于五脏六腑，因虚而发，上冲胸间则胸痹。”外寒一般在阳气虚不能起到卫外作用的条件下才能产生“寒气入经而稽迟”，寒邪伤人阳气，阳虚不能温煦血脉，促进血液循环，使心血供养不足，本已阳虚，再受外寒入侵经脉，寒邪留滞，营血痹阻。《素问·举痛论》：“寒气客于脉外则脉寒，脉寒则缩踡，缩踡则脉绌急，绌急则外引小络，故卒然而痛……”心痛彻背，背痛彻心，此乃大寒之气直逼心胸。根据报道，在对冠心病心绞痛患者发病因素调查中发现一部分系阴雨或寒冷等诱发。

5. 肾气不足 中医学中的“肾”是一个极为重要的脏器。其功能是藏精，藏五脏六腑之精及生殖之精。精与人的生殖、生育、衰老有密切关系，是生命的基本物质，故称肾为“先天之本”。《素问·上古天真论》：“肾者主水，受五脏六腑之精而藏之。”同时，其他脏腑患病可影响肾藏精的功能，故“五脏之伤，穷必及肾”。

肾不论藏五脏之精还是本脏之精，均包括肾阴、肾阳两个方面（肾水、肾火），为生命根本，既为生育繁殖后代的动力，又为全身脏器机能活动之动力。故有“五脏之阴气，非此不能滋。五脏之阳气，非此不能发。而脾胃以中州之土，非火不能生”之说。肾在人体水液代谢过程中与其他脏器也有密切关系。《素问·经脉别论》：“饮入于胃，游溢精气，上输于脾，脾气散精，上归于肺，通调水道，下输膀胱，水精四布，五经并行。”肾的生理功能决定了，“肾阴虚”或“肾阳虚”时会引起有关脏腑病理变化。

若肾阴（元阴）虚，人体脏腑失去肾阴滋养，则水火不济，心肾不交，出现健忘，虚烦失眠，心悸怔忡等一系列症状。肾阴虚水不涵木，则肝阴虚，肝阳上亢，出现头痛头晕，面红目赤，耳鸣心悸。阳盛津耗，灼津成痰，则脉络失养，而致脏痹、心痛。

若肾阳（元阳）虚，人体脏腑失去肾阳温煦，则脾失肾阳温煦、推动，而脾运失司，久之则易致胸痹，心痛。心失肾阳鼓动则心阳不足，心气不匀，推动气血运行能力不足，气滞血瘀，而出现心悸、胸闷、胸痛、脉结代。在冠心病患者中部分患者有不同程度的“肾虚”症状。

6. 脾虚失运 中医学中的“脾”是一个重要的运化水谷精微及水湿的脏器。人体生命活动的维持与脾有密切关系，故“脾为后天之本”。《黄帝内经》：“脾居中央，灌溉四旁”“脾气散精……”《难经》：“脾……主裹血，温五脏。”由于“脾统血”，故脾虚会产生运化失司，痰湿内生，痰阻心络，进而产生胸阳闭阻，胸痹，心痛。

7. 肝失条达，疏泄 中医学中“肝”的功能是主全身血液储藏与调节，主全身筋骨关节运动和精神情志的调节。“肝藏魂”“肝主谋虑”，是对人的精神思维和大脑皮层活动的概括。“肝喜条达，恶抑郁”，即在心情舒畅时才能使肝气条达，若精神抑郁，则肝郁气滞，郁而化火，产生肝阳上亢的一系列证候。肝阳上亢可引起肝火盛而津耗，灼津成痰，导致脉络失养，胸痹，心痛。

肝主疏泄。肝的疏泄，主要在肝气，指条达气机，发泄壅滞作用。脏腑气血的运行与肝的疏泄有密切关系。若肝气不疏，肝郁气滞，气滞则血瘀，久之则胸痹，心痛。

8. 心阳不足 中医学中“心”是人体最重要的器官。“心主血脉”“心藏神”“心主神明”等。

心是人体生命活动的主宰，一切精神意识、思维活动都受心支配。《灵枢·邪客》:“心者，五脏六腑之大主也，精神之所舍也。”《素问·六节脏象论》:“心者，生之本……其华在面，其充在血脉。”即心有推动血液循环作用。若心阳不足，心气不匀，则气滞血瘀，出现心悸怔忡，胸闷心痛，脉结代等证候。

冠心病(胸痹，心痛)从以上病理的发展过程来看，可分虚实两个方面。“实”为血瘀、气滞或痰阻络痹，脉络不通，不通则痛。“虚”为心、脾、肝、肾亏虚，脉络失养，心络受损。而从临床表现来看大多虚实夹杂，有时以实为主，如心绞痛发作期，心肌梗死急性发作期；有时以虚为主，如心肌硬化(现在称为缺血性心肌病)，冠状动脉慢性供血不足阶段。

胸痹心痛证治体会

陶克文

胸痹心痛为血脉运行障碍的常见多发病。病因病机有心阴虚与心阳虚之分。心阴虚多见胸痛，心悸不寐，舌红少苔，脉细数或结代；心阳虚多见胸闷胸痛，心悸，气喘，舌淡边缘紫暗，唇绀，脉细弱结代或虚大乏力。本病常兼见痰浊、血瘀、气滞、寒凝、热结等本虚标实证候，临证应当审其寒凝、热结、气滞、痰阻、血瘀等不同见证，分别给予温通、清热、疏利、化痰、祛瘀等不同治法。但是，血脉运行障碍是本病的基本特征，故治疗原则当抓住本质问题，以通脉活血为主。或按其虚实夹杂情况，采取通中寓补，补中寓通或通补兼施等方法，力求切合病机，提高疗效。

笔者对胸痹心痛由于血瘀脉络阻塞者，选用丹参 30g，降香 10g，砂仁 10g，红花 10g，川芎 10g，赤芍 15g，姜黄 15g，郁金 15g，玄胡 15g 以活血化瘀。气滞血瘀者用柴胡 15g，枳壳 10g，甘草 5g，白芍 15g，川芎 10g，香附 15g，紫苏 10g，法半夏 10g，厚朴 10g，茯苓 15g 以行气化瘀。气虚血瘀者用黄芪 15g，桂枝 10g，当归 10g，白芍 15g，生姜 6g，大枣 15g 以益气活血。阴虚血瘀者用党参 15g，麦冬 15g，五味子 10g，丹参 15g，红花 15g，枣仁 15g，制首乌 15g 以养阴活血。阳虚血瘀者用熟附片 15g，炙甘草 6g，干姜 6g，桂枝 10g，丹参 15g，白术 10g，茯苓 15g 以温阳活血。痰热血瘀者用法半夏 15g，竹茹 15g，陈皮 10g，茯苓 15g，石菖蒲 10g，郁金 15g，红花 15g，赤芍 15g，甘草 5g 以清热祛痰活血。痰浊血瘀者用瓜蒌 30g，薤白头 15g，法半夏 10g，丹参 15g，郁金 15g，紫苏 10g，厚朴 10g，杏仁 10g 以通阳散结，豁痰宽胸活血。痰饮血瘀，胸闷喘促不得卧者，用苏子 10g，葶苈子 10g，白芥子 10g，桑白皮 10g，地骨皮 10g，法半夏 10g，黄芩 10g，桃仁 10g，杏仁 10g，甘草 5g 以消饮活血。

以上为在临床实践中常用方法，如能辨证准确，灵活掌握，多能应手取效。

◎ **临证验案**

徐某，男，75岁，1992年9月5日就诊。

患者胸闷胸痛反复发作4年，经某医院确诊为冠心病。1周来胸痛频作，心悸气短，腹胀纳呆，大便稀溏，舌体胖，苔厚腻，脉沉弦。心电图示：I°房室传导阻滞。患者不愿安置心脏起搏器，要求中药治疗。辨证为血瘀脉络阻塞，胸阳不振，治以通脉活血为主。药用：丹参30g，川芎15g，降香15g，砂仁10g，姜黄15g，玄胡15g，红花15g，赤芍15g，紫苏10g，法半夏10g，厚朴10g，建曲15g。

9月9日复诊，服药4剂后胸痛缓解，但仍觉心悸气短，动则喘累汗出，苔薄白，脉弦细，此为血瘀渐化，胸阳渐通，而虚象显露，再以益气活血，补中寓通法。药用：桂枝10g，生龙骨30g，生牡蛎30g，白芍15g，炙甘草10g，黄芪30g，党参15g，白术15g，五味子10g，浮小麦30g，生姜5g，大枣15g。守方服用10余剂，胸痛未作，诸症缓解。1年后随访，未见复发。

本例患者初诊以胸痛频发，腹胀便溏等标实之候为急，故先以丹参、川芎、砂仁、降香、紫苏、法半夏等活血化瘀，祛痰宣痹，损其有余，以通为主。复诊时胸痛缓解，痰浊血瘀渐化，但心悸汗出之虚象明显，乃投以桂枝加龙牡汤、生脉散、甘麦大枣汤温阳益气，补其不足。一通一补，调整了脏腑功能，改善了血脉运行机制，故能显效。

急性胃肠炎漫话

龚志贤

上吐下泻，一般在夏秋季多见此病。多是吃了被细菌污染的食物，如生水、馊饭、馊菜等。其他如毒菌、含毒鱼类、无机毒物（如砒霜）等中毒也有急性上吐下泻的表现。该病根据临床表现，可分为急性胃炎只吐不泻，急性肠炎只泻不吐，急性胃肠炎又吐又泻三种。一般胃、肠常同时波及。

本病起病很急，常先有上腹部不适、疼痛，不久便出现恶心、呕吐、吐出食物或酸水，继而发生腹泻，每日次数不等，可由数次到数十次，水样便。由于小肠蠕动增加，伴有痉挛，泻前常有脐周围疼痛，有时呈剧烈的阵发性腹绞痛，泻后有舒适感。若病变波及结肠，可有轻度里急后重。

1. 只吐不泻

症状：上腹部疼痛，恶心、呕吐，初起时吐出多为食物和酸水，继则呕吐黄色胆汁，可吐数次或更多，兼见恶寒发热，脉浮缓，舌苔薄白。

辨证：外感风寒，内伤饮食。

治法：表里双解。

方药：藿香正气散化裁。

广藿香三钱　苏　梗三钱　法半夏三钱　陈　皮三钱
茯　苓四钱　苍　术三钱　甘　草一钱　生　姜三钱

水煎二次，分温再服。

加减法：口渴加花粉四钱。口干苦加黄芩三钱。如胃痛较剧烈，出现包块，手足发冷，出冷汗，脉细微，证属里寒，原方加干姜三钱、肉桂一钱、公丁香一钱，去苏梗、生姜。如肉类食物停滞胃脘不能消化，引起呕吐不止者，可用炒草果仁三钱，山楂炭四钱。

2. 又吐又泻

（1）水湿下泄

症状：先少腹疼痛，恶心、呕吐，继则腹泻，水样便，腹痛不明显，脉濡，苔黄滑。

辨证：水湿下泻。

治法：消积滞、利水湿。

方药：

苍　术三钱　　陈　皮三钱　　法半夏三钱　　石菖蒲三钱

灯心草一两　　车前草一两

水煎二次，分温再服。

加减法：里急后重加广木香三钱，减去陈皮；腹痛明显加黄连二钱、广木香三钱，减去苍术、陈皮。

（2）协热下利

症状：呕吐，腹痛坠胀，大便有黏液脓血，脉滑，苔黄腻。

辨证：协热下利。

治法：清热为主。

方药：葛根黄连黄芩半夏汤加味。

葛　根八钱　　黄　连二钱　　黄　芩三钱　　法半夏三钱

甘　草二钱。

加减法：里急后重加广木香三钱，小便不畅加灯心草一两、车前草一两，无呕吐现象减去半夏。

3. 只泻不吐

症状：大便腥臭带有黏液，但没有脓血，脉滑，苔黄腻。

辨证：湿热下利。

治法：清热除湿。

方药：

六合草一两　　马齿苋一两　　败酱草一两

水煎服。

加减法：腹痛加水黄连五钱，坠胀加青藤香四钱，小便不畅利加灯心草一两。

4. 积食泻

症状：嗳气厌食，胃脘及下腹部胀痛，大便日行数次或十数次，稀样便，有恶臭味，食物消化不良或完谷不化，泻后即觉舒适。舌苔厚腻，脉象滞涩或弦紧、右关部更明显。

辨证：积食下利。

治法：消食理气。

方药：

侧耳根一两　　藿　香四钱　　山楂炭四钱　　陈　皮三钱

石菖蒲六钱　　六合草一两　　灯心草一两

水煎服。

加减法：完谷不化加高良姜三钱，小便畅利减去灯心草。

5. 停水泻

症状：口渴时饮水过多，或多饮冷水，水停肠间，沥沥有声，肠鸣泄泻，大便日行数次，如鸣枪之状，一泻即罢，腹部无甚痛苦，小便不畅。脉濡，苔滑。

辨证：停水下利。

治法：利水止泻。

方药：

灯心草一两　　车前草一两　　石菖蒲五钱　　马齿苋一两

葎　草一两

水煎服。

加减法：兼有积食脘痛、嗳气者加侧耳根一两、山楂炭四钱。

在治疗期间应注意休息，吃稀粥、面汤等易消化的食物，多喝些淡盐开水。如严重吐泻有脱水现象者，应适量输入生理盐水和葡萄糖水。

在预防方面，注意饮食卫生，避免暴饮暴食，不喝生水，消灭苍蝇、蟑螂等传染病菌的害虫。

呕吐辨治十法

陈功泽

呕吐者，胃气逆而不下也，属中焦病变，有正虚邪实之异。所谓邪者，或暴伤寒凉，或暴伤饮食，或因胃火上冲，或因肝气上逆，或以痰饮水气聚于胸中，或以表邪传里，聚于少阳阳明之间，皆有呕症。此皆呕之属实邪者也。由于素体虚弱或久病之后正气已虚，虽无外感内伤而常为呕吐者，此胃虚也。可见，引起呕吐的原因各不相同，治法当亦迥异。今结合临床，谈谈呕吐治法体会。

一、解表法

举凡外感六淫之邪，以及秽浊之气，侵犯胃府，以致胃失和降，皆可产生呕吐。法当去其在外之客邪，则胃气自和。

曾治一龚姓老妪，时值夏秋之交，呕吐月余不止，前医曾用藿香正气散方加黄连，药入即吐。察患者病虽久而神色未败，苔黄滑而脉濡数，诊脉之际，试以指针内关，针之即止，停则复吐。此系外感暑湿之邪未解，法当轻宣利肺。谨遵薛氏法，取苏叶二三张，黄连四五分，二药以开水泡之频服，次日病解。如此轻清之品，竟能去其重笃久病，正是邪之在上者非轻莫举，以轻可去实也。时逢盛夏之际，逢淫雨连绵、天暑地湿、暑湿交蒸，多见头昏闷重、身软倦怠、脘闷欲呕等。余在前方中加入藿香、菊花、薄荷芳香化浊，滑石、甘草淡渗利湿，仍以开水泡服，名曰“暑湿茶”，清利暑湿之效甚着。

六淫之邪，由表入里而表证未罢，或初起即表里同病。如夏月乘凉饮冷，感受寒湿，阳气为阴邪所遏，症见皮肤蒸热，凛凛畏寒，头重痛，无汗腹痛吐泻者，用香薷饮解表除湿；又如外感风寒，内伤湿滞，症见恶寒发热，头重痛，脱闷吐泻者，用藿香正气散解表和中，实属表解而里自和之意。

二、涌吐法

根据《黄帝内经》“其在上者因而越之”，《金匮要略》“宿食在上脘者当吐之”的原则，病呕吐而用吐法，实为因势利导之法也。

如外感寒邪入于太阳之里，阳明之表，郁而为热，聚于胸中而心中懊侬欲吐，取栀子之苦寒泄热除烦，配以豆豉之透邪外出，虽会涌吐，实为宣散。此外邪闭郁，阳气不得发越，郁而为热。故临床上使用此方，只宜轻煎不宜久煮，始能达到预期之疗效。

七八年治一廖姓儿童，脘腹剧痛，欲吐不吐，诊之，腹胀如鼓，大如抱瓮，痛而拒按，询之，乃暴食所致，遂施以按摩催吐之法，当即吐出大量未消化之食物，继之，腹软平复如常，静卧而愈。

三、攻下法

汪讱庵云：“邪在里宜下……或寒或热，或气或血，或痰或食，为证不一，轻则消而导之，重必攻而下之，使垢瘀尽去，而后正气可复。”个人对急腹症的常用治法：为排出停滞体内有形之邪，根据中医对“痛则不通，通则不痛”病机的认识，和六腑以通为用、痛随利减的规律，在急腹症中广泛应用通里攻下之剂。

曾治张某，女，65 岁，持续腹痛已一夜，伴有呕吐，咳嗽有痰。查其腹部丰满，上腹及右下腹部有压痛，且有反跳痛，局部肌紧。苔黄腻，舌质红，脉细弦，视为痰浊瘀阻。治以除湿解毒、活血逐瘀之法。处方：赤芍 18g，大黄 6g，丹皮 15g，桃仁 10g，银花 30g，冬瓜仁 30g，蒲公英 30g，夏枯草 30g，藿香 10g，厚朴 10g，法半夏 10g，桔梗 10g，木香 10g。煎服，药后六小时疼痛缓解，但按之仍痛，未解大便。当日守方再进 1 剂后，大便二次之后，诸症尽已。

又治沈某，女，9 岁，经常脐周作痛，二十天前曾吐蛔虫，近五日剑下右侧疼痛，压之尤甚，多涎呕恶，不饥不食，口干便结，腹胀如鼓，巩膜微黄。苔少，舌质红，脉弦。治以疏肝清热，安蛔止痛之法。处方：柴胡 10g，大黄 6g，法半夏 10g，枳壳 10g，黄芩 10g，白芍 12g，花椒 30g，乌梅 30g。药后痛减，守方加槟榔 16g、茵陈 12g 而愈。

四、和解法

邪在表者宜汗，在上者宜吐，在里者宜下，邪在半表半里则从中取，宜和解法。和解法在临床上应用相当广泛，如和解表里的小柴胡汤、升清降浊的藿香正气散、调和肝脾的痛泻要方、寒热并用的生姜泻心汤等。

曾治高某，女，5 岁，腹痛欲呕已四个月。苔少，舌质淡，脉平。以散寒止痛，和中止呕之法治之。处方：花椒 6g，乌梅 12g，党参 15g，苍术、白术各 6g，干姜 10g，黄连 4g，法半夏 6g，山楂、神曲各 15g。药后次日，解大量风泡状大便之后，腹痛已而呕止。

五、温运法

《伤寒论》："太阴之为病，腹满而吐，食不下，自利益甚，时腹自痛，若下之，必胸下结硬。"此系中焦虚寒，脾失健运，升降失调以致浊气上逆而生呕恶，清气下陷而生飧泄，法当温中阳以散寒邪，健脾胃以复升降。

曾治某男，35 岁，1980 年患黄疸型传染性肝炎，曾长期使用苦寒清热利湿之品，病无起色，见其面色晦滞，神情倦怠，辨为脾阳不振，寒湿不化，拟以砂半理中汤加茵陈、附子，进十余剂，苔腻渐退而呕止泻停，后以甘温益气健脾法善其后。

六、清解法

热病之后余热未清，但气阴两伤出现口干唇燥，泛恶欲呕，纳呆脉细，苔洁，舌尖红，法当益气养阴，清热和胃，降逆止呕，常用竹叶石膏汤。

七、重镇法

李时珍："重剂压浮火而坠痰涎。"故诸风掉眩及惊痫痰喘之病，吐逆不止及反胃之病，皆浮火痰涎为患，俱宜重剂以坠之。

曾治张某，女，28 岁，形体瘦弱，婚后曾流产两次，又孕两月余，孕后即呕恶不已，逐渐加重，初以"恶阻"论治，诸法用之少效，遂排除"恶阻"的常规治法而选用旋覆代赭石汤加味。处方：明沙参 60g，赭石 30g，麦冬 20g，法半夏 10g，灶心土 6g，旋覆花 10g，生姜 10g，竹茹 10g。服药之前虑其有堕胎之患，但药后呕吐即止，并已进食，说明"有故无殒"也。

八、泻火解毒法

疫疠温毒之气，传入胃府、邪陷心包，亦常见呕逆之证。《瘟疫明辨》："愚尝见时疫初起，未发热时，表证未见，有先作呕数日者，此疫邪先犯太阴……藿香正气散最宜。若已发热而呕者，吴氏达原饮加半夏"。此乃疫疠之邪偏于湿者。其偏于热者，出现气血两燔，高热头痛，呕恶肢疼，项强，皮下出血等症，可用清瘟败毒饮加减。若因食物中毒或瘟疫时邪，出现呕吐恶心，咽喉红肿，常用玉枢丹等泻火解毒、辟秽涤痰之剂。

九、补虚法

根据虚则补之，损者益之的原则，凡脾胃虚弱引起的食少反胀，呕吐腹泻等，宜用益气健脾法，选香砂六君子汤、金匮橘皮竹茹汤等。

十、理气法

肝气不疏，横逆犯胃，气机失于通降，可使用理气法。如因气、食、火、血、痰、湿，诸郁导致胸膈痞闷，吞酸呕吐等肝脾郁结之证，常用丹溪越鞠丸，颇效；由于七情气郁、痰涎结聚，胸闷气急，或呕或噫的“梅核气”用半夏厚朴汤或七气汤。

曾治陈某，男，47 岁，因故郁怒气逆、噫气连声，时作呕逆，已愈半载。审因求证，系七情气逆之证，处以严氏四磨饮加味。处方：党参 30g，槟榔 15g，台乌 10g，沉香 6g，香附 10g，枳壳 10g，木香 10g。药后矢气增多。心胸开阔，呕逆之证亦愈。

◎ **小结**

呕吐之因不一，治法各异，关键在于审证求因，然后根据《黄帝内经》“寒者热之，热者寒之，微者逆之，甚者从之，坚者削之，客者除之，劳者温之，结者散之，留者攻之，燥者濡之，急者缓之，散者收之，损者温之，逸者行之，惊者平之，上之下之，摩之浴之，薄之劫之，开之发之，适事为故”的原则进行治疗，方克有济。本文约为十法，不过结合临床，略述梗概而已。

黄疸证治津要

熊寥笙

黄疸，早在古代经典著作中已有记载。《素问·平人气象论》说："目黄者曰黄疸""溺黄赤，安卧者黄疸。"《素问·六元正纪大论》说："湿热相薄……民病黄疸。"后汉张仲景著《金匮要略》分为"五疸"。隋代巢元方《诸病源候论》分为"九疸"。元代朱震亨《丹溪心法》说："疸不用分其五，同是湿热。"丹溪说法，可谓开门见山，一语中的。黄疸为目前常见传染病之一，大都由于感受时疫(病毒)、湿浊之邪，或饮食不洁，内蕴中焦，郁蒸脾胃，脾壅肝郁所致。脾壅则失其健运，肝郁则失其疏泄，于是胆液不得下泄，溢于皮肤，遂发为黄疸。湿与热结，湿从热化，则发为阳黄。脾肾两虚，中阳不振，健运失职，湿从寒化，则发为阴黄。湿热夹毒，热化为火，毒入营血，胆液溢泄，则发为急黄。

一、辨证分型

1. 阳黄证 湿从热化，瘀热在里，胆热液泄，与胃之浊气共并，上不得越，下不得泄，熏蒸郁遏，病发于腑，主治在胃。症见皮肤鲜黄如橘子色，发热口渴，胸脘闷满，纳差厌油，右胁轻则隐痛，重则拒按，小便深黄或涩赤。舌红苔黄厚腻，脉象弦数。如热重则发高热，口烦渴，大便结，小便短赤。如湿重则低热，口干不渴，头重身倦，胃呆纳少，大便稀溏，小便不利。舌苔白厚滑腻，脉象濡缓。

2. 阴黄证 湿从寒化，脾阳不振，胆液为湿所阻，浸润肌肉，逆于皮肤，病发于脏，主治在脾。症见肤色如熏黄，晦暗无华，神疲体倦，胃纳甚少，右胁隐痛，脘腹胀闷，大便溏泄，小便淡黄。舌淡滑，脉象弦缓。如寒重，则形寒肢冷，腹满胁痛，小便清，苔白滑，脉象沉细。如湿重，则身重体倦，腹满肢肿，大便稀，小便黄，舌淡滑，脉象弦缓。

3. 急黄证 毒盛化火，深入营血，治在厥阴包络。症见突然起病，高热发黄，烦渴胸闷，神昏谵语，烦躁不安，胁痛腹胀，便秘，衄血，或皮肤发斑疹。舌绛无苔，脉象弦数。

二、施治法则

黄疸为湿热内蕴，其治疗原则以清热利湿为主。治黄大法，主要不外乎汗、下、清、利、温五种治则。如能按表、里、寒、热、虚、实六要准确辨证，灵活化裁对症处方，自有得心应手之妙。

1. 阳黄治法

表证：宜散热利湿，方用麻黄连翘赤小豆汤。

里湿热证：宜清热解毒、利湿化浊，方用甘露消毒丹。

湿热瘀里、阳明里实证：宜清热利湿、微通大便，方用茵陈蒿汤。

上述三法，一散、一清、一下，为治阳黄之正治法。

2. 阴黄治法

太阴湿甚发黄证：宜通阳利湿，方用茵陈五苓散。

中阳不足，或遇用寒凉药物而成阴黄证：宜温阳化湿，方用五苓散加干姜、茵陈，甚至可用茵陈理中汤；若肢厥脉迟，可用茵陈四逆汤。

3. 急黄治法 宜清热解毒凉血，方用犀角地黄汤。

4. 黄疸善后调理法 宜调和肝脾。不思食，舌苔久不化，用小柴胡汤。胁痛胸闷，神疲食少，用逍遥散。体倦乏力，消化力弱，用五味异功散。病久不愈，肝脾大，法宜活络化坚，可用鳖甲煎丸、桂枝茯苓丸加减化裁。

三、方剂新探

证治既已辨明，方剂亟宜探求。方依法立，药随病变。方者，防也，一方之投，所以防病之发展演变；剂者，齐也，一剂之制，所以调和证候之寒热虚实。上列十三例方，为治黄疸常用方剂，如能辨证施用，灵活化裁，不难解决治黄问题。应用成方，要古为今用，在临证实践时，务须独具匠心，随症加减，因人、因地、因时之宜而辨证制方，不可执一而不知权，守成而不知变。方剂是死的，关键在于医人之活用。同一方剂，甲医用之有效，乙医用之不灵，此无他，甲对症加减，丝丝入扣，乙生吞活剥，脱离实际。人多谓古方不可加减，不知误了医林中好多英雄好汉，说理则滔滔不绝，下笔则动辄万言，一旦身临现场实践，无不弃甲曳兵而逃，败下阵来。试观《伤寒论》桂枝汤即有十九方加减，柴胡汤有加减七法，此仲景对古方加减之示范，余可类推。后医不加审查，妄谓不可加减，此大误，未之深思也。

目前，患黄疸的患者还是比较多。开拓新的方剂，提高疗效，更好地为黄疸患者解除痛苦，这是迫在眉睫需要解决的一个问题。现将个人近六十年来关于黄疸的辨证要点及屡用屡效的自拟经验方公开于世，以备采择。

1. 利胆退黄汤（自拟经验方）

茵　陈 30g　金钱草 60g　焦栀子 12g　玉米须 30g
板蓝根 30g　郁　金 12g　败酱草 15g

功能：清热除湿，退黄解毒，利胆疏肝，降低酶絮，恢复肝功。

应用：急性黄疸型肝炎，症见一身、面目俱黄如橘子色，小便黄赤，发热，或恶寒，口干，口渴，胸脘满闷，右胁隐痛，甚则压痛，纳差，厌油荤，舌红苔黄，六脉弦数。

加减法：热偏重，便秘腹满，加生大黄 9g；胁痛加延胡索 9g，醋炒，研末吞，每次 3g；衄血加白茅根 30g；湿偏重，身倦头重，腹胀便溏，舌苔白腻，六脉濡缓，本方去焦栀子，加薏苡仁 30g，广藿香 12g，白茯苓 15g。

方解：经云："湿热相薄……民病黄疸"。故治阳黄之法以清热除湿为主。本方茵陈性味苦寒，功能清热利湿，为退黄药之首选，兼能清血中之毒，故以之为君；金钱草性寒，利胆清热，退黄解毒，佐茵陈以加强退黄之力；玉米须甘平，功能退黄利水等。三者合用，力量倍增，能促进胆汁分泌，加快退黄作用。败酱草苦寒，最能清热解毒，活血行瘀，能促进肝细胞再生和防止细胞变性，能降酶降絮，对病毒有较强的抑制作用。板蓝根苦寒，清热解毒，回缩肝脾。栀子苦寒，清热利湿，凉血解毒。郁金苦寒，理气解郁，活血镇痛，共奏理气活血，清热解毒之效。急性黄疸型肝炎，为湿热相蒸，胆失疏泄，肝失条达所致，治之之法，在于清热除湿，利胆疏肝，故方名利胆退黄汤。

2. 疏肝理脾汤（自拟经验方）

柴　胡 12g　制香附 9g　制何首乌 20g
炒丹参 15g　党　参 15g　白　术 12g
三七粉 5g（分 3 次吞服）　炒泽泻 12g

功能：疏肝理脾，调气活血，软坚通络，恢复肝功。

应用：肝炎病程已久，黄疸消失，肝气郁结，脾虚食减，肝功不正常。

证候：肝郁脾虚，胸脘痞闷，纳差食少，神倦乏力，胁痛腹胀，四肢软弱，性情急躁，睡眠不佳，肝脾肿大，大便稀溏，小便短少微黄，舌淡红，苔薄白，脉弦缓。

加减法：湿热未尽者，加茵陈 9g，玉米须 15g，赤茯苓 15g；阴虚内热，舌红无苔者，以银柴胡易柴胡，加麦冬 12g，石斛 12g，玄参 15g；食滞不化者，加鸡内金 12g，谷芽 12g，麦芽 12g。

方解：柴胡性平味苦，疏肝解郁为君，佐香附之辛平以理气镇痛；党参甘平，补中益气，白术苦甘温，理中健脾，治肝之病，必先实脾，故以参术为臣。何首乌甘苦微温，补肝血；丹参苦寒，活血祛瘀，善治肝郁胁痛；三七甘苦温，止血活血，消肿镇痛，最能软肝。三味合用，既补又攻，补不助邪，攻不伤正。泽泻苦寒，利水济阴，佐参、术一补一泻，一开一合，相反相成，共奏补脾而不滞肝之效。肝病及脾，虚实互陈，必须肝脾同治，故本方名曰疏肝理脾汤。

以上两方，利胆退黄汤，重在清热除湿，利胆退黄，主治在胆胃。疏肝理脾汤，重在疏肝理脾，调气活血，主治肝脾。一方清热解毒而不伤正，利湿而不损津。二方调气而不破气，活血而不耗血，面面俱到，照顾整体，可谓善治。经笔者用上方治愈的黄疸患者，多未复发，故不敢自秘，特将新方附志篇末，或可供参考。

◎ 临证验案

案一

徐某，男，25 岁，工人。

患者来诊，诉患黄疸型肝炎已十余日，初起目微黄，小便较少，身倦纳差。曾去医院检验，被诊断为传染性肝炎，服西药一周，效不显，特来中医院诊治，试服中药。现症：一身面目俱黄如橘子色，皮肤黄亮，口渴引饮，大便秘结，腹胀，脘闷，纳差，厌油荤，小便黄赤，舌红苔黄，六脉弦数。辨为阳明热证，湿邪留滞，湿热郁蒸而为阳黄证。治以清热解毒，利胆除湿，兼通大便。方用利胆退黄汤加减：茵陈 30g，金钱草 60g，炒栀子 12g，玉米须 30g，板蓝根 30g，郁金 12g，败酱草 15g，鲜芦根 30g，生大黄 9g，3 剂，每日 1 剂。

二诊：药后大便得下，小便色淡黄，量增多，身黄渐退，胃纳稍增，脉转微弦。上方去大黄，加滑石 18g，续服 3 剂。

三诊：六脉微弦，苔黄已退，每餐能进食 2 两，倦怠乏力，精神不振，拟化疸汤加减，清理余邪，以善其后。处方：茵陈 15g，苍术 9g，木通 6g，焦栀子 9g，茯苓 12g，炒泽泻 12g，薏苡仁 15g，郁金 9g，麦芽 12g。每日 1 剂，本方继服 10 剂，病愈。

案二

杜某，男，40 岁，干部。

病者患肝炎已三月余，中西药均服过，曾在某西医院住院治疗 4 周，病情未显著好转，遂来中医院门诊治疗。自诉：右胁作痛，脘闷腹胀，胃纳呆，厌油腥。发热缠绵不解，渴不思饮，大便欠畅，小便色黄。望诊：面目发黄，舌红，苔厚腻而黄。脉诊：六脉弦数。辨为：热毒与湿浊搏结不化而成为湿热阳黄证。治以清热解毒，利湿化浊。方用甘露消毒丹加减：茵陈 30g，滑石 18g，黄芩 12g，木通 9g，石菖蒲 6g，川贝母 9g，连翘 12g，白豆蔻 6g，广藿香 9g，佩兰 9g，薏苡仁 15g，神曲 9g。3 剂，每日 1 剂。

二诊：药后腹胀胁痛大减，黄腻苔渐退。效不更方，续服 6 剂。

三诊：面目黄染消退，小便转清，厚腻苔化尽，胃纳渐增，精神好转。

四诊：余无不适，为疏养胃汤调理半月，能支持半日上班工作。

案三

庞某，男，45 岁，服务员。

患者自诉罹黄疸病已年余，初病时面黄鲜亮，近两个月来，精神萎靡，面色暗淡熏黄，自觉病势转重，短时难以康复。中西药杂治，未见好转，来中医院求治。症见面容晦滞，两目浑黄，右胁痛，胃纳呆，脘闷腹胀，大便稀溏，小便淡黄，舌不红，苔白润。六脉沉细。辨为中阳不振，湿蕴中焦，脾失健运，为阴黄证。治以温中健脾，利湿化滞。方用茵陈四逆汤加味：茵陈 15g，熟附片 12g(先煎 1 小时)，干姜 9g，炙甘草 3g，焦白术 12g，白茯苓 15g，川厚朴 6g，陈皮 6g，苍术 6g，6 剂。

二诊：连进 6 剂后，胃纳转佳，大便成形，脘腹胀减，面目熏黄色淡，六脉亦较有力。继进茵陈理中汤调理一月而安，熏黄退尽。

上述三案，可窥治黄大略。一案为热重于湿，故清、下二法兼施。二案为里热证，热毒与湿浊搏结不化，故清利并用，兼以化浊。三案为寒湿阻滞，故用温化。治疗黄疸，一般均以清热解毒，除湿退黄为不二法门，少用阳药，如干姜、附子之类。但如患者体虚，平素中阳不足，或过用苦寒之剂，可由阳黄而变阴黄。更有阳虚之人患黄疸，亦可起病即为阴黄。阴黄较阳黄为少，然温阳治法，医人不可不知。中医治黄，以辨证论治为准绳，随证选方用药。唯茵陈一味药物，无论阳黄、阴黄，初、中病期阶段，均宜随方配伍使用，以茵陈功能利胆退黄，清热软肝，兼清血中毒素，既能治，又能防，为治黄疸专药之一。如黄疸湿热不重，只此一味茵陈，即可治之，不须他药。愚者千虑或有一得，此系笔者近六十年之临证实践经验，特此提出，以广流传。因限于水平，以上意见，错误之处，希批评指正！

(熊寥笙口述，熊晓阳整理)

痢疾诊治简要

王希知

痢疾：前人有从原因分类者，如风痢、湿痢、暑痢、疫痢等；有从症状分类者，如赤痢、白痢、五色痢、噤口痢、休息痢等，名目繁多。但临床辨证总不外乎表、里、虚、实、寒、热。论其治法有清、温、泄、消、导、和、举、摄、润、固等法。惟一般临床治疗大法，初起宜通，忌用收涩，后期或病延日久，出现虚寒滑脱时始可议补。本病诊治简要之法如下。

表实证：辨证以恶寒发热，头痛肢体酸楚，脉浮数等为要点，用逆流挽舟法，以败毒散加减(羌活、独活、柴胡、枳壳、桔梗、茯苓、甘草)。

里实证：辨证以体强脉实，腰痛拒按，里急后重等为要点。用清里荡积法，以香连丸合承气汤化裁(广木香、川连、生军、枳实、槟榔、黄芩、焦楂)。

热痢证：辨证以下痢色赤，腹痛后重，苔黄，脉数为重点。用消热解毒法，以白头翁汤(白头翁、黄柏、川连、秦皮)加黄芩、赤芍、银花炭、马齿苋。

湿热痢证：辨证以下痢赤白相杂，气滞腹痛，里急后重为重点，用行气和血法。药物：当归、赤芍、白芍、广木香、砂仁、枳实、香附、山楂炭。

噤口痢证：辨证以下痢不食，或呕不能食为重点，用调中开禁法。药物：党参、川连、法半夏、广藿香、石莲肉、陈仓米。

休息痢证：辨证以下痢时发时止，经久不愈，面色萎黄为要点。若脾气虚用异功散(党参、茯苓、白术、炙甘草、陈皮)加黄芪。若气血俱虚用人参养荣汤加减(党参、茯苓、白术、甘草、陈皮、熟地黄、当归、白芍、黄芪、肉桂、五味子)。

痢疾治法探讨

龚志贤

痢疾以发热、腹痛、便下赤白脓血、里急后重为其主要临床表现。

本病《黄帝内经》称为“肠澼”,《金匮要略》称为“下利”。《金匮要略·呕吐哕下利病脉证治》篇论下利的条文计24条之多，对痢疾一病的证治已作了详尽的论述。如《伤寒论》第306条“下利便脓血者，桃花汤主之”;《伤寒论》第371条“热利下重者，白头翁汤主之”;《伤寒论》第370条“下利清谷，里寒外热，汗出而厥者，通脉四逆汤主之”。宋代以前的方书还有称痢疾为“滞下”者。如《济生方》:“今之所谓痢疾者，古所谓滞下是也。”隋代《诸病源候论》有“赤痢”“热痢”“血痢”“脓血痢”“赤白痢”等名称；又以病程长久的称为“久痢”,时愈时止的称为“休息痢”。金元时期已知痢疾有极强的传染性。如元代《丹溪心法》:“时疫作痢，一方一家之内，上下传染相似。”故又有“时疫痢”之称。

痢疾多由感受湿热疫毒等时邪，内伤生冷不洁之饮食，犯及脾胃与肠道，“邪毒”与脾胃肠道之气血相结，化为脓血而下，则成痢疾也。

痢疾一病四时皆有，夏秋为多，男女老幼均可罹患，儿童特多。痢疾为临床所常见。痢疾一证又有“疫毒痢”“虚寒痢”“休息痢”“赤白痢”“湿热下利”“积滞下痢”等多种类型。余临床所见以“积滞下痢”“湿热下利”“赤白痢”为多，特就此论述如下。

1. 积滞下利

临床症状：腹部微痛，大便泻白色稠黏液汁，坠胀欲解，解便次数多量少，一昼夜达八九次或二三十次不等，小便色微黄不畅，或与大便同解，中脘常微胀痛，嗳气多，矢气少，或口干苦，手心发热，舌苔微白或淡黄。脉左右俱沉，或微沉不浮，或微弦，或微紧，或滞涩。

病因病机：夏末秋初时节，因多吃生冷之物，或冷热兼进，引起大小肠蠕动力减弱，日久转变为下焦湿热。中焦无病，因善饥多食，致积食停滞胃脘。中焦有积食，下焦有湿热，故病变发生在中、下二焦。

治则：消化中焦之积食，清解下焦郁滞之湿热。

方药：

煨肉豆蔻 10g	广木香 9g	槟　榔 9g	山楂炭 12g
建神曲 12g	秦　皮 12g	高良姜 12g	黄　芩 10g
石菖蒲 15g	灯心草 30g		

加减法：积食甚者去肉豆蔻，加草果仁 9g；水湿甚，小便不利者加茯苓 12g、苍术 9g。

方解：方用肉豆蔻、神曲、山楂炭、槟榔消食化积散瘀；广木香、高良姜行气止痛，以消中焦之积食；秦皮、黄芩、石菖蒲清热燥湿，泻火解毒；灯心草清热利水；广木香、槟榔还有理气行水的作用，气机畅，水气行，湿可除，下焦湿热可解。

此为积食与湿热兼杂之病，非寒与热感染之病，不可用黄连、黄柏、栀子一类苦寒之品，免伤脾胃之阳气，亦不可用干姜、肉桂、吴茱萸等辛热之药，以防耗伤阴津。

◎ **临证验案**

刘某，男，2 岁半。1967 年秋就诊。

患儿于仲秋时节，多吃猪蹄汤，又吃柚子后起病。初时日泻稀便三四行，无坠重之感，医以黄芩、黄连、氯霉素、合霉素等治之，病不解，泻更甚，至日夜下稀便十余行，坠重，但无脓血。查苔黄滑，脉弦数，诊为食滞中焦，气机不利，水气不行，水食郁积，生湿化热，致下利。拟化食消积、清热理气和中之剂。

处方：焦山楂肉 9g，神曲 9g，槟榔 6g，广木香 3g，灯心草 12g，秦皮 6g，高良姜 3g，黄芩 5g，石菖蒲 5g，炒草果仁 3g，水煎，每日 1 剂，煎 2 次，分 4 次服，连服 3 剂。药尽病瘥。

2. 湿热下利

临床症状：腹痛即欲大便，坠胀后重，日夜行六七次，乃至二三十次。大便系腐化的清粪兼杂白色黏液，或淡赤色和赤色，肠不鸣，但腹时微痛，腹部痞胀，小便次数多而量少，尿色淡黄，或与大便同解，无痛苦感。口微苦或微渴，食少或不思食，但不嗳气，不矢气，身体软弱，多郁闷，但不烦躁，下焦症状与积滞下利略同，只是坠胀较甚，下利次数更多。舌苔白淡，水气重者白兼淡黄色。脉左右俱沉濡，如兼有表病亦可出现浮脉。

病因病机：由于吃生冷及冷热兼杂之食物和饮冷水过多，饮食停滞于大、小肠之中，蕴酿而成湿热，湿胜则濡泻，湿气多滞，乃有坠胀而解不出之状。

治则：疏化中焦湿热，促进水谷分清泌浊，各从其道而走，下利自止。

方药：

黄柏炭 9g	黄　芩 9g	秦　皮 9g	高良姜 9g
槟　榔 9g	广木香 12g	石菖蒲 15g	灯心草 30g
木　通 12g			

加减法：如兼表证有寒者加羌活 9g，有热者加粉葛根 15g，有呕吐者加法半夏 9g、广藿香 12g。

方解：方中黄柏、黄芩、秦皮清湿热、泻火毒，治痢为主；用槟榔、广木香、灯心草、木通理气机、消积食、行水气、解热毒；高良姜、石菖蒲化湿、和中、止痛。上药合奏清热燥湿，泻火解毒，消食行滞，理气行水之功。

说明：此是中下焦湿热下利，与白头翁汤证之热利下重绝不相同，临证之时当细诊审之。

◎ 临证验案

赵某，女，23 岁，售货员。1963 年 8 月 11 日诊。

患者昨日在某餐馆吃凉拌白肉，当晚腹痛腹泻，坠重解而不畅，至今晨已七行，微恶寒发热，口干欲呕，不思食，查苔白润，脉浮弦。大便镜检：脓球 ++，吞噬细胞少许。诊为湿热下利，兼挟食滞。拟清热燥湿，消食导滞之剂疗之。

处方：黄柏炭 10g，黄芩 10g，秦皮 10g，槟榔 9g，广木香 10g，广藿香 12g，白芍 12g，法半夏 10g，山楂、神曲各 12g，水煎服，每日 1 剂，3 剂而愈。

3. 赤白痢

临床症状：起病急，先畏寒发热，恶心呕吐，随之出现腹泻，先泻时大便中尚有粪便，以后大便中有大量黏液及血丝，呈红色胶冻样，量较少，每天可大便 10~20 次，有明显里急后重之感，并伴有左少腹痛，可有压痛点。中医尚有“赤痢”(大便以红多白少为特点)、“白痢”(大便以白多红少为特点)、“赤白痢”(大便中红白相等)等区别。

病因病机：“外感时邪，内伤饮食”，湿热邪毒乘虚内犯，与肠道气血搏结，化为脓血致成痢疾；因湿邪蕴结，气机郁滞，故有坠重之感。其赤痢属热重于湿，热伤肠络而发；白痢属湿重；赤白痢属湿热两重。

治则：赤痢治宜清热解毒为主，辅以除湿。白痢治宜除湿导滞为主，辅以清热解毒。赤白痢治宜清热解毒、除湿导滞并重。

赤痢方药：

黄　连 6g	黄　芩 12g	广木香 10g	槟　榔 10g
黄柏炭 9g	白头翁 24g		

白痢方药：

葛　根 24g	石菖蒲 18g	秦　皮 12g	灯心草 30g
败酱草 30g	银花藤 30g	车前草 30g	

赤白痢方药：

黄　连 9g	黄　芩 12g	黄柏炭 9g	白头翁 24g
秦　皮 24g	槟　榔 9g	葛　根 24g	广木香 9g

方解：凡热痢下重者，以白头翁汤为主方，临证时可因证化裁之。白头翁汤乃仲景治热利下重之主方。方用白头翁清热解毒，凉血治痢为主药；黄芩、黄连、黄柏、秦皮燥湿清热、泻火解毒，以助白头翁治痢之功。上药合用清热解毒，凉血止痢。临床之时，可随证增损。气滞者加广木香、槟榔、白芍等行气止痛之药；食积者，可加山楂、神曲、麦芽、谷芽等消食化滞之品；水气不行者，可加茯苓、木通、车前草、灯心草等渗水利湿之品；毒热重者，可加银花、连翘、败酱草、虎杖等清热解毒之品；赤痢血多者，可加赤芍、丹皮、生地黄、地榆等活血凉血之药；兼表证者，可加葛根、羌活、柴胡等品。

◎ 临证验案

黎某，男，35 岁，工人。

患者因发热、腹痛、腹泻于 1963 年 7 月 2 日入院。患者发热（体温 38.6℃），腹痛、腹泻日十余次，坠重明显两天。入院后便次更频，下淡红水样便，坠重，几至登厕下少许淡血水便，无质，离厕又坠胀欲便，日夜无度。查苔黄腻，脉弦数。大便镜检：脓球 +++，红细胞 ++，吞噬细胞 +。辨为热毒下痢。因两天来少进饮食，给予支持疗法补液。中药治疗宜以清热解毒，凉血止血为大法，方用白头翁汤加味。处方：白头翁 24g，黄芩 10g，黄连 10g，黄柏炭 12g，秦皮 24g，广木香 9g，白芍 24g，槟榔片 9g，水煎，每日 2 剂，日服 4 次，夜 2 次。

三日后便泻次数及坠胀均减，改为每日 1 剂，进流质饮食。一周后大便成形，腹中知饥，改半流质饮食，停服汤药，共住院 11 天，病愈出院。

附：阿米巴痢疾治验

症状：起病缓慢，一般不发热，全身症状轻微，主要症状是腹泻，一日大便数次或十余次不等，粪便含血和黏液，像果酱样，有腐臭味，检查腹部有压痛，以右下腹压痛较为多见。粪便检查可见阿米巴。血液白细胞计数大多正常。

中草药治疗药方：①臭椿树根白皮二两煮水，分2~3次服，连服10天。②鸦胆子20~30粒装入胶囊内（或用桂圆肉包亦可），每顿7~10粒，每日3次，温开水吞服，连服7~10天。

此病可并发阿米巴肝脓肿，患者可出现畏寒、发热、衰弱等全身症状，同时右上腹部或肝区持续钝痛。体检：肝大，有局限性压痛点，右下胸常饱满，肋间隙加宽，该处皮肤可有凹陷性水肿。如并发阿米巴肝脓肿者，应送医院治疗。

望切诊一得

史方奇

近年来，我根据中医经络气血学说，运用望诊和切诊诊查肝病及肺病患者，发现部分患者在眦脉、眉系、期门、章门、缺盆等处均有阳性反应，故介绍如下。

一、望眦脉，能了解肝之气血盛衰

肝炎患者会在眦脉上有所变化，这是源于"肝开窍于目"和"肝热者眦脉先赤"的理论。我曾在一个肝炎流行的手工厂普查肝炎，用20倍放大镜观察双目内侧巩膜微血管（以下简称眦脉）的形色变化共80余人，其中18人眦脉怒张，色赤红明显，此乃肝气热于内，血实于外，列为肝炎潜伏期。以后每周复查一次，随访一月，先后发病为无黄疸型肝炎者14人，除病情较重的5例住院治疗外，余均门诊治愈。

二、望眦脉形色，可知病情缓急和气血虚实

诊治肝炎患者，望其眦脉形色，可辨病情缓急和气血虚实。如见眦脉轻度沉伏色转淡红者，为气虚血滞，多属迁延性肝炎。如眦脉中度沉伏色变暗紫者为气滞血瘀，属慢性肝炎。如眦脉重度沉伏色变暗绛紫者，多属肝郁脾困、气血失运的肝硬化症。但必须排除眼病患者。

三、望眉系，可查胆囊疾患

根据"胆病者，眉倾"的说法，我曾诊治数例慢性肝炎患者，经治未效。详诊眉系，发现其中2例眉系横竖交乱，且眉外侧倾斜稀少，似如两截，疑为胆囊疾患，进一步做胆囊造影检查，诊断为胆囊结石，经手术治愈。

四、望舌质、舌苔，可预测肝功能和血脂变化

见肝炎患者的舌质淡红，舌苔黄腻为湿热内盛，多属急性肝炎，生化

检查谷丙转氨酶多增高；如舌质红绛，苔薄黄或少者为肝郁血瘀，多属慢性肝炎，生化检查谷丙转氨酶多不增高。

五、期门、章门二穴压痛，对肝炎辅助诊断有一定意义

用拇指或食指端轻压（用力均匀，不宜重）肝经循行的期门、章门二穴，有痛感者肝炎不能排除，痛甚多为急性肝炎，痛缓多属慢性肝炎。

六、缺盆穴压痛，对肺结核辅助诊断有一定意义

根据“肺有病者，缺盆痛”的理论，我在某结核病医院进行压缺盆穴实验，压穴之前不看病历，不问病情，共切压 120 例，每例均压双穴，详细记录，左、右穴或双穴有压痛感与医院诊断对照符合率达 64% 左右。

七、切诊肾之太溪穴及胃之冲阳穴，可预估疾病预后

在临床上每遇危重患者时，用拇指或食指端切诊太溪、冲阳二穴之脉强弱存否，以决预后。如二脉平而有力者，则为肾之真气与后天胃气尚存，预后尚可；如二脉散乱或不能切得则为肾、胃气绝，虽生不久，用之多验。可补省病问疾、务在口给和握手不及足之偏。

肝炎临证经验

龚志贤

考中医书籍无“肝炎”的名称，西医谓本病多是由病毒所引起的急性传染病，主要是通过消化道而传染。常见的有黄疸型和无黄疸型。黄疸型肝炎与中医认为由湿热所引起的天行黄疸相似，无黄疸型肝炎与中医认为由肝热郁滞所引起的胁痛、痞块、肝郁气滞等病相符。病因有内伤和外感不同。内伤多因脾胃素虚，加之饮食不慎或嗜好饮酒或多食油腻之物，以致湿郁热蒸，脾失健运，肝失疏泄，兼感时邪而发病。如迁延不愈，肝脾两伤，气滞血瘀，酿成慢性。外感则多由感受湿热毒邪所致。

少数重型(又称暴发型)肝炎，应归入中医“急黄”的范畴。其病势急骤，热毒炽盛，每易迅速内陷营血，预后不良，须中西医及时抢救，切不可疏忽大意。

一、黄疸型传染性肝炎

本病二至四周前有与传染性肝炎患者密切接触史。大多数患者在黄疸出现前，有消化不良，食欲不振，恶心，时有呕吐，右胁下和上腹部往往胀痛不适，伴有倦怠乏力，畏寒头痛，咳嗽流涕，肢体疼痛、发热等症。此时往往易误诊为流行性感冒，直到巩膜和皮肤出现黄疸，尿如浓茶色，才想到黄疸之病，而延误治疗。黄疸之病早期诊断很重要。临证时必须进行腹诊，如发现肝脏肿大，肝区有触痛和叩击痛，再参考化验检查，一般是不难早期确诊的。

黄疸型肝炎，中医分为阳黄证和阴黄证两种。阳黄者，由风湿外伤或酒食内伤，湿热交蒸所致。其症为巩膜和皮肤黄色鲜明如橘子色，身热烦渴，或躁扰不宁，或消谷善饥，或小便赤涩热痛，或大便秘结，舌红苔腻，脉象洪滑有力，或弦数而实。阴黄者，是无黄疸阳证阳脉者。凡七情伤脏，劳倦伤形，使中气损伤而成阴黄。其症为巩膜和皮肤黄色暗晦，神思困倦，言语轻微，畏寒少食，喜静恶动，四肢怕冷，自汗泄利，舌淡苔滑，脉象沉迟细弱，或虚软无力。清代叶天士《临证指南医案》对阳黄阴黄之病机有极精辟的论述：“黄疸，身黄、目黄、溺黄之谓也。病以湿得之，有阴有阳，在腑在脏。阳黄之作，湿从火化，瘀热在里，胆热液泄，与胃之浊气共并，上不得越，下不得泄，熏蒸遏郁，侵于肺则身目俱黄，热流膀胱，溺色为之变赤，黄如橘子色，阳主明，治在胃；阴黄之作，湿从寒水，脾阳不能化热，胆液为湿所阻，渍于脾，浸淫肌肉，溢于皮肤，色如熏黄，阴主晦，治在脾”。叶氏对阳黄阴黄从湿热寒湿辨证，皆与胆液为湿所阻有关，是很有参考价值的。在治疗上，汉代张仲景治湿热黄疸用茵陈蒿汤，寒湿阴黄用茵陈四逆汤，是有效的方剂，为汉以后的医家所采用。余在临床之时，所遇到之黄疸型传染性肝炎患者，多属湿热阳黄，很少见到虚寒阴黄者。

黄疸型肝炎，我所见者，以小儿为最多。黄疸之成，乃时行热毒，湿邪郁伏所致，因而采用清热解毒、利湿化浊为治则。中医治疗黄疸，特别重视辨证施治。一般可以归纳为湿热并重，热重于湿，湿重于热三个类型，兹分别论述如下。

1. 湿热并重型

临床症状：低热畏寒，头重眩晕，口干苦或渴，心烦不宁，食欲减退，或恶心呕吐，肢体倦怠，肝区疼痛不适。继之，巩膜和皮肤出现黄疸，鲜明如橘子色，尿色加深如浓茶，大便泻或秘，黄疸加深时，大便呈灰白色，舌质红苔黄腻，脉洪滑或弦实。腹诊肝脏多肿大，质软，有触痛和叩击痛。化验检查肝功异常。

治则：清热解毒，除湿化秽。

方一

茵　陈 30g　　满天星 30g　　板蓝根 30g　　山　栀 10g
大　黄 6g　　滑　石 20g　　木　通 12g　　车前草 30g
金钱草 30g

加减法：黄疸消退后，可去满天星、金钱草；热已减轻，口不干苦，或大便偏溏者可去大黄；小便清长者可去滑石、木通；食欲不振者可加鸡屎藤、侧耳根、麦芽等。

用法：每日煎服 1 剂。

方二

茵　陈 30g　　满天星 30g　　板蓝根 30g　　败酱草 30g
胆　草 10g　　灯心草 30g　　车前草 30g　　金钱草 30g
刺黄芩 12g

加减法：黄疸消退后，去满天星，热减轻者去胆草；小便清畅者去车前草；食欲不振者加鸡屎藤、侧耳根（侧耳根即蕺菜）；肝区疼痛者加泽兰叶、香附。

用法：每日煎服1剂。

方三

茵　陈30g　　满天星30g　　板蓝根30g　　金钱草30g

车前草30g　　黄　连6g

用法：每日煎服1剂。

方四

糯稻根（糯稻茎亦可）60g

用法：清水煎半小时，取汁加入白糖少许，代饮料频服。

说明：上药方均为成人量，小儿酌减。

治黄疸型肝炎，古代医家有谓"利小便为治黄总诀"。除祛湿专用利尿的药物外，采用清热解毒的药物，对本病治疗尤为重要。除上述方载的清热解毒药物外，还有蒲公英、紫花地丁、鱼鳅串（马兰）、银花藤、天葵子、野菊花、半枝莲、白花蛇舌草、夏枯草、石指甲、大蓟、小蓟、葎草等清热解毒药可以选用。

◎ 临证验案

案一

杨某，男，32岁，工人。

患者1965年6月患黄疸型传染性肝炎。查：黄疸指数50单位，谷丙转氨酶400单位，麝浊12单位，锌浊20单位。症见畏寒低热，两胁胀满微痛，食欲不振，精神疲倦，皮肤和巩膜黄染如橘子色，小便涩黄如浓茶，口干苦不甚渴，大便灰白色。腹诊：肝能触及、质软，肝区有触痛。脉弦滑，舌红苔黄腻。西医诊断为急性黄疸型传染性肝炎。中医辨证为湿热并重。服"方一"十日内黄疸消退，症状基本消失。原方去满天星、滑石，再服两周，肝未触及，肝功恢复正常。再守方一周即停止服药，饮食调养，以后未复发。

案二

陈某，男，42岁，干部。

患者1970年3月开始出现精神倦怠，食欲不振，恶心呕吐，微恶寒，发热。以后尿如浓茶色，巩膜及皮肤黄染，未见出血点，无瘙痒，肝大，质软，有触痛，脉弦实，苔白厚，口干苦微渴。化验检查：黄疸指数40单位，谷丙转氨酶360单位，麝浊18单位，锌浊22单位。西医诊断为急性黄疸型传染性肝炎。中医辨证为湿热两重。服"方二"一周后，黄疸消失，胃纳好转，守方两周，自觉肝区无不适之感，肝功恢复正常，但肝仍能触及，再守方二周，肝不能触及。

案三

周某，女，10岁，学生。

患者1973年4月患黄疸型传染性肝炎。初起寒热往来，恶心，胃纳不佳。以后发现尿色深黄，巩膜及皮肤黄如橘子色。肝能触及，有叩击痛。脉弦数，舌红苔黄腻，口干苦微渴。化验检查：黄疸指数60单位，谷丙转氨酶500单位，麝浊14单位，锌浊20单位。西医诊断为急性黄疸型传染性肝炎。中医辨证为湿热并重之黄疸。服"方三"一周内黄疸消失，二周内症状消失，饮食恢复正常，四周内肝不能触及，肝功恢复正常。再守方一周，即停止服药。

案四

1969年10月，我参加巡回医疗去涪陵地区武隆县文复公社。该公社地处高山区，是缺医少药的地方。当时，第五生产大队社员肖某，全家三个孩子均染急性黄疸型传染性肝炎，巩膜和皮肤鲜黄如橘子色，尿色深黄，胃纳不佳，脉弦数，舌苔黄腻。肝能触及，有明显触痛和叩痛。唯山区缺乏化验检查，服中药经济条件不具备，此时已是秋收之后，糯稻根须也找不到，只有用干糯稻茎，每人每日60g，煎水兑入白糖少许，作饮料频服，连服十日黄疸消失，守方20日，肝不能触及，再服半月后停药，以后未复发。

注：糯稻根须性平味甘，入肝、肺、肾三经，有养胃、清肺、健脾、退虚热之功。

2. 热重于湿型

临床症状：巩膜及皮肤黄染如橘子色，尿色深黄，肝脏肿大，肝区有触痛及叩痛。化验检查肝功异常。除具有一般黄疸型肝炎共有症状外，还有心烦，口干苦而渴，或大便秘结，脉数，苔黄等热重于湿的症状。

治则：清热解毒，利湿化秽。

方一

山　栀12g	大　黄6g	茵　陈30g	满天星30g
板蓝根30g	连　翘15g	小　蓟30g	六一散20g

木　通12g

加减法：黄疸消退后，去满天星，大便溏泄者去大黄，胃纳差者加鸡屎藤、鱼腥草，肝区疼且腹胀气者加广木香、青藤香、佛手。

用法：水煎，每日服1剂。

方二

茵　陈30g	满天星30g	板蓝根30g	胆　草10g
黄　芩12g	败酱草30g	金钱草30g	车前草30g

加减法：肝区疼痛者加泽兰叶、香附，胃纳差者加鸡屎藤、鱼腥草，黄疸消退者去满天星，小便畅利者去金钱草。

用法：水煎，每日1剂，日服3次。

◎ 临证验案

案一

李某，男，38岁，干部。

患者1968年患黄疸型传染性肝炎。现巩膜和皮肤黄如橘子色，尿色深黄如浓茶，大便秘结，口干苦而渴，心烦不宁，脉弦数，苔黄腻舌红。查体：肝在肋下2厘米，有触痛和叩痛。化验检查：谷丙转氨酶500单位，麝浊14单位，锌浊17单位，黄疸指数45单位。西医诊断为急性黄疸型传染性肝炎。中医辨证为热重于湿之黄疸。服方一，六天后黄疸消退，连服二十天症状消失，肝功恢复正常。再守方二周，以巩固疗效，后未复发。

案二

陈某，女，6岁。

患者1973年2月患黄疸型传染性肝炎。查体：肝于肋下可触及，有明显触痛。化验：黄疸指数60单位，谷丙转氨酶400单位。症见巩膜和皮肤黄染，小便深黄，口干苦，心烦不宁，脉象弦数，舌质红苔黄腻。西医诊断为急性黄疸型传染性肝炎。中医辨证为热重于湿之黄疸。经服方二七天，黄疸消退，十四天后肝脏已不能触及，二十天后诸症消失，肝功恢复正常。

3. 湿重于热型

临床症状：巩膜和皮肤发黄，尿色深黄，肝脏肿大，肝区疼痛，身体困重，胸脘痞满，泛酸，口干不欲饮，或口甜淡，舌苔白腻，脉象弦濡，肝功化验异常。

治则：除湿化秽，清热解毒。

方一

茵　陈 30g　满天星 30g　猪　苓 10g　茯　苓 12g
泽　泻 12g　苍　术 10g　滑　石 20g　通　草 6g
佩兰叶 12g　炒山栀 10g　石指甲(垂盆草) 60g

加减法：肝区疼痛者加广木香、郁金；胃纳差，恶食油腻者加白豆蔻、麦芽；黄疸消退者去满天星；小便畅利者去滑石、猪苓。

用法：煎服，每日 1 剂。

方二

茵　陈 30g　满天星 30g　灯心草 30g　车前草 30g
板蓝根 30g　鱼腥草 30g　通花根 30g　石指甲 60g
金钱草 30g

加减法：肝区疼痛者加泽兰叶、香附；胃纳差加鸡屎藤；黄疸消退者去满天星；小便清畅者去车前草。

用法：煎服，日 1 剂，日服 3 次。

◎ 临证验案

案一

郭某，女，36 岁，工人。

1969 年 6 月，患者突然寒热往来，两胁胀满微痛，恶心，饮食少进，身体困重，精神不振，以后出现巩膜和皮肤黄染，小便赤涩而少，口干不渴，大便灰白，脉象濡滞，舌苔白滑。化验检查：黄疸指数 40 单位，谷丙转氨酶 650 单位。西医诊断为急性黄疸型传染性肝炎。中医辨证为湿重于热之黄疸。服方一，三天后低热退，十天内黄疸消，食欲好转，两周内症状消失。再用原方去满天星、车前草，守方服半月，复查肝功，已恢复正常。

案二

李某，女，8 岁，学生，1973 年 6 月初诊。

患者巩膜及皮肤黄染如橘子色，食欲不振，尿色深黄，口干不渴，身体困重，脉象弦濡，舌苔白滑。腹诊：肝于肋下可触及。化验：黄疸指数 40 单位，谷丙转氨酶 550 单位。西医诊断为急性黄疸型传染性肝炎。中医辨证为湿重于热之黄疸。经服方二，一周内黄疸消退，四周内症状消失，肝功恢复正常。

总之，临床所见急性黄疸型传染性肝炎多属湿热发黄，即古人所谓阳黄证也。属虚寒发黄的阴黄证少见。我认为，茵陈蒿汤不但除黄迅速，而且对消缩肿大之肝脏和缓解肝区疼痛、恢复肝之功能，有明显的作用，是治疗急性黄疸型传染性肝炎的有效方剂。根据病情分辨热重湿重，进行加减运用，更可提高疗效。如黄疸症状较重者，重用大黄、茵陈。急性黄疸患者往往伴有身倦脘闷，消化不良等症，此为湿热之邪阻滞气机，与脾胃虚弱、脾虚气弱所致的身倦脘闷显然有别。如误认为后者，滥用温补之品必将影响疗效，延长病程；而用大黄治之，不但倦怠可解，胸闷可除，食欲亦可大增，故治阳黄证必用大黄、茵陈也。方中有加用草药的，也以茵陈蒿汤化裁为主。

二、无黄疸型传染性肝炎

无黄疸型肝炎与黄疸型肝炎的症状基本相同，仅以无黄疸为别。其症状为胃脘胀痛，食欲不振，恶心，右胁胀痛，有时放射到左胁及后背，心烦善怒，噩梦纷纭，有时失眠，心跳气短，倦怠无力，大便秘结或作水泄，小便色黄，右胁有硬块，按之有压痛，有的轻度发热等症。无黄疸型肝炎比黄疸型肝炎症状略轻，往往因无黄疸而被忽略，也常与慢性肝炎相混淆，故须作鉴别。无黄疸型肝炎往往不如黄疸型肝炎治愈迅速，及时治疗也要超过一个半月，如治不及时，往往变为慢性肝炎。

根据我临床所见，无黄疸型肝炎可分为肝热郁滞、肝热湿滞、肝热气滞三个类型。急性期多属实证，慢性肝炎多属虚证，兹分别论述如下。

1. 肝热郁滞型

临床症状：右胁胀痛灼热，有时放射到左胁及后背，心烦善怒，噩梦纷纭或失眠，大便秘结，小便深黄，口干且苦，舌红苔黄，脉弦数或弦滑。查体：肝脏肿大，有触痛及叩痛。化验：肝功异常。

治则：清热解毒，疏肝化郁。

方药：四逆散或丹栀逍遥散加减。

方一

柴　胡 12g	白　芍 12g	枳　壳 10g	甘　草 6g
焦山栀 10g	茵　陈 25g	木　通 12g	红泽兰 15g
香　附 12g	小　蓟 30g	车前草 30g	

加减法：大便秘结者加大黄，发热口苦者加黄芩，肝大者加郁金、青皮，腹部胀气者加厚朴、佛手。

用法：煎服，每日 1 剂。

方二

焦山栀 10g	丹　皮 10g	柴　胡 12g	当　归 10g
白　芍 12g	茯　苓 12g	陈　皮 10g	蒲公英 30g
鱼腥草 30g	夏枯草 30g	甘　草 6g	

加减法：大便秘结者加大黄，发热口苦者加黄芩，肝大者加郁金、青皮，腹部胀气者加厚朴、佛手。

用法：煎服，每日 1 剂。

2. 肝热湿滞型

临床症状：头晕且重，肢体困重乏力，胸脘痞闷，腹胀且痛，胁满，口干不渴或微渴，有时口苦，恶心呕吐，食欲不振，大便腥臭不畅，小便色赤而短少，脉弦濡数，舌红苔秽腻。查体：肝脏肿大，有触痛及叩痛。化验：肝功异常。

治则：清热解毒，除湿利水。

方一

炒山栀 10g	黄　芩 10g	茵　陈 15g	连　翘 12g
佩兰叶 12g	广藿香 10g	苍　术 10g	茯　苓 12g
泽　泻 12g	猪　苓 10g	槟　榔 10g	平地木 30g

加减法：胸脘痞闷甚者加枳壳、白豆蔻，腹胀甚者加厚朴、大腹皮，右胁胀痛者去广藿香，加郁金、广木香。

用法：煎服，每日 1 剂。

方二

黄　芩 12g	黄　连 6g	茵　陈 25g	石指甲 60g
鱼腥草 30g	石菖蒲 15g	灯心草 30g	车前草 30g
平地木 15g	石　韦 15g		

加减法：胃纳差者加鸡屎藤，胸满腹胀者加鱼鳅串（马兰，又名路边菊），右胁胀痛者加青藤香。

用法：煎服，每日 1 剂。

说明：此型以湿热为主，是急性无黄疸型肝炎中最常见的一种类型。

3. 肝热气滞型

临床症状：右胁胀痛，有时左胁亦胀痛，胸闷，脘腹胀满，嗳气或矢气，食欲不振，口干且苦，小便浅黄，大便或秘或溏，脉象弦涩，舌苔薄白。查体：肝能触及，有触痛及叩痛。化验：肝功异常。

治则：疏肝理气。

方一

柴　胡 12g　　白　芍 12g　　枳　壳 10g　　甘　草 3g
郁　金 12g　　佛手花 12g　　建　曲 12g　　麦　芽 25g
青　皮 10g　　陈　皮 10g　　香　附 12g　　焦山栀 10g
木　通 12g

加减法：右胁痛者加广木香，胃纳差者加炒草果仁，小便深黄者加茯苓、泽泻，大腹胀气者加厚朴、大腹皮，口苦者加黄芩。

用法：煎服，每日 1 剂。

方二

鱼腥草 30g　　通花根 30g　　鱼鳅串 30g　　鸡屎藤 30g
车前草 30g　　泽兰叶 15g　　香　附 12g　　龙胆草 10g

加减法：肝区痛者加青藤香，口苦者加黄芩，小便深黄者加灯心草，腹胀气者加苏梗。

用法：煎服，每日 1 剂。

说明：此型中医素称“肝胃不和”。

以上各方均可连续服至症状消失，肝功恢复正常后停药。

三、重型(暴发型)肝炎

重型肝炎又称暴发型肝炎，与中医“急黄”的症状相符。《诸病源候论》说：“因为热毒所加，故卒然发黄，心满气喘，命在顷刻，故云急黄也。”

临床症状：病势迅猛，黄疸进行性加深，高热，烦躁，神昏谵语，或有痉厥，容易出血，或身发斑疹，腹部胀满，或有腹水，舌绛，苔黄燥，脉象弦数。查体：初期肝脏肿大，然后迅速出现肝脏萎缩。化验：肝功异常，黄疸指数和谷丙转氨酶极高。预后多属不良，病死率高。应速送传染病医院，采用中西医结合疗法进行抢救。

治则：清热解毒。

方药

黄　连 6g　　黄　芩 12g　　山　栀 12g　　茵　陈 30g
满天星 30g　　板蓝根 30g　　郁　金 12g　　大　黄 6g
蒲公英 30g　　滑　石 20g　　木　通 12g　　车前草 30g

加减法：见斑疹者酌加生地黄、赤芍、玄参、丹皮；见便血者加地榆、侧柏叶；见神昏谵语者加建菖蒲少许，并化服安宫牛黄丸一粒；神昏不语者可化服至宝丹一粒；见抽搐者加钩藤、石决明，或增用羚羊角粉 0.6~0.9g

(冲服);见腹水、尿少者去板蓝根、山栀,加大腹皮、茯苓、车前草,另冲服沉香粉、蟋蟀粉各 1.5g;见津液耗伤,舌光红者加北沙参、麦冬、石斛。此病危重急迫,可内外兼治。夏季可用鲜荷叶煎汤加蜂蜜作饮料;无鲜荷叶时,可用鲜白茅根煎水作饮料,或用鲜梨汁、鲜广柑汁等作饮料亦佳。

外用敷肝膏。处方:生栀子 60g、滑石 60g,研为细末,用菜油或蜂蜜调和,贴在肝区部位 8~12 小时,外用油纸、纱布包扎,每日敷 1 次,以 20 天为 1 个疗程。

四、慢性肝炎

慢性肝炎为临床常见之病,由急性肝炎失治,或治不彻底,以致湿热逗留,气滞血瘀,肝脾两伤,酿成慢性。如果急性期病情迁延不愈,超过六个月以上者,则转为慢性肝炎。一般症状是上腹部或胸胁胀痛,全身不适,倦怠乏力,食欲不振,恶食油腻,恶心呕吐,小便色浅黄或深黄,大便溏泄或秘结,或睡眠欠佳,头目眩晕,或头痛等。以右胁痛,腹胀气,倦怠乏力,肝脏肿大为其特征。或脾脏亦肿大,肝区叩痛或触痛,少数人出现黄疸。中医认为,必须根据临床脉证,运用四诊八纲,分清寒热虚实,辨证施治。现将慢性肝炎各型证治分述如下。

1. 湿热逗留型

临床症状:头昏且重,四肢困重,胸脘痞闷,腹部作胀,右胁胀痛,口干不渴或微渴,或口苦,小便赤少,大便腥臭不畅,倦怠乏力,个别巩膜和皮肤黄染,脉濡滞或弦濡,舌质偏红,舌苔白垢腻或黄腻。查体:肝脏肿大,有触痛或叩击痛。化验:肝功异常。

治则:清热除湿,疏肝益气。

方药

焦山栀 10g	茵　陈 15g	茯　苓 15g	泽　泻 12g
广藿香 12g	薏苡仁 30g	冬瓜仁 30g	白豆蔻 6g
陈　皮 10g	焦白术 10g	黄　芪 15g	太子参 15g

加减法:大便稀溏者去山栀、白术,加黄连、苍术;口苦者加黄芩、枳壳;腹胀气者加大腹皮、厚朴;小便深黄者加滑石、木通;胃纳差者加建曲、麦芽。

◎ **临证验案**

谭某,男,50 岁,军人。

患者十余年来一直食欲不振，身体消瘦。1955 年开始感到肝区疼痛，肝功化验：脑磷脂浊度 20 单位，麝香草酚絮状反应 + + +，脑磷脂絮状反应 + + +，高田氏反应 + + +，马尿酸口服四小时排出量为 4.22g。以后多次化验结果均异常。1959 年求治于余。当时肝脾均能触及，肝区疼痛，手足心热，额上出汗，心烦脘闷，恶心，口干苦，肢体困重，倦怠乏力，食欲不振，大便不畅，小便深黄，脉象弦濡，舌苔白腻。西医诊断为慢性肝炎。中医辨证为湿热逗留，肝郁脾虚之候。选用三仁汤、大橘皮汤化裁，以除湿热，兼用疏肝益气之药。如薏苡仁、白豆蔻、通草、茯苓、泽泻、猪苓、滑石、栀子、黄连、黄芩、苍术、茵陈、广木香、橘皮、槟榔、黄芪、太子参等，根据病情随证加减。经治年余，症状基本消失，肝功基本正常。

说明：临床上以本型最为多见。乃是湿热逗留，中气受伤，肝郁克脾，致成邪实正虚之候。

2. 肝郁气虚型

临床症状：胁肋胀痛，口干且苦，倦怠无力，短气，腹胀纳差，小便色黄，舌红，苔薄白，左脉弦，右脉弱。以肢体疲劳，倦怠乏力较为突出。

治则：疏肝清热，补中益气。

方药

柴　胡 10g	白　芍 10g	黄　芩 10g	郁　金 12g
香　附 12g	黄　芪 15g	党　参 15g	白　术 10g
茯　苓 12g	泽　泻 10g	陈　皮 10g	麦　芽 25g

加减法：肝郁化火，心烦易怒，或衄血，噩梦纷纭者去郁金、香附，加山栀、丹皮；气滞血瘀，肝区刺痛，舌质发紫者去陈皮、麦芽，加泽兰叶、地榆；火郁伤阴，舌红口干，齿衄者去党参、柴胡、郁金、香附，酌加太子参、麦冬、女贞子、生地黄、石斛、枸杞等。

◎ 临证验案

陈某，男，48 岁，干部。

患者 1966 年患急性黄疸型传染性肝炎，经治迁延不愈而成慢性肝炎。几年来一直肝区隐痛，腹胀纳差，短气，倦怠无力，小便淡黄，脉象弦缓，舌苔薄白。查体：肝在肋缘下 2 厘米。化验：麝浊 14 单位，锌浊 20 单位，谷丙转氨酶正常。中医辨为肝郁气虚。治宜疏肝益气。处方：柴胡 10g，白芍 10g，郁金 12g，香附 12g，黄芪 30g，党参 25g，茯苓 12g，麦芽 30g，建曲 12g，橘皮 15g，连服两月，症状消失，肝功恢复正常。此后，早服补中益气丸 6g，晚服香砂六君子丸 6g，以巩固疗效。

说明：此型由于肝郁日久，壮火食气，以致中气不足。

3. 肝脾两虚型

临床症状：肢体疲劳，倦怠无力，胁肋胀痛，或肝区胀痛不显，腹胀纳差，或睡眠欠佳，大便溏泄，小便色浅黄或清长，左脉弦缓，右脉微细，舌苔薄白而滑或白腻。查体：肝能触及，中等硬度，往往脾脏肿大。化验：多数患者肝功异常。

治法：气血两补，养肝实脾。

处方：补中益气汤、归脾汤化裁。

黄　芪 30g　　党　参 15g　　当　归 10g　　炒白术 12g
广木香 10g　　茯　苓 12g　　柴　胡 10g　　升　麻 6g
炒草果仁 10g

加减法：大便溏泻者去当归、白术，加苍术、广藿香；胃纳差者加鸡内金、麦芽、建曲、山楂炭；睡眠不好者去柴胡、升麻，加枣仁、炒远志、夜交藤；肝区不疼者去广木香、柴胡；阴虚见口干、舌红、齿衄者去草果仁、柴胡、升麻，酌加麦冬、生地黄、枸杞、玉竹等；腹胀者去白术，加大腹皮、侧耳根、鱼鳅串；小便色黄者加泽泻、冬瓜仁；舌苔白腻者加茵陈。

◎ 临证验案

刘某，女，38 岁，医生。

患者自诉十多年来一直肝区隐痛，腹胀胃纳差，大便偏溏，肢体倦怠无力。1963 年求治于余，查：左脉弦缓，右脉微细，舌苔薄白，肝在肋下 3 厘米，有叩痛，脾肋下 2 厘米。化验：麝浊 20 单位，锌浊 22 单位，高田氏 ++。西医诊断为慢性肝炎。中医辨证为中气不足，肝脾两虚。治宜补中益气、养肝实脾。处方：黄芪 30g，党参 25g，当归 10g，苍术 12g，茯苓 15g，广木香 10g，广藿香 12g，炒草果仁 10g，砂仁 6g，大腹皮 10g。

守方连续服三个月，随证略有加减。症状大减，自觉精神好转，饮食倍增，唯感有时肝区不适，稍多用力则有疲乏之感。肝功化验基本正常。后改用丸剂，早服补中益气丸 6g，晚服香砂六君子丸 6g，以保养肝脾。又连续服药二月余，复查肝功恢复正常，症状基本消失。

说明：本型以慢性肝炎后期为多见。乃因慢性肝炎久治不愈，肝郁克脾，以致肝脾两虚。汉代张仲景说：“见肝之病，知肝传脾，当先实脾”，这是经验的总结。

附：关于慢性肝炎的几点说明

1. 以上三型为临床所常见，但不能概括无遗。如火郁伤阴，出现舌红、口干、心嘈、齿衄等症，治宜疏肝和络，方选一贯煎之类化裁；如见气滞血瘀，出现舌质紫黯或瘀斑，肝区刺痛等症，治宜行气活血，方选柴胡疏肝饮之类化裁。由此可见，根据其脉证表现，有虚实之不同，治法有疏、清、补、消之异。

2. 凡病程较短者，治疗较易，治愈时间也较短；反之，病程较长，正气受损，治疗较难，治愈时间也较长。故医生与患者都必须耐心治疗和调养，才能获得满意效果。

3. 凡脉象属实者，病程多较短，患者体质多强壮，正气未衰，故恢复较易，预后较好。凡脉象属虚者，病程多较长，病情较重，患者体质多弱，故疗程较长。

4. 辨别虚实，是辨证施治的关键，也是辨别治疗难易的关键。实证者，一般病程较短，心中烦热，脘腹胀满，有时发热，右胁疼痛、拒按，大便秘结，小便赤少，噩梦纷纭，舌苔黄腻，脉弦实或弦数有力。虚证者，一般病程较长，身体衰弱，倦怠无力，消化不良，心悸气短，胁肋隐痛，大便溏泄，小便清长，舌苔薄白或白滑，脉弦细无力或弦而虚数。

慢性肝炎治疗体会

韩为琨

慢性肝炎是一种常见慢性病。病程较长，临床表现复杂多变，至今尚缺乏特殊的病因治疗药物，因此治疗慢性肝炎有一定难度。尤其是乙肝HBsAg的转阴就更加困难。现结合个人临床，对慢性肝炎的认识和治疗谈点肤浅体会。

一、肝郁脾虚是本，湿热瘀毒是标

慢性肝炎分为黄疸型与无黄疸型两类。根据临床特点，本病属于中医的黄疸、胁痛、癥积等证范畴。其病因病理大致归纳为三步：第一步是急性期治疗失误，或苦寒清利伤脾，造成湿热余毒未尽，脾气受损；第二步是脾土既损，肝木郁滞，气机不畅，湿热余毒愈演愈甚，导致脾虚肝郁；第三步，肝脾两伤，湿热蕴结，气机不利，气血瘀滞而出现胁下症块，所以慢性肝炎的病变在肝、脾两脏功能损害，疏泄失调，升降失司和气虚气滞，血虚血瘀。

二、症状虽然多变，不离虚实瘀热

由于慢性肝炎病程长短不一，损害多个脏腑，并涉及气血的升降气机，临床症状复杂多变。各地分型极不一致，目前最少分三型，多则九型。尽管辨证分型繁多，不离虚、实、瘀、热。个人在临床时将慢性肝炎按湿热未尽、肝郁脾虚、肝阴不足、气滞血瘀四型论治，较能反映慢性肝炎的临床特点。

湿热未尽型：皮肤巩膜微黄，小便色黄，大便秘薄不爽，胁痛，食欲不振，苔黄厚腻、脉涩。治以清热利湿、解毒退黄，选茵陈胃苓汤加减，茵陈20g，茯苓、虎杖、车前草各15g，栀子、厚朴、陈皮、香附各12g，苍术、白术各10g。

肝郁脾虚型：两胁疼痛，胃纳减少，厌油，腹胀便秘，头昏、肢软，苔白腻，脉细弱或弦，或肝脾肿大。治以疏肝解郁，健脾利湿，以逍遥散加减：柴胡、香附、玄胡、郁金、白术、厚朴各12g，白芍、虎杖、山楂、神曲、茯苓各15g，丹参18g，佛手10g，垂盆草、田基黄各30g，甘草3g。

肝阴不足型：两胁刺痛灼热，烦躁乏力，失眠，头昏耳鸣，手足心热，口干目涩，苔少或无苔，脉细数而弦，治以养阴柔肝，选用一贯煎或麦味地黄汤加减：北沙参、丹参各20g，黄芪18g，虎杖、白芍、枣仁、麦冬、山茱萸、石斛各15g，玄胡、川楝子、鸡内金12g，五味子10g。

气滞血瘀型：面色晦黯，两胁疼痛，脘腹胀满，神倦纳差，苔白或腻，舌边尖多瘀点，或瘀斑、脉弦、肝脾肿大，宜活血化瘀软坚，拟膈下逐瘀汤加减：丹参20g，赤芍、虎杖、鳖甲、香附、麦芽、山楂、神曲各15g，桃仁、郁金、泽泻、鸡内金各12g，川芎9g。

三、清热疏导利湿治其标，健脾养肝活血治其本

慢性肝炎迁延日久，非一法、一方、一药所能奏效。个人根据慢性肝炎不同的临床表现，常以清热解毒、疏肝消导、健脾利湿、活血化瘀、养阴柔肝诸法互参，对于改善临床症状，恢复肝功能，增进食欲，增强体质，均有明显效果，并能促使部分患者乙肝HBsAg转阴。值得注意的是，清热不宜过于苦寒，消导行气不要过于辛燥，利湿谨防伤阴。

四、降酶易于降絮，澳抗转阴较难

运用中草药降低谷丙转氨酶，已做了大量的研究工作，初步认为具有清热解毒和酸敛肝气的中草药效果满意，补益脾肾的药物也有一定疗效。如虎杖、田基黄、垂盆草、茵陈、栀子、大黄、黄柏等为清热解毒药，而五味子、垂盆草、鸡骨草、齐墩果酸等具有敛肝气的作用，降酶效果甚佳。无论急、慢性肝炎均较适宜，对部分慢性肝炎活动期患者久治无效的，改用益气的黄芪，滋肝补肾的菌灵芝、紫河车等，降酶作用十分显著。这不仅符合中医“久病必虚”及扶正祛邪的原则，而且近代研究表明，这类药物有调节人体免疫功能的作用，无论使用清热解毒药，或酸敛肝气药，以及补益肝脾药物均可收到较好的效果。总体来讲，降酶易于降絮。

目前运用中草药降低麝浊和锌浊则难度较大，显效慢。往往症状缓解，而浊度不降，成为一个棘手的问题。广泛的临床实践研究认为，此与脾气不足、肝血亏虚、肾气虚弱、抗体的免疫功能低下，抗病力减弱等病理改变有关，所以常用四君子汤、人参液、黄芪液、人参王浆等健脾补中；而

用强肝汤、当归丸、逍遥合剂等养血强肝；运用灵芝糖浆、左归饮、乌鸡白凤丸、紫河车等滋补肝脏精血，从而取得疗效，使浊度降至正常，或有所下降。以上治法和方药，只要辨证确切，坚持守方治疗，常可获得疗效。

至于乙肝 HBsAg 阳性的转阴，目前有困难，报道资料不少，其疗效多在 50% 左右徘徊，如贯桑合剂、复方桑白汤、猪胆汁胶、云芝肝泰等均是如此。本人自拟芪虎汤为主，随证加味，治疗 40 例，乙肝 HBsAg 转阴率占 40%，有效率为 65%，虽有一定疗效，但疗程较长，亦有待进一步去发掘高效、速效、特效的治疗药物。

◎ 小结

本文从中医角度对慢性肝炎的病因病理、辨证分型、立法遣药提出个人的认识。结合个人临床体会，提出肝郁脾虚是本，湿热瘀毒是标，以虚、实、瘀、热之证论治，具体治以清解配利湿祛邪、健脾养肝、活血扶正，坚持守方，常可获效。

眩晕诊治简要

王希知

视物发黑谓之“眩”，视物旋转谓之“晕”。“诸风掉眩，皆属于肝”，故本病之因，责之肝风为常见。但亦有因火、因痰、因虚、因湿之异。临床辨证，概言之，固从虚实着眼，惟虚证为多，所谓“上虚则眩”，但前人又有“无火不动痰，无痰不作晕”之说。仲景论眩，亦以痰饮为先，丹溪论眩，于补虚中兼以治痰降火，此皆为本病临证论治之规范。眩晕辨证论治简要之法如下。

肝风者，辨证以耳鸣、口苦、脉弦、苔黄为要点。用平肝息风法，方以羚角钩藤汤加减(羚羊角、钩藤、石决明、珍珠母、生地黄、桑叶、菊花)。

湿痰者，辨证以脘闷纳少，呕恶痰涎，苔白厚腻为要点。用导痰定志法，方以导痰汤加减(姜半夏、茯苓、陈皮、枳壳、胆南星、竹茹、石菖蒲)。

阳虚者，辨证以神疲乏力，背脊怯冷，四肢不温，苔白脉沉细为要点。用壮阳纳冲法，方以参附龙牡汤加味(红参、制附片、龙骨、牡蛎、补骨脂、肉苁蓉、益智仁)。

阴虚者，辨证以眼花、颧红、潮热、舌光红、脉弦细数为要点。用滋阴降火法，方以大补元煎加减(生地黄、白芍、龟板、丹皮、知母、阿胶、牡蛎)。

气虚者，辨证以神疲乏力，气短，精神不振，面色㿠白，脉细弱为要点。用补中益气法，药以党参、茯苓、白术、炙甘草、当归、川芎、黄芪、柴胡、升麻、陈皮。

血虚者，辨证以目花心悸，自汗，面色萎黄，唇色淡白，脉细弱为要点。用养血归脾法，药以党参、茯苓、白术、炙甘草、黄芪、当归、酸枣仁、龙眼肉、广木香。

泄泻诊治简要

王希知

大便稀溏，时作时止谓之“泄”；大便直下，如水倾注谓之“泻”。二者程度有轻重之分，难于强分，故临床合称为“泄泻”。

湿盛则为濡泄，兼风则为飧泄，兼寒则鹜溏，久下不禁，湿盛气脱，则为滑泄。可知本病病因多，惟扼要言之，则以风、寒、湿、热，内犯肠胃，饮食不节，脾胃内伤，水谷精微失于输布运化，乃为本病之主要病机。进而肾阳衰微，亦常为虚寒久泄之关键。本病诊治简要之法如下。

寒泻证属脾阳虚衰者，辨证以便如鸭溏，澄澈清冷，腹胀绵绵作痛，尿清白，苔白滑，脉迟缓沉细为要点。用理中温胃法（党参、白术、干姜、炙甘草、枳实、砂仁、广木香、伏龙肝）。

寒泻证属肾阳虚衰者，辨证以黎明腹鸣作泻，脐下作痛，下肢觉冷，舌淡苔白，脉沉细为要点。用补火生土法（党参、制附片、肉桂、菟丝子、破故纸、肉豆蔻、五味子、吴茱萸、白术）。

湿泻者，辨证以腹中微痛，胸痞口腻，尿短，舌苔白厚腻，脉濡软为要点。用芳香渗湿法（苍术、厚朴、陈皮、藿香、佩兰、泽泻、茯苓、白豆蔻）。

热泻者，辨证以大便色黄如糜，气臭秽浊，腹部阵痛，肛门灼热，口渴尿涩，苔黄，脉滑数为要点。用清肠泻热法，以葛根芩连汤加味（葛根、黄芩、黄连、甘草、滑石、车前草）。

食泻者，辨证以吞酸嗳腐，恶闻食气，腹痛泻而不爽，泻后痛缓，苔垢腻，脉滑为要点，用消积和中法，以保和丸加减（焦山楂、神曲、麦芽、莱菔子、枳实、法半夏、陈皮、胡黄连）。

郁证漫谈

熊寥笙

郁是一个症，也是一个病。历代医家对郁证有一些论述，如《素问·至真要大论》有“诸气膹郁，皆属于肺”的病机分析。《素问·六元正纪大论》有“木郁达之，火郁发之，土郁夺之，金郁泄之，水郁折之”的五郁论治。后世医家对郁证的阐发，莫过于朱丹溪、张景岳两家，而丹溪之论郁在临证时尤切合实用。何谓郁？滞而不通，或结而不舒之谓也。何谓郁证？就是人身体气血失调，结聚不通而发生的各种病变。朱丹溪曾说：“百病皆生于郁。”可见郁之为病，掺杂在各种疾病之中，涉及面相当广泛。人身百病，千变万化，不可究诘，但中医认为不病于气，即病于血。如其气血和平之时，则百病不生。《丹溪心法》说：“气血冲和，百病不生，一有怫郁，百病生焉。”气之与血，同出异名，气为血之帅，血为气之母，二者互相依存，相辅而行。中医所谓“气”，《黄帝内经》叫做“水谷之悍气”，就是在人体流动着富有营养的精微物质，分布在血脉里面的叫“营气”，在血脉外的叫“卫气”，积存于胸中的叫“宗气”，主要是起到营养人体，维持体温，抗御病邪的作用。中医所谓“血”，《黄帝内经》叫做“水谷之精气”，就是人体内流动着的具有营养作用的红色液体物质，是精气所化生的。人体的血液，在脉管里面流动，内注五脏六腑，外泽形体组织，以维持各部分的机能活动。人之一身，如气血流畅，和调于五脏，洒陈于六腑，周流全身，运行不息，正气内存，邪不可干，何病之有？《云笈七签》说：“流水不腐，户枢不蠹。”意谓运动不息，故不腐不蠹，人身亦然。气血和即无病，一有郁滞，则当升不升，当降不降，当变化不变化，因而就病变百出了。

郁之为病，不外七情和六淫两个方面。七情之郁，如怒伤肝则气上，思伤脾则气结之类。六淫之郁，如寒邪之郁于营卫，风、寒、湿三气杂至合而成痹之类。内伤之郁，多系情志不遂。外感之郁，总由邪不解散。人身之气，当其和平之时，源出中焦，总统于肺，在外则护卫皮毛，充实腠理，在内则导引血脉，外降阴阳。气本无形，郁则气聚，聚则似有形而实无质。郁证的表现比较复杂隐微，不是那么显而易见。由于气郁则生湿，湿郁则生热，热郁则生痰，痰郁则生血凝，血郁则食不化，而胸膈似阻，心下虚、痞闷、腹胀、不食等症，这一系列的病情演变过程，极为复杂曲折，又兼郁证的形成一般患者都不自知，医生亦往往忽视。有病久而生郁者，则为前病所惑，有郁久而生病者，则为近病所迷，有因服药杂乱而成郁者，则为药误所混，很难洞悉郁证症结之所在。因此，对郁证的说理易，实践难。为了在复杂的郁证演变过程中，临症不为他病所惑，最好的方法，务要遵循《素问·至真要大论》所示："谨守病机，各司其属，有者求之，无者求之；盛者责之，虚者责之，必先五胜，疏其血气，令其调达，而致和平。"这就是说，首先要把疾病的机理弄通，治病求本，才能很好地解决治疗问题。郁证的治疗法则，《素问·六元正纪大论》已启其端，所谓"木郁达之"等五郁治法，但这仅是一个原则性的提示，即按"达、发、夺、泄、折"五法去治，未必能尽获全功。因为郁证涉及面广，治郁之外，则气郁必先理气，湿郁必先燥湿，热郁必先清热，痰郁必先豁痰，血郁必先行血，食郁必先消食，或一法单施，或二法并行，或数法兼用，在郁证外，如有其他兼症，当随症施，则更为全面。

关于郁证，因七情抑遏致郁者多，六淫外感致郁者少，女子病郁者多，男子病郁者少。过去我在临证时遇见的郁证较多，现在回忆四例，作为引证。这四个病例，当时虽曾收到点滴之效，但说不上有何经验。

◎ 临证验案

少阳中风(神经性呕吐)案

胡某，15 岁女性，江北县(现江北区)人。

患者一年多来，每月必发呕吐一次，先吐水，后吐食物，不能饮食，曾服中草药，无效。近半年来，发作较频，一月二三次发，发则粒米不进，惟卧床休息二至三日，慢慢缓解。去医院检查，诊断为"神经性呕吐"，服西药效亦不显，乃来渝就诊于余。当时适值病发后五日，精神困乏，胃纳正差，胸胁苦满，时欲呕逆，口苦，苔薄白，舌质边微红，六脉弦细。诊毕细问其每当发病前有何预兆，病发前均出现外感症状，发冷发热阵阵发作，似疟非疟。按中医辨证施治，此病乃是少阳胆经之证，证属半表半里。少阳中风，枢机被郁，不能上伸，故下克脾胃而为呕吐，不能饮食。病发前发寒热者，以少阳经行半表半里，少阳受邪，邪并于阳则热故也。但得少阳之枢机利，则病发可止，胃气和而能食矣。

辨证：少阳中风，枢机不利。拟小柴胡汤加味以和解表里，止呕降逆。

处方：柴胡三钱、党参四钱、姜半夏三钱、酒炒黄芩三钱、炙甘草一钱、生姜三片、大枣五枚、炒黄连一钱、炒吴茱萸五分，三剂，水煎服，日三次。

后随访药服三剂，病发稀疏，呕吐减轻，连服一月，病未再发。

本病为少阳之气郁而不伸，故用小柴胡汤加味以转输气机。柴胡解半表半里之邪为主药，其气轻清，升达胆气，胆气条达，则肠胃结气，皆能疏散。凡饮食入胃，散精于肝，而肝之疏散，又赖胆为生发之主，柴胡升达胆气，则肝能散精，而饮食可入，呕吐可止矣。黄芩退热清里，用之使半里之邪内消。半夏、生姜降逆和胃止呕。党参补虚为生发之气。甘草佐柴、芩以调和内外，姜、枣佐参、夏以通荣卫而止寒热之预发。加吴茱萸、黄连者，因口苦舌红，肝胆郁结已有化火之势，用之以清肝也。此方无论病已发或未发均可服。

气郁痰结（梅核气）案

贺某，50岁，女性，市中区人。

患者有高血压史。素体阴阳两虚，而以阳虚较为显著。经常头晕目眩，寐少纳差。近觉吞咽不利，喉感梗塞，疑为胃癌，透视检查，胃肠无实质性病变。又疑为喉瘤，去五官科检查，亦未发现问题，乃就余诊治。患者感喉中梗梗有肉如炙脔，吞之不下，吐之不出，时咯痰涎，饮食难于下咽，食入自觉先在咽中心口，未能入胃，梗阻在喉中，如噎如膈，如痹之状。舌苔淡薄，六脉沉滑，右关搏指。

此原患者素来情怀抑郁，体表阳虚，因服苦寒泻肝之剂，损伤胃气，阴气被郁，寒邪乘肺，气郁痰结，故食难下咽，乃梅核气也。法宜解郁散结，降逆祛痰，拟半夏厚朴汤加味。

处方：姜半夏三钱、川厚朴三钱、白茯苓四钱、老生姜五片、苏叶二钱、制香附三钱、煅浮海石二钱，三剂，水煎服，日三次。

服三剂后，即能勉强进食，食能下咽，一周之内，又连服六剂，病即告愈。并嘱其勿受凉，勿食寒凉之物，尤须移情易性，心情舒畅，善自将息，以免复发。

本方以半夏降逆祛痰，厚朴解散结气，茯苓理脾消痰涎，生姜和胃气，紫苏辛香解郁，加香附佐苏叶则解郁之力更佳，加浮海石佐半夏则消痰之力更强。郁散、气调、痰消，则凝结自化。

气郁食滞（肝胃气痛）案

刘某，55岁，女性，巴县（今重庆市巴南区）人。

患者有心气痛史。素体虚弱，经常感冒，饮食偶一不慎，即易引发旧疾。一月以来，因气痛发作，内服高良姜汤、理中汤，并吞服蒙桂末、沉香末无效。同时外用小茴香、吴茱萸各一两，炒热烫痛处，并拔火罐，痛均不减。后用“胃舒平”治疗，服后痛仍不减，乃邀余治之。诊得六脉沉涩微弦，舌苔薄白，胸脘痛，拒按腹胀，暖腐吞酸，呕吐恶心，不能饮食。日轻夜重，阵阵发作。

患者胸胀痛拒按，嗳腐吞酸，为郁久化热，非胃寒虚证。呕吐恶心，不能饮食，伤食恶食，内有积滞，亦极显然。痛非虚证，古无补法，故用理中非宜。痛时阵阵加剧，而非绵绵不休，其为热痛而非寒痛，故高良姜汤温寒理气亦无有效。且病起于食裹气之糯米，又复闹架生气，证属气郁食滞。疏方用越鞠丸加味，以行气解郁，健胃消滞为治。

处方：制香附四钱、苍术三钱、川芎三钱、焦栀三钱、建曲三钱、广香二钱、楂肉三钱、小酒曲一钱，一剂，水煎服，日三次。药后痛止进食。

本方重在理气，气顺则郁解，故以香附开气郁为主，佐广香以行气镇痛，气郁则生湿，故以苍术燥湿，湿郁久则化热，故以焦栀清热，气滞血亦滞，故以川芎调血，血滞则食亦滞，故以建曲化滞，复佐以楂肉、小酒曲，则消食之力倍强，而小酒曲一味，更为消糯米食之特效药物。

暴怒伤肝(两胁疼痛)案

古某，男性，36 岁，重庆市江北区人。

患者自述病已三日，阵阵发热恶寒，寒则打抖，热则去衣，似疟非疟，似外感非外感。头疼目眩，两胁疼痛，口苦心烦，口干不喜饮，舌质微红，脉弦而虚。曾服治感冒药二剂，病未减，胁痛加剧。

病类似少阳柴胡证，但非往来寒热之热型；又似太阳伤寒证，但发热恶寒有时，而不增强，亦非太阳定局，服发表药而病未减，实非其治也。夫治病求本，服药不效，必别有由，乃进一步询其发病经过，病前曾忿怒生气，此病之因，即起于暴怒伤肝，郁而气上，故现似疟非疟，似外感非外感之象。肝为刚脏，性急善怒，易动难静，条达则顺，郁则火动而诸病生。故其现症，发于外则为阵阵寒热；发于上则为头痛、目眩、口苦，发于中则为胸胁苦满，心烦，尤其是胁痛。此病既非外感，亦不是疟疾，乃情志不遂之肝郁火旺血虚之证。法宜疏肝解郁，调和肝脾，拟逍遥散加味治之。

处方：柴胡三钱、薄荷一钱、当归三钱、白芍四钱、茯苓三钱、白术三钱、陈皮二钱、甘草一钱、丹皮二钱、焦栀三钱，三剂，水煎服，日三次。

药服三剂，病即渐减，又连服三剂，诸恙悉平。

本方用茯苓、白术以培脾生肝，佐陈皮以理脾气；用当归、白芍和荣以养肝；薄荷解热；甘草和中，加丹皮、栀子以泻肝火；柴胡疏肝解郁，所谓木郁达之。

郁之一证，六淫之郁较少，七情之郁居多。从上面四个病例来看：第一例为外感六淫之郁，乃是少阳胆枢机不利所致；第二例为情志抑郁，胃寒乘肺，气郁痰聚，气与痰相搏，故咽中如炙脔；第三例胸胀疼痛，痞闷不能食，为气郁食滞；第四例两胁剧痛，为暴怒伤肝，郁而气上所致。现症虽各不同，其为郁则一也。

治郁要诀，切忌攻伐呆补，重在疏解郁滞。更须遵守理气而不破气、清热而不伤中、宣通而不滋腻气机。治郁除药物治疗外，医生对患者要做细致的思想工作，使其移情易性，解除思想顾虑，则可收事半功倍之效。

调气和血治眩晕

史方奇

眩晕是一种外感、内伤、气、血、痰、火、脏腑功能失调等多种因素所引起的常见病症。古人有“气以行血”“血为气守”之说。气血运行正常，就能维持人体正常机能，如气、血任何一方发生偏胜，均会影响气血正常运行发生疾病，故有“人生一气耳”“百病生于气”的阐述。治疗疾病过程，亦即调整气血偏胜，保持气血运行正常的过程。眩晕的治疗亦不例外。

《素问·调经论》曰：“人之所有者，血与气耳。”气血平调，“身而周于性命”，气血不调则百病丛生。气盛则有余，气有余便是火，火盛生风，风火上扰，眩晕即生；气虚则不足，或湿蕴痰生，郁而化热生风，或气弱血钝，清窍失煦，甚则瘀阻经络，或清气下陷，浊阴上逆，清空受蒙，均可致眩晕；血虚生风或阴虚阳亢，风阳上扰亦可致眩晕。可见眩晕之生，无非气实化火生风，气虚血钝湿蕴，气陷浊阴上逆，血虚生风、阳亢化火所致而已。据此，抓住气血不调这一基本病机，采用调气和血法进行治疗，可收到较好疗效。兹举例如下。

1. 心脾气虚证

主症：头晕，头痛，目眩，怔忡健忘，倦怠无力，舌质红或紫苔薄黄，脉沉细或细数。

理：脾阳(气)虚损，精微失化、心气不足，血脉瘀滞(心血管功能障碍)。

法：补脾阳、益心气、健运化、通血脉。

经验方一

党　参八钱　　淫羊藿八钱　　楂　肉四钱　　川　芎三钱

地骨皮一两

水煎服，日一剂。

经验方二

鸡矢藤一两　　楂　肉四钱　　桑椹子一两　　地骨皮一两

鱼鳅串一两　　菊　花四钱　　青藤香三钱

水煎服，日一剂。一个月为一个疗程，两方可交叉服用。

笔者在治疗冠心病（诊断依据 1973 年《冠心病诊断标准》）伴有脑动脉硬化，血脂增高而眩晕严重者 11 例，经此二方治疗后血脂下降或恢复正常，眩晕亦随之缓解或消失。

2. 肾虚肝旺证

主症：头晕头痛，眼花耳鸣，心悸怔忡，失眠梦多，舌质淡红，苔薄黄，脉弦或细弦。

理：肾阴不足，水不涵木，肝风内动，肝阳上亢。

法：益肾阴，平肝阳，阴气足，阳气平，风息晕止。

经验方

桑椹子一两　　地骨皮一两五钱　　菊　花四钱

生牡蛎一两　　珍珠母一两　　白　芍四钱

刺蒺藜六钱　　黄　芩四钱　　青藤香四钱

水煎浓缩，制成冲剂，每剂三包，日服一二包。

3. 肾不纳气证

主症：眩晕卒然发作，耳鸣、耳聋、畏光闭眼，不敢转动，甚则恶心呕吐，舌质淡，脉沉细或细弦。

理：肾不纳气，气与痰上逆，令人眩晕。

法：镇坠下行，纳气归原，调整脏气，清痰降火。

经验方

灵磁石八钱　　朱　砂（布包）二钱　　生石决八钱

白　芍八钱　　菊　花四钱　　黄　连三钱

竹　茹四钱　　法半夏三钱　　茯　苓三钱

泽　泻四钱　　牛　膝四钱　　甘　草一钱

水煎服，日一剂。

笔者用此方治疗内耳眩晕十余例，服药一至二剂后眩晕可减，呕吐即止。

4. 肝风痰湿证

主症：头晕目眩，心悸倦怠，手脚麻痛，行动不稳，舌质淡，苔白或微腻，脉沉细。

理：肝风内动，痰湿阻滞。

法：平肝息风，豁痰理湿。

经验方

生石决一两　　白　芍六钱　　桑　椹三钱　　菊　花三钱
钩　藤四钱　　法半夏三钱　　茯　苓四钱　　陈　皮三钱
砂　仁二钱　　竹　茹四钱　　甘　草一钱

用法：水煎服，日一剂。

◎ 临证验案

案一

秦某，女，44 岁，纺织工人。

患者 1956 年发现高血压，血压持续在 220/130mmHg 上下，于 1973 年 5 月开始治疗。主诉为头晕，头痛，心悸，失眠，食少。体检：血压 170/110mmHg，胸透：主动脉弓丰满，化验：胆固醇 164mg%，非蛋白氮 56mg/L，CO_2 结合力 40Vol%。面部轻度浮肿，舌质淡红，苔薄白，脉弦细。

处方：生牡蛎八钱、珍珠母八钱、白芍四钱、菊花四钱、朱茯苓八钱、法半夏三钱、枣仁四钱、当归三钱、黄连二钱、焦栀子三钱、豆豉三钱、枸杞四钱、甘草二钱、夜交藤八钱。

经上方治疗一周后，血压降至 130/90mmHg，一个月后血压降到 120/80mmHg，眩晕消失。

案二

张某，男，53 岁，干部。1980 年 8 月初诊。

患者经常眩晕，思考不易集中，失眠梦多，已六年余，有高血压史。因眩晕加重，血压持续在 180/100mmHg 而住院，被诊断为：高血压病，神经衰弱。住院后采用中西医治，疗效不显。改用以上经验方治疗后，睡眠好转，眩晕减轻，血压亦随之下降至正常而出院。

患者六年多来，常感头晕眼花，失眠多梦，有高血压史，服降压药及镇静剂乏效。本次因眩晕加重，血压 180/100mmHg 而住院。经用中、西药治疗月余无效，延余诊治。结合患者有烦躁不安、坐卧不定之症，辨为血虚阴亏，肝阳上亢，化火生风。治以养血益阴，平肝潜阳，清热息风。处方：生牡蛎八钱、珍珠母八钱、朱茯苓八钱、夜交藤八钱、当归三钱、焦栀三钱、淡豆豉三钱、半夏三钱、枣仁四钱、白芍四钱、枸杞四钱、菊花四钱、黄连三钱、甘草三钱。

服二十余剂后，失眠诸症减轻，眩晕消失，血压 120/90mmHg，病愈出院。

原按：本例因血虚阴亏、肝阳上亢、化火生风，上扰清窍，发为眩晕。本病病在心肝，以血虚阴亏为本，气亢化火生风为标，用养血泻实之法，标本同治，补泻兼施，体现了和血与调气并用的治法。

◎ **案三**

马某，男，42 岁，干部。1980 年 7 月 2 日初诊。

1969 年秋，患者开始出现头晕目眩，耳鸣，食少，嗜睡，心慌无力，手脚麻痛，行路不稳，脚无着地感，曾在贵阳某医院治疗八个多月，疗效不佳。诊见头晕目眩，心悸无力，消瘦倦怠，舌质淡胖，舌苔薄白而腻，脉象沉细。辨为：脾肾不足，肝风上扰，痰湿滞络。先宜潜阳息风，豁痰除湿通络，兼以扶正。处方：生石决明一两、灵磁石一两、朱砂一钱（冲服）、桑椹子八钱、白芍六钱、菊花四钱、钩藤四钱、天麻四钱、茯苓四钱、竹茹四钱、陈皮三钱、半夏三钱。日一剂。

服六剂后，自觉有轻松感，服至十剂，诸证悉减。继以固本为主，兼治其标。

处方：生石决明一两、灵磁石一两、党参一两、白芍六钱、菊花四钱、陈皮四钱、茯苓四钱、枸杞四钱、枣仁四钱、胡桃肉四钱、牛膝四钱、半夏三钱、炙甘草三钱。日一剂。

三剂后，头脑清爽，食欲大增，手脚麻木疼痛大减，行走不用人扶。服至十剂，诸症霍然。随访 4 年未见复发。

原按：本例病因肾虚脾弱，继发肝风上扰，痰湿滞络，发为眩晕。病本于虚，标实之证也很突出，故本病初起宜清不宜补，宜疏不宜塞，当先挫标实，平亢气，邪势一退，即转于补虚固本，杜其邪继发之源，方可根治。由于治疗上泻实与补虚、标本缓急层次井然，故能收效。

中风治疗分阶段

周楚良

本文所述中风是指由于高血压病引起的脑出血及其后遗症。这个病属于《黄帝内经》厥证范围。仲景《金匮要略》根据《黄帝内经》风论精神，列入风病内，命名为中风。

古代医家对风病是从广义上来认识的。中风这一病名，是根据自然界之风的特点而命名的。“中”是伤害的意思，“风”是外来致病之因。例如“邪风之至，疾如风雨”“风者善行而数变”“风为百病之长”“其病人也卒暴”，因此临床常见卒倒，继而出现半身不遂，口眼㖞斜，或语言障碍，或神志丧失，好像暴风摧残树木，枝断干摇等相类情况。在临床上见此证候即命名“中风”。历代医家所述中风，包括以下几方面的疾病：一是指外感六淫偏于风邪的疾病，就是一般所说的伤风；二是指偏于风邪的痹证，就是一般所说由风寒湿之邪引起的肢体瘫痪、肌肤不仁与单纯的口眼㖞斜；三是指“仆击”“偏枯”，即近代医学所说的脑血管意外及其后遗症。

中风一病可分为三个阶段，初见证候，多见眩晕，阴虚阳亢，肝阳上逆之候，继而发生中风昏愦卒倒，通过抢救复苏后留下半身不遂，或语言障碍，或神识不清，就是中风的后遗症。中风病在现代医学的配合下，诊断并不困难。

高血压导致的眩晕，症见头目眩晕、失眠心悸，或面赤如妆，或四肢麻木，或便秘溲赤，或舌质赤苔燥，治以镇潜育阴，方以建瓴汤加桃仁、红花、夏枯草、黄芩、钩藤等。

在中风暴发之际，分闭证、脱证。除用西医一般对症处理外，闭症多见神昏失语，半身瘫痪，颜面潮红，气粗痰鸣，便秘，舌赤苔燥，脉象弦长而劲。急救以辛凉开窍，苦寒泻下为法，用安宫牛黄丸或至宝丹(忌用辛开涌吐)、增液承气汤鼻饲。脱证多见卒倒后，神识昏愦，半身瘫痪，面色苍白，二便自遗，舌赤苔润，脉细微弱，急以参附汤鼻饲，并急灸长强、人中。通过急救复苏后，神志渐清。留下后遗症，分别按虚实论治。

中风后遗症，半身不遂，或语言障碍，或神志不清。如内热势甚，脉仍弦劲，口干舌燥，二便滞涩，主以苦寒清降为法，用增液承气汤加桃仁、红花、怀牛膝、丹皮、夏枯草、菖蒲、竹茹等。如无内热见症，脉象缓和，主以活血化瘀，通经为法。桃红四物汤加丹皮、参、芪、菖蒲、远志、竹茹、鸡血藤胶。根据病情变化随症加减。

◎ 临证验案

案一

李某，男，59 岁，医生。

患者素体肥胖，有高血压病史。1963 年春，突然昏倒，神昏失语，左侧半身瘫痪急入某院，经过急救一周未见好转。症见颜面潮红，气粗痰涌，意识丧失，大便一周未解，脉象弦长有力，舌赤苔黑干厚。此中风闭证。方以酒军四钱、芒硝六钱、枳实四钱、玄参六钱、麦冬六钱、生地黄八钱、竹茹四钱、菖蒲三钱，加安宫牛黄丸三粒，分三次鼻饲，半日后解出大量黑色稀便。继用前法去硝、黄加橘络三钱，三天后神志渐清，继用补阳还五汤加怀牛膝、菊花、龙、牡、熟地黄。约半年后能扶杖行走，生活一般可自理，后于 1972 年死于再次脑出血。

案二

任某，女，54 岁，工人。

患者有高血压史，于 1976 年 4 月突然中风，急送某医院治疗。因该院未收住院而转我院治疗。症见神昏失语，左侧半身不遂，脉象缓滑，舌淡赤，苔薄白，二便自遗，方以补阳还五汤加党参、菖蒲、远志、竹茹、山楂、神曲、丹皮为主随证加减。三个月以后，自己步行回家，现仍如常人。

案三

王某，女，75 岁。

患者本有高血压病史，于 1977 年 9 月 20 日突然中风，住当地医院一周未见好转，而转入我院。症见面色苍白，神昏，语言错乱，左侧半身瘫痪，脉象细弱，舌淡，苔薄白，生活不能自理，大便不畅。方以圣愈汤加桃仁、红花、菖蒲、竹茹、丹皮、鸡血藤胶，再加红参四钱，煎水频服。现在语言神志清楚，能扶着站立，尚在住院治疗中。

编者按：建瓴汤出自张锡纯《医学衷中参西录》一书，组成：生怀山药一两、怀牛膝一两、生赭石八钱、生龙骨六钱、生牡蛎六钱、生怀地黄六钱、生杭芍四钱、柏子仁四钱。磨取铁锈浓水以之煎药。原书主治“脑充血”，张氏注此方“服后能使脑中之血如建瓴之水下行，脑充血之证自愈”。

眩晕中风关系浅识

陶克文

中风是指猝然昏仆，不省人事，伴有口眼㖞斜，语言不利，半身不遂；或不经昏仆而仅有㖞僻为主的证候。历代医家对中风的论述颇多，唐宋以前多主外风，唐宋以后多主内风。前者谓为真中风，后者为类中风。临床所见，属内因引起者居多。本文仅就眩晕与中风(内风)的关系，略加探讨。

一、中风病因病机

中风病因，前人有主张“心火暴甚”“正气自虚”“湿痰生热”等不同论点。明代医家张景岳在《景岳全书·非风》中指出：“凡病此者，多以素不能慎，或七情内伤，或酒色过度，先伤五脏真阴。”“阴亏于前而阳损于后，阴陷于下而阳泛于上，以致阴阳相失，精气不交，所以忽尔昏愦，卒然仆倒。”清代叶天士在《临证指南医案·中风》中，进一步阐明“精血衰耗，水不涵木”“肝阳偏亢，内风时起”的发病机理。近代医家张山雷、张寿甫等总结了前人的经验，认为中风主要在于肝阳化风，气血并逆，直冲犯脑。综上所述，中风的发生，病理虽较复杂，但归纳起来，不外肝肾阴虚，脏腑功能失调。

二、眩晕是中风的先兆

眩晕多由肾阴不足、肝失所养所致，以致阴虚阳亢，内热生风，风火挟痰犯上，心乱神昏，甚则晕倒。此即《素问·至真要大论》所说“诸风掉眩，皆属于肝”的肝风内动的表现。中风与肝风同属肝风内动，肝风病轻，中风病重。肝风可出现头痛眩晕、肢麻、失眠等症；中风的主要特点是发病急骤，突然昏倒，出现口眼㖞斜、语言謇涩、半身偏瘫等严重症状，多系长期眩晕的进一步发展。朱丹溪说：“眩晕者，中风之渐也。”指出了眩晕是中风的先兆，中风是眩晕的后果。这是前人从大量临床实践中积累起来的宝贵经验，为预防中风指出了方向。

三、中风的防治

中风为常见的危急重症，一旦发生，多预后不良，虽经及时抢救，亦多留下后遗症不易恢复。本病多见于中年以上患者，且有随人们平均寿命的延长而逐年增多的趋势，成为当前防治老年病的一项重要课题。

首先，要加强预防，减少发病率。如前所述，眩晕是中风的先兆。特别是中年以上患者，如果经常出现头痛眩晕，肢麻肉瞤，以及一时性语言不利等症，就应引起重视，积极进行防治。《证治汇补·中风》篇云："平人手指麻木，不时眩晕，乃中风先兆，须预防之，宜慎起居，节饮食，远房帏，调情志。"强调从生活起居、思想情绪、饮食等多方面进行预防，避免生活无节制，气血耗损，阴阳失调，防止病情发展。清代王清任《医林改错》载有口角流涎，或上下肢发麻，手指无故自动，肌肉跳动、抽搐，或行走腿如捣蒜等中风先兆的多种描述，也为预防中风提供了有益的经验，值得借鉴。

其次，要辨证施治。临床常将中风分为中经络与中脏腑两大类。中经络者，病位较浅，病情较轻，一般无神志改变，仅表现为口眼㖞斜、语言不利，半身不遂；中脏腑者，病位较深，病情较重，主要表现为神志不清，㖞僻不遂，多有后遗症。应当详加辨别，选方用药。

张锡纯治疗本病，十分强调区别于外风，指出"风名内中，言风自内生，非风自外来也。""若辨证不清，本系内中风，而亦以祛风之药发表之，其脏腑之血，必益随发表之药上升，则脑中充血必益甚，或至于血管破裂，不可救药。"他根据内中风脉弦长有力，或上盛下虚，头目时常眩晕，或脑中时常作疼发热，或目胀耳鸣，或心中烦热，或时常噫气，或肢体渐觉不利，或口眼渐形歪斜，或面色如醉，甚或眩晕，至于颠仆，昏不知人，移时始醒，或醒后不能复原，精神短少，或肢体痿废，或成偏枯等症，主张用镇肝熄风汤，作为治疗本病的主方。处方：怀牛膝、生赭石、生龙骨、生牡蛎、生龟板、生杭芍、玄参、天冬、川楝子、生麦芽、茵陈、甘草。心中热甚者加生石膏，痰多者加胆星，尺脉重按虚者加熟地黄、净萸肉。大便不实者去龟板、赭石，加赤石脂。

方名镇肝熄风汤者，因肝木失和，风自肝起。是以方中重用牛膝以引血下行；龙骨、牡蛎、龟板、芍药以镇息肝风；赭石以平胃降冲，玄参、天冬以清肺气，肺中清肃之气下行，自能镇制肝木。此方专治内中风，为临床常用方剂。实践证明，运用得当，每可获得满意效果。

王清任别具一格，从气虚论治，创立补阳还五汤治疗偏瘫。药物有黄芪、归尾、川芎、赤芍、桃仁、红花、地龙。方中重用黄芪，配合归、芎、桃、红等品，具有益气活血，通经和络之作用。若辨证精确，按照临床实际情况，加减用药，可得手取效。

总之，应根据发病部位的深浅和病情轻重的不同，或平肝潜阳，或滋阴补肾，或益气血，或清痰火，或通经络，或开闭祛邪，或扶正固脱，随证治之，方可奏效。

◎ 小结

本文着重探讨了眩晕为内中风的先兆。提出加强预防，减少中风发病率，是防治老年病的一项重要课题。在治疗方面，选择了前人对本病行之有效、带有普遍指导意义的主要治疗方法，并根据中风病情的不同，举出了一些必要的“治则”，以供临床参考。

中风病因浅谈

肖国芳　陈德修

中风是以突然口眼㖞斜、语言不利、半身不遂，甚至突然昏仆不省人事为特征的一类疾病。因其发病急骤，变化迅速，与自然界“风性善行数变”的特征相似，故古代医家以取象比类的方法称之为中风。

一、中风病因学的发展概况

对中风病因的认识，历代医家颇不一致。从春秋战国起到唐宋以前，对于中风的病因，虽然也认识到有气血内虚的因素存在，但主要认为系“体虚受风”外风入中所致。如《黄帝内经》云：“营虚则不仁，卫虚则不用，营卫俱虚则不仁且不用。”“风之伤人也……或为偏枯。”“风中五脏六腑之俞，亦为脏腑之风各入其门户所中，则为偏风。”东汉张仲景认为“络脉空虚，贼邪不泻”为中风之因。宋代严用和《济生方》亦有“真气先虚，营卫失度，腠理空疏，邪气乘虚而入，及其感也，为半身不遂”的记载。

金、元、明时期，逐渐认识到本病非外风所致，把中风病因学说向前推进了一步。如刘河间在《素问玄机原病式》中认为，“中风偏枯者，由心火暴甚，而水衰不能制之……则卒暴僵仆”；朱丹溪认为“湿土生痰，痰生热，热生风也”；李杲在《东垣十书》中认为，“中风者，非外来风邪，乃本气自病也，凡人年逾四旬，气衰之际，或因忧喜忿怒伤其气者，多有此疾，壮岁之时无有也：若肥盛者，则间有之，亦是形盛气衰故如此耳”；景岳明言，“本皆内伤积损，颓败而然，原非外感风寒所致”。故建议“非风”命名本病。

清代医家又进一步明确指出中风主要是由于内风为患所致。王旭高认为中风多因肝风上逆。《临证指南医案》也提出，“精血衰耗，水不涵木，木少滋荣，故肝阳偏亢，内风时起”。

总之，唐宋以前多以“内虚邪中”立论。认为中风是由于真气不足，脉络空虚，然后邪风乘虚侵袭所致。这种由外风侵袭之中风，后世医家称为“真中风”或“真中”。金元明清时期提出“非风”学说，主张内因为患，但也提出了“心火暴甚”“正气自虚”“湿痰生热、热生风”等观点。这种由内风扰动所致的中风，后世称之为“类中风”或“类中”。

由上可知，中风病因学说的发展经历了外风—非风—内风这三个阶段。

二、对中风病因的肤浅认识和探讨

中风病名自《金匮要略》记载起，一直沿用至今。本病是一种病情危重，较难治疗的常见病、多发病，正如喻昌所说：“中风一证，动关生死安危，病之大而且重，莫有过于此者。”

中风一病，包括了西医学中的脑出血、脑动脉血栓形成、蛛网膜下腔出血、脑血管痉挛、病毒性脑炎以及面神经麻痹等疾病。它对中老年人威胁较大，因而医家们一直高度重视，不断地对其发病因素及临床诊治进行探讨，以求良策。

目前对中风病因的认识没有重大突破，只是在传统认识的基础上不断补充和完善。其中尤以瘀血因素和脏腑阳虚等观点较为突出，使之更符合临床实际。

对中风病因虽众说纷纭，但可用“虚、实”二纲来概括，以执简驭繁。“虚”即正气虚，“实”即为邪气盛。

1. 正气虚

（1）阴血虚：主要是肝肾阴虚及心之阴血不足所致。造成阴血虚是多方面因素所致，或为素体虚弱，精血衰少；或因年老脏器功能自衰；或因早婚及房劳过度；或因胎产过多耗伤精血；或因七情所伤，以致肝郁气滞，郁久耗伤其阴血；或妇女经血过多、崩漏、带下等日久耗伤肾肝之阴血。阴虚则阳亢，阳亢则风动，风动则气血并走于上，而突然出现昏仆、不省人事、半身不遂。心阴血不足，心阳偏亢，形成心火暴涨。阳火炼液成痰，蒙蔽清窍，遂成此证。

（2）阳气虚：其轻者为肺卫气虚，重则为心、脾、肾阳虚。气虚者，腠理不密，脉络空虚、风邪趁虚而入中经络，气血痹阻，肌肤筋脉失于濡养，即成口眼㖞斜或半身不遂。阳气虚弱，五脏六腑亦必然不足，从而导致阴血虚，而易成阴虚阳亢之中风。若素来脾肾气虚，水湿积聚，聚湿成痰，痰生热，热生风，形成风痰，随气血上逆而为患。气虚之甚为阳虚，阳气虚弱，鼓动无力，血行受阻，血脉随之痹阻，经隧不通，也是中风之因。

（3）七情致病：七情致病，不但可伤人五脏之阴，也可以作为直接致病因素。忧思恼怒，五志化火为心火亢盛，热气怫郁；或为暴怒伤肝，肝阳暴动，引动心火，风火相煽，心神昏冒卒倒无知，发为本病。如《素问玄机原病式》载述的“多因喜怒思悲恐之五志有所过极而卒中者，由五志过极，皆为极甚故也”。

2. 邪气盛

（1）饮食失宜：平素饮食过饱或饮酒嗜肥，损伤脾胃。脾失健运，则化源不足，精血失充；再则水湿失运，聚湿成痰，阻碍气机正常运行，或形成风痰。

（2）六淫致病：六淫之中主要是风邪致病，其次是寒邪、湿邪、火邪。风为百病之长，当机体阳气不足时，即乘虚而入，挟痰中于经络；寒性凝滞，导致血流缓慢，形成瘀血；湿邪生痰，形成风痰；火性炎上，造成气血逆乱。

（3）瘀血阻滞：由于气虚气滞，寒凝血阻，血热互结等形成瘀血，阻滞经络，造成半身不遂。

◎ 小结

中风是多种原因形成的，好发于冬春季节，其发病，主要是气血的上逆。《素问·调经论》曰：“血之与气，并走于上，则为大厥，厥则暴死。气复反则生，不反则死。”气血之所以并走于上或由于平素气血亏虚及心、肝、肾三脏阴阳失调，加之以忧思恼怒或饮酒饱食，或房室劳累，或外邪侵袭等诱因即形成肝阳暴张，阳化风动，血随气逆，挟痰挟火，横窜经隧，蒙蔽清窍，形成上实下虚，阴阳互不维系的危险证候。

惊厥证治

屈自申

惊是指抽搐，突然发现四肢抽搐，手足挛急，或头项强直，目瞪唇动，角弓反张等一类证候。俗称抽惊，或叫惊风证。厥是指昏厥。骤然昏倒，不省人事，四肢厥冷，或手冷至肘，足冷至膝等一类证候。俗称昏厥，或叫厥证。

惊厥分为热惊厥和杂证惊厥两种。热惊厥，五岁以下的小儿为多，由急性感染性炎症高热引起；杂证惊厥亦称无热惊厥，如老年中风，儿童或成人患手足搐搦症等。兹称惊厥证治六则分别叙述如下。

◎ 案一　暑热入营

李某，男，2 岁。高热 5 天，伴有呕吐，神识昏迷，不时颈强抽搐，甚至角弓反张。瞳孔大小不等，温度 40.2℃，脑膜刺激征阳性。查血：白细胞 15 000~21 000 每立方毫米，中性粒细胞 78%~90%，脑脊液蛋白试验阳性，白细胞 80 个。苔薄黄少津，脉浮数。西医诊断：流行性乙型脑炎。中医辨证：暑热毒邪热入营分，逆传心包之候。治法：清热息风，芳香开窍。处方：金银花 24g，连翘 9g，生石膏 60g，知母 9g，竹茹 9g，菖蒲 3g，郁金 6g，粉丹皮 9g，大青叶 24g，芦根 31g，甘草 3g，2 剂。另服安宫牛黄丸 2 粒，每粒分 2 次服，日 4 次。

复诊：药后烧热减退，脉静身凉，神识清楚，抽搐停止。继宗原方化裁 2 剂。

三诊：体温正常，一般情况尚好。仍以原方合沙参麦门冬汤加减，服 2 剂而愈。

◎ 案二　疫毒痢

陈某，男，22 岁。发热重，微恶风，腹痛肠鸣，大便脓血，里急后重，日夜二三十次已 3 天。今口干喜饮，时烦及谵语，恶心欲吐，时而抽搐，肢端冷，头痛，高热无汗。体温 40.5℃。心、肺无异常发现。腹平坦，软。肝脾未扪及。左下腹部有压痛，无反跳痛。舌质淡红，苔黄垢，脉濡数。查大便有脓血及黏液，红细胞（++），脓细胞（+++），巨噬细胞少。西医诊断：中毒型痢疾。中医辨证：湿热疫毒下痢。治法：清热解毒，凉血息风，佐以调气行血之品。处方：葛根 18g，黄芩 12g，黄连 6g，广香 9g，榔片 12g，当归 12g，赤芍、白芍各 15g，丹皮 12g，白头翁 18g，黄柏 9g，银花藤 31g，马齿苋 31g，连服 2 剂。另服紫雪丹，每次 1 粒，日 3 次。

复诊：药后烧退，惊厥停止。证治同前，原方加大蒜 2 枚，2 剂。

三诊：病情显著好转，临床症状近于消失，复查大便正常。仍宗上方加减，连服 3 剂而愈。

◎ **案三　暑厥**

付某，男，31 岁。三伏炎热天气劳动伤暑，当晚头昏头痛，高热体温 40.3℃，出汗，心烦，口渴喜饮，胸闷欲吐，肢倦无力。次日神志昏沉，阵性抽搐 2~3 分钟缓解，二便失禁。诊查时，高热 40.1℃，神志轻度昏迷，不时手足拘挛，心肺无特殊发现，皮肤稍显干燥，苔黄少津，舌质淡红，脉滑数。查血：白细胞 8 400 每立方毫米，中性粒细胞 82%，淋巴细胞 18%。西医诊断：中暑。中医辨证：暑热重病，热盛动风，惊厥之候。即暑厥证。治法：清热解暑，息风开窍。处方：生石膏 62g，知母 31g，银花 31g，连翘 18g，钩藤 18g，僵蚕 12g，犀角粉 4.5g（兑服），寒水石 31g，九节菖蒲 6g，郁金 12g，六一散 18g，2 剂。另服局方至宝丹每次 1 粒，日 3 次。

复诊：病情显著好转，惊风已止，神清合作，苔薄黄少津，脉静身凉，拟以生脉散及沙参麦门冬汤加减，连服 3 剂，病已基本痊愈。

◎ **案四　中风**

刘某，男，61 岁。猝然昏倒，口眼㖞斜，右半身不遂，喉间痰鸣，舌强语謇难言，鼻息鼾声，二便失禁，惊厥二次，撒手，出汗，遗溺，有高血压病史 7~8 年，血压 186/110mmHg，舌淡红，苔黄腻，脉弦滑。西医诊断：脑出血。中医辨证：中风中痰兼中脏。治法：平肝息风，清热涤痰，芳香开窍。处方：羚羊角粉 3g（兑服），钩藤 24g，白芍 15g，法半夏 12g，胆南星 9g，远志 4.5g，郁金 12g，九节菖蒲 4.5g，黄芩 12g，全蝎 3g，2 剂。另服至宝丹 1 粒，牛黄清心丸 1 粒，交叉服，每天各服 2 粒，共 4 次。

复诊：药后神识稍清，喉间痰鸣，鼻鼾亦见减轻，余症与舌脉同前。继宗前方再进 3 剂。加服至宝丹及牛黄清心丸各 1 粒，日 2 次。

三诊：神志逐渐好转，呼之能点头示意，言语謇涩、痰鸣及鼾声较前改善，但口眼㖞斜及右半身瘫痪如故。二便失禁有进步。苔黄腻转薄，舌质淡红，脉弦缓，血压 170/98mmHg。处方：羚羊角粉 1.8g（兑服），钩藤 18g，杭菊花 24g，京半夏 9g，远志 4.5g，郁金 12g，黄芩 12g，地龙 12g，全蝎 3g，竹茹 62g。煎汤，连服 3 剂。

四诊：经治一周后神志清醒，对答不误，仍有语謇，喉间痰鸣消失，但口眼㖞斜及右半身呈弛缓性瘫痪无明显进步，血压较稳定，舌脉如前。服上方有效，继宗前方化裁。处方：杭菊花 15g，钩藤 15g，白芍 24g，京半夏 12g，茯苓 12g，牡蛎 31g，牛膝 12g，黄芩 12g，地龙 12g，豨莶草 31g，海桐皮 24g，3 剂。继则配以针灸，并用补阳还五汤与五虎追风散加减，一个月后能下床活动，口眼㖞斜显著好转，三个月后门诊随访基本康复。右上肢留有后遗症活动不灵敏。

◎ 案五　手足挛急

易某，女，24 岁。四肢挛急，手足搐搦反复发作年余，时作时止，甚则震颤与惊厥，出汗，表情痛苦，呻吟不止，躁动不安，神清，两腕部弯曲，两手指伸直向内，拇指贴近掌心，余四指内收。足趾强直，足底弯曲，无脑膜刺激征。白细胞总数 6 700，中性粒细胞 72%，淋巴细胞 26%，嗜酸性粒细胞 2%，血色素 62%，红细胞 310 万，血钙 7mg，舌淡红，苔白薄，脉弦细。西医诊断：手足搐搦症（低钙）。中医辨证：血虚生风，筋脉失养，手足挛急之候。治法：养血息风，濡润筋脉，缓痉镇痛。处方：黄芪 24g，当归 12g，生地黄、熟地黄各 15g，白芍 31g，生、炙甘草各 6g，炙鳖甲 24g，龙骨 24g，牡蛎 24g，蜈蚣 1 条，木瓜 12g，伸筋草 31g，3 剂。在发作时用针灸或以葡萄糖酸钙、溴化钙静脉注射，维丁胶性钙针肌肉注射亦可。

复诊：药后抽筋已止，继宗前方增删，连服一周，随访病愈。

◎ 案六　蛔厥

李某，女，23 岁。阵发性右上腹部呈痉挛性绞痛，有“钻顶”感，放射至右肩部，辗转不安，呻吟不休，缓解时较好。并呕吐蛔虫，食则呕吐及痛较剧，出汗，四肢冷厥。舌淡，苔白薄，舌前面有红点，下唇内有少许白颗粒，面部有散在少许白斑，巩膜有蓝点。脉弦细缓。西医诊断：胆道蛔虫病。中医辨证：蛔上入膈，蛔厥。治法：安蛔镇痛。先用针刺疗法；继用维生素 K_3 针 4mg 加阿托品针 1mg 肌肉注射；乌梅丸 2 瓶，每次服二钱，日 3 次。处方：柴胡 15g，白芍 31g，枳实 12g，乌梅 31g，广香 9g，川连 6g，使君子 15g，川楝皮 18g，玄胡 12g，连服 2 剂。白醋频服。

复诊：药后蛔痛显著好转，手足温和，能进少许食物，神气未复。苔白脉弦缓。仍以原方增减，继进 3 剂，随访诸症悉愈。

肾小球肾炎治疗体会

程华堂

肾小球肾炎是一种常见病、多发病，是各种病因引起双侧肾脏弥漫性或局灶性肾小球病变，临床表现为血尿、蛋白尿、高血压、低蛋白血症、水肿等，严重危及人民身体健康。

中医学虽无肾炎这一病名，但从水肿、水气、肿胀等表述中可找到与现代医学相似的症状。在历代中医学文献中，有许多类似证候及治验的记载。《黄帝内经》说："水始起也，目窠上微肿如新卧起之状，其颈脉动，时咳，阴股间寒，足胫肿腹乃大，其水已成矣。以手按其腹。随手而起，如裹水之状，此其候也。"水肿初起，眼睑微肿，犹如方醒之状，同时颈部显著跳动，时时咳嗽，水肿逐步延及颜面、四肢，最后形成腹水。这种描述，颇符合今之肾性水肿的临床特点。《黄帝内经》说："肾病者，腹大胫肿，喘咳身重，寝汗出，憎风。"又在病机十九条中提出："诸湿肿满，皆属于脾。"明确指出水肿与脾、肾关系极为密切。《金匮要略》从脉因证治而分为风水、皮水、石水、正水四个类型。风水脉浮，外见骨节疼痛，恶风；皮水脉浮，外见跗肿，按之没指，其腹如鼓，不恶风，不渴，当发其汗。其发病多属感受外邪，病情较急，似属今之急性肾炎，或慢性肾炎急性发作。正水，脉沉迟，外见腹满；石水其脉自沉，外见腹满不喘，似属今慢性肾炎。元代朱丹溪著《丹溪心法》，总结前人的理论及经验，将水肿归纳为阴水、阳水两大类。一般以急性、热性、实性者为阳水；而慢性、寒性、虚性者属阴水。这些理论是我们中医治疗急、慢性肾炎的宝贵经验。而在急性肾炎或慢性肾炎水肿消退后，不少患者有不同程度的蛋白尿和肾功能不全，说明肾炎并未治愈。从临床表现来看属于中医的虚劳虚损范畴。其病机复杂，临证之时，应按虚劳虚损辨证治疗。

肾小球肾炎的临床表现比较复杂，因患者体质的差异，所损脏腑、气血、阴阳的区别，以及证有寒、热、虚、实之分，故在分期分阶段治疗的同时，运用脏腑、阴阳、气血的理论进行分析，抓住不同时期的主要矛盾，作为治疗的依据。现分别辨证如后。

一、急性肾小球肾炎

急性肾小球肾炎发病较急，以水肿、蛋白尿为特征，属中医阳水范围。临床分下面两型。

1. 风寒型

主症：恶寒发热，无汗，咳嗽气喘，眼睑、头面、四肢浮肿明显，腰以上为甚；或有胸腹胀满，小便不利，口渴，苔薄白，脉浮紧。

检查：尿常规：尿蛋白（++~+++），白细胞及红细胞少许，或有颗粒型。血压正常或偏高。

治法：疏风散寒，宣肺利尿。

处方：麻杏五皮饮（麻黄10g，杏仁10g，冬瓜皮30g，桑白皮15g，腹皮10g，茯苓皮15g，陈皮10g）加车前草30g，赤小豆20g，木通10g。

方解：方中麻黄、杏仁疏风散寒，宣通卫阳，使肺宣气畅，肺卫条达，调整三焦气化功能以消肿，五皮饮调整肺脾以消肿。加入车前草等三药以利尿行水。如水肿明显，麻黄宜加重至15~20g。

2. 风热型

主症：发热恶寒，有汗或汗少，头痛，咳嗽、气喘，咽喉疼痛，口渴，小便少或赤涩。浮肿以眼睑头面为显，四肢轻度浮肿。重者可出现胸水（胸腔积液），大便干，舌质边尖红，苔白，脉浮数或洪大。

检查：尿常规：尿蛋白（++~+++），红细胞满视野或肉眼血尿，可见颗粒管型，血压升高，扁桃体肿大或咽喉红肿。

治法：疏风清热，宣肺利尿，凉血止血。

处方：麻黄连翘赤小豆汤加减。麻黄8g，连翘12g，赤小豆15g，杏仁12g，生姜8g，大枣12g，桑白皮12g，甘草3g，银花藤15g，板蓝根20g，蒲公英20g，鲜茅根30g，生地黄20g，大蓟、小蓟各20g。

方解：用麻黄、连翘、杏仁、桑白皮宣肺清热，使肺气得通，水湿得下，从而风水自除。加入板蓝根、生地黄、大蓟、小蓟凉血解毒以止血。银花藤、蒲公英、板蓝根等清热解毒以利咽。大枣、生姜调和脾胃，赤小豆、白茅根清热利尿。

二、慢性肾小球肾炎

慢性肾小球肾炎病机复杂，多数由急性肾小球肾炎治疗不当或治疗不及时转变而成，以脾肾阳虚为病理特点，以水肿、蛋白尿、高血压为主症。

下面分水肿期与无水肿期治疗。

1. 水肿期 此期以肾性水肿为特点，包括慢性肾小球肾炎急性发作水肿及肾变期引起的水肿。

（1）肺郁湿阻型

主症：恶寒发热，无汗，咳嗽气喘，眼睑、头面、四肢浮肿，腰以上尤为明显，或胸腹胀满，小便少、色黄，口渴，食纳不佳，舌苔白，脉浮滑。

检查：尿常规：尿蛋白（++~+++），或可见红细胞、白细胞少许，血压偏高或正常。

治法：宣肺降气，运脾消肿。

处方：越婢加术汤（麻黄 10g，石膏 20g，白术 10g，生姜 9g，大枣 12g，甘草 3g）加杏仁 10g，桔梗 9g，连翘 12g，白茅根 30g，木通 10g。

方解：方用越婢加术汤宣通肺阳，升降气机，清里热运脾，通过宣畅三焦以利尿消肿，加入杏仁、桔梗开降肺气，开上源以利下源行水；连翘、木通、白茅根清热利尿。

（2）脾气虚弱，水湿泛滥型

主症：胸闷腹胀，疲倦，食欲不振，大便时溏，小便少，浮肿明显，腰以下为甚，按之凹陷不起，面色萎黄，四肢冷，苔白腻，脉沉缓。

检查：尿常规：尿蛋白（++~+++），红细胞、白细胞少，管型少，血浆蛋白低，或可能有胸水（胸腔积液）及腹水。

治法：温运脾阳，化气行水。

处方：实脾饮（茯苓 15g，厚朴 10g，土炒白术 10g，木香 10g，木瓜 15g，草果 10g，大腹皮 10g，附子 10g，干姜 10g，甘草 3g）或用五苓五皮饮（方略）加减治疗。

方解：用土炒白术、甘草实脾补虚，使土能制水；干姜、附子、草果温中祛寒，扶阳抑阴；茯苓、厚朴、大腹皮、木香、木瓜行气导水，使气行湿化，温阳健脾，土实则水制。如水肿甚，还可加猪苓、泽泻各 20~30g，以加强利水消肿之效。

（3）肾阳虚衰，水湿内盛型

主症：腰酸膝软，面目四肢浮肿，按之凹陷不起，怯寒肢冷，头昏目眩，语声低怯，少气懒言，小便短少，舌淡苔白舌体胖，脉沉细无力尺脉弱。

检查：尿常规：尿蛋白多（+++~++++），血浆蛋白降低。

方法：补肾温阳，利水消肿。

处方：真武五苓汤（附片 10g，茯苓 10g，生姜 10g，白芍 12g，甘草 3g，桂枝10g，白术10g，猪苓、泽泻各15g）加补骨脂10g，川续断12g。

方解：方中用附片、补骨脂、川续断温肾阳祛寒，补肾壮腰；茯苓、白术健脾祛湿，利水，防止水的复生；生姜温中，白芍和里，与附片同用，能入阴破结，敛阴和阳；猪苓渗湿利水，桂枝温化膀胱，加强其气化功能，达到水湿的排除。如水肿甚，方中猪苓、泽泻可重用至30~50g，并酌情加入肉桂、巴戟天等温经、化气之品。

2. 无水肿期 此阶段多由急性肾小球肾炎治疗不当转成慢性而又水肿消退者。临证无水肿表现，只有阴阳、气血亏损及脏腑功能失调、肾失封藏、肾气亏虚等症状表现。治疗原则是调补气血、阴阳、脏腑，并着重益肾固精以节流，健脾补肾以开源。从而清除尿蛋白，恢复肾功能，培补气血。现分三型讨论。

（1）脾肾阳虚型

主症：面色苍白或萎黄，肢凉怕冷，食欲不振，便溏纳少，尿少色清，足跗微肿，腰酸胀，舌质淡，舌体胖大，边有齿痕，苔薄白，脉沉细无力或沉缓。

检查：尿常规：尿蛋白少许。生化检查：血浆白蛋白/球蛋白（A/G）倒置，胆固醇增高，血浆非蛋白氮（NPN）正常。

治法与处方：脾阳虚为主者，治以温阳健脾，用实脾饮（见前述）加巴戟天10g，山药15g，菟丝子10g；如少气声微，正气过虚者，加入党参20g，同时重用附片15~20g温补元气。偏肾阳虚为主者，以温补肾阳，培补元气之法治疗。方用右归饮（熟地黄、山萸、山药、肉桂、附片、杜仲、红杞、甘草）加入菟丝子10g，巴戟天12g，鹿角胶10g补肾壮阳。

（2）肝肾阴虚，肝阳上亢型

主症：眩晕头痛，耳鸣，五心烦热，夜寐不安，腰酸膝软，视物模糊，时感身上炽热，口干，舌质红，苔薄白或无苔，脉沉弦细数。

检查：尿蛋白（+++），血胆固醇增高，血压160~180/100~120mmHg。

治法：滋养肝肾，柔肝潜阳。

处方：天麻钩藤饮（天麻12g，石决明15g，牛膝15g，杜仲15g，桑寄生15g，夜交藤10g，茯神20g，栀子12g，茯苓12g，益母草20g）加入熟地黄20g，山萸10g，女贞12g，增强滋阴养肝的作用。

（3）气血虚亏，阴阳不足型

主症：神疲乏力，心悸气短，头昏耳鸣，形寒畏冷，面色皖白，小便不利，肌肤枯涩，舌质淡，舌体胖大有齿痕，苔白脉沉细弱。

治法：益气养血，健脾补肾，调补阴阳。

处方：十全大补汤加入阿胶 10g，紫河车 10g，鹿角胶 10g，首乌 15g 补益精血；或再加入巴戟天 12g，川续断 12g 加强补肾温阳之效。作为消除尿蛋白，恢复肾功的主要方法。

慢性肾小球肾炎水肿消退后，如出现上述气血亏虚、阴阳不足，又同时兼见食少纳呆、腹胀便溏等脾虚见症时，应在上述药物使用之前，先用香砂六君之辈，以健脾渗湿，脾健胃强，水谷精微得化，气血精微（蛋白）有源，在此基础上，方可大补气血阴阳。否则恐犯“虚不受补”之误。

三、有关治法的体会

急性肾小球肾炎或慢性肾小球肾炎急性发作皆以水肿为特点。有水肿者，消肿是关键。水肿消退后，治疗肝脾肾亏虚，气血不足，阴阳失调是关键。治疗以消除尿蛋白，恢复肾功能为目的。

1. 水肿的治疗 肾虚水肿的治疗是温补与利尿相结合，标本同治。治本之法有宣肺、健脾和温肾之法。通过肺气的宣化，脾气的运化，肾气的蒸化以行水。治标以“开鬼门，洁净府，去菀陈莝”作为指导思想。张仲景说：“诸有水者，腰以下肿，当利小便，腰以上肿，当发汗乃愈。”通过发汗、利尿和泻下三法，来达到消肿的目的。解表发汗应用于急性肾小球肾炎或慢性肾小球肾炎急性发作而表证较重者。攻下法应用于浮肿严重，病程较短的体实患者，以利尿法应用得多，包括健脾、益气、补肾、温阳等利尿法，尤以温阳利尿应用得最多。常用药物有附片、巴戟天、仙茅、肉桂、葫芦巴、猪苓、茯苓、木通、车前子等。肿甚的加黑白二丑各 10g，清晨空腹服，一日一次，七日为一个疗程。或可加入带皮槟榔入复方中应用。常用方剂如真武五苓汤（真武汤合五苓散）、济生肾气丸等。实践证明，“温肾而不利尿”或“利尿而不温肾”消肿效果都不佳或无效。必须二者同时应用，效果才显著，病情才稳定。据研究报道，温肾药能使肾血流量增加，并证明尿量的增加与附片用量成正比例；而利尿药使肾小管回收率降低。因此，温肾利尿的机制可能是促进肾小球滤过率或抑制肾小管回收率或同时二者兼之。除上述辨证施治外，还可酌加当归、黄芪、麻黄、附片。有学者认为黄芪、麻黄、附片为治疗慢性肾小管肾炎水肿最主要而且确有疗效的药物。

慢性肾小管肾炎水肿，除脾肾阳虚水气不化外，往往因病久，失去蛋白过多，加之脾肾功能下降，饮食补充蛋白质不足而致血浆蛋白低下（有的在 1.5g/L 以下)。使用利尿及泻下药物只能解决部分水钠潴留，但不能解决血红蛋白低下或全身出血倾向。此时，必须把大剂温补脾肾(如附片、巴戟天、肉桂)与利尿消肿(大剂猪苓、泽泻)结合起来，作为治疗慢性肾小管肾炎的根本治疗大法，疗效才能满意。

因脾有运化水谷之功、制水之用，脾胃强健才能对气血的化生、脏腑的滋养起作用。它有加强消化、吸收、排泄的功能，增加新陈代谢，使机体得以自力更生，以保气血之化源。常用之药物有党参、黄芪、茯苓、白术等。参、芪二者皆可有使血浆蛋白增高，球蛋白减少之作用。

在临床实践中，部分慢性肾小球肾炎水肿患者，用西药利尿配合中药温补脾肾之法，还可大大提高疗效。对某些脾肾阳虚型顽固慢性水肿患者，用上述方法无效的配合激素，可使疗效提高。但激素对低血浆蛋白性水肿患者，应用时要慎重(易引起出血和感染)，同时对阴虚阳亢型阴虚内热的高血压及血尿患者效果不佳，肾功能有损害者尤为不好。

急性肾小球肾炎水肿易治，慢性肾小球肾炎特别是肾阳虚衰型水肿病程缠绵，时轻时重，反复难治，尤当着重温肾扶阳，利尿行水，并注意饮食起居，防止再感新邪。如一旦出现外感时，必须积极治疗新感，以消肿为急，在治疗过程中，应注意型别的转化，随时辨证易法而施治。

2. 关于蛋白尿的治疗

蛋白尿的产生在于脾肾阳虚，尤以肾虚为主。肾主封藏，五脏六腑之精气皆归于肾。蛋白尿的治疗要点在于调理整体，祛除外邪的同时，应着重恢复肾功能。肝肾阴虚者当滋阴，脾肾阳虚者当温阳，气血不足者当双补气血，并加用补肾固精之品，使肾气渐渐充沛，封藏得固，进而逐渐减少和消除尿蛋白。精气包括先天之精与后天水谷之精，统归于脾肾。故气血精气来源于先天，滋生给养取之于后天。如脾气不足，肾之精气可因之亏虚，闭藏失职，精气外泄，亦可出现蛋白尿。特别是久病后的气血精气不足患者，更应健脾益气，在固肾节流的同时，还当开源，养先天之本，益后天之源使脾得健运，肾得固藏。蛋白尿是肾炎的一种临床表现，但并非唯一临床症状。因此应在着重辨证施治的同时，于复方中加用固肾封藏之药，如熟地黄、山萸、女贞、龟胶、紫河车、首乌、桑椹等滋阴补肾，川续断、鹿角胶、巴戟天、肉桂、附片、补骨脂等温补肾阳、益肾固精之品，或加入党参、茯苓、黄芪、山药等健脾益气之类，使蛋白渐渐减少，肾功能得以渐复。还有报道人参、蜂乳可以改善肾功能；大剂黄芪有使尿蛋白消退的作用；党参有使血浆蛋白增加、球蛋白减少的作用。在辨证基础上长时间服用金樱膏或桑椹膏能使尿蛋白较快地减少，或使肾功能恢复。

3. 关于高血压的治疗

肾炎高血压多发生在水肿消退后或将出现晚期肾炎时，病机多是阳损及阴，阴虚阳亢，应以育阴潜阳为治。单纯用中药虽能改善症状，但降压幅度不大，比较难以控制。临床应用中医辨证，并配合口服110降压片、利血平治疗可提高疗效。(编者按：前述降压药现已较少使用，但中西医结合降压的思想仍值得借鉴。)常用中药有当归、白芍、生地黄、钩藤、黄芪、杜仲、枸杞、益母草、牛膝、夏枯草、车前草等，以滋阴平肝，镇惊利尿。有的医者还用补阳还五汤治疗，认为慢性肾炎重用黄芪（30~60g），佐以地龙、桃仁、红花，使黄芪补而不滞，收到血压下降，血浆蛋白增高，尿蛋白减少，食欲增加等效果。黄芪有利尿强心、降压、扩张血管、促进渗出物的排泄与新肌生长的作用，以及部分抗菌及类性激素的作用。既有助于利尿降压，又可健脾益气，很有利于肾炎的治疗，尤其是有肾阳虚的表现时用之更好。桃仁、红花等活血化瘀药可促进肾血液循环，提高肾小球滤过率，降低肾小管回收率。近年来，比较广泛地应用活血化瘀法治疗肾炎，大大提高了治愈率。

4. 关于血尿的治疗

血尿的病机多属脾肾气虚，或血热，或阴虚火动，热伤血络，血液外溢。后者多兼有泌尿系感染。小儿肾炎多以血尿为主要临床表现。有的病程迁延，反复发作，则应细查是否存在感染病灶(扁桃体炎、副鼻窦炎、咽喉炎及猩红热等)。在控制住感染、清除病灶的同时，常常血尿会相继消失。成人患肾炎无感染病灶，而以血尿为主要临床表现者，应用益气健脾的党参、茯苓、白术、黄芪及清热凉血的二蓟、生地黄、粉丹、旱莲草、侧柏、白茅根、枯芩等品。常用方剂有小蓟饮子、知柏地黄汤等加减。并注意排除结石、结核及继发性感染。血尿明显者可吞服琥珀粉，每次1g，每日1~2次，连服5~7天。对顽固血尿患者，除用上述方法治疗外，每日用红酸筋草、车前草、白茅根各30g~50g煎服，连服2~3周，可收到血尿明显地、较快地减少或消除血尿的效果。

5. 关于尿毒症的治疗

尿毒症病机是因肾功能不全，体内代谢产物排泄障碍而引起血内含氮物质的增高以及水、电解质的代谢紊乱而产生。尿毒症属危重急症，一旦发现应积极采取中西医结合的方法加以抢救。针对原因，积极纠正水电解质紊乱及呕吐，并抓住不同阶段的不同特点，用不同的方法治疗。

治标之法——止吐：针对酸中毒而引起的严重呕吐，用和胃降逆、升清降浊法。方用温胆汤，必要时并配合西医补液及镇静止吐药。呕吐制止后继续健脾养胃，升清降浊则用香砂六君汤加谷、麦芽之辈。

治本措施——针对临床症状及病机辨证施治。

肾阴阳两亏者，治以阴阳双补的金匮肾气丸加减治疗。

属阴虚阳亢者，治以养阴息风。方用杞菊地黄汤，加女贞子、旱莲草、龙骨、牡蛎、杜仲、牛膝、栀子、钩藤等药。

属脾肾不足，气血双亏者，治以健脾补肾，双补气血。方用当归补血汤合桂附地黄汤加减治疗。

属浊阴上逆，痰迷心窍者，治疗当用半夏白术天麻汤加草果、郁金、茯苓、钩藤以降逆和胃，祛痰开窍。

肾移植术后的中医治疗

王玉亭

1978 年 1 月 21 日至 7 月 18 日，我院（原第三军医大学第二附属医院）肾脏移植研究小组先后为 5 例慢性肾小球肾炎、肾功能衰竭、晚期尿毒症患者，进行了同种异体肾脏移植手术。现将术后中药治疗情况和点滴体会小结汇报于下。

肾脏移植术后病情特点及中医药治疗：同种异体肾脏移植手术后，患者机体与异体移植肾是一对矛盾。排斥异体是始终存在的矛盾，消除排异反应，使移植肾脏成活，这是术后治疗的关键，必须使用免疫抑制剂，以控制排异反应的发生。当有排异反应征象出现，就要应用大剂量免疫抑制剂作冲击治疗，把排异反应压下去。免疫抑制剂控制排异反应同时必然降低正常机体生理功能、免疫功能。机体降低了对致病因素抗病能力，患者机体呈现更加虚衰状态；机体生理功能紊乱，抗病能力降低的虚衰状态易于为病菌侵袭感染，形成正虚和邪实。这是肾脏移植术后病情基本特点。《黄帝内经》："邪气盛则实，精气夺则虚。""实则泻之，虚则补之。"这是辨证论治的总原则，也符合同种异体肾脏移植术后患者情况。本组五例患者的中医药治疗也是从"正气虚与邪气实"和"扶正与祛邪"这两个方面探讨实施。

一、扶正培本

本组 5 例患者，均被确诊为慢性肾小球肾炎、肾功能衰竭、晚期尿毒症。肾小球肾炎病史，短者 4 年，长者 18 年；肾功能衰竭出现尿毒症，短者半年，长者一年半未能纠正。术前检查：血红蛋白 3.6~5.5g；红细胞 126 万 ~189 万；血肌酐：2.9~10.35mg；血尿素氮：38.2~87mg；尿量：1 000~1 500ml/24h 以内，最低者 160~400ml/24h；尿蛋白：++~+++；内生肌酐清除率降低，最低者只有 6ml/min；同位素肾图：均为双肾严重损害。

如例一患者：因肾炎尿毒症昏迷于 1976 年 8 月 15 日急诊入院。住院一年半，术后为了防治排异反应使用免疫抑制剂，机体生理功能紊乱，抗病能力降低，手术伤口难以愈合。临床分析属虚损之证，累及肺、脾、肾三脏，血少气弱，依据“虚者补之，损者益之”的治疗原则，进行扶正培本治疗。

1. 调理脾胃

本组例一、二、三、五患者，术后第四、五天，开始进流质饮食起，同时给服中药汤剂，用药治疗始终注意照顾脾胃功能，勿使伤及胃气，方剂选香砂六君子汤、保和丸、益气养胃汤随证加减。药物选用党参、苍术、白术、陈皮、广木香、砂仁、枳壳、厚朴、佛手片等以理气健脾；山楂、六神曲、鸡内金、鱼腥草等以消导化食；石斛、花粉、葛根、麦冬等以养胃生津。

例一患者：肾脏移植术后半年多的治疗，由于注意调理脾胃，虽长期服用大量多种中西药物，尚未伤害胃气，消化功能一直保持良好，促进机体各种生理功能的恢复，抗病能力随之增强，为中西医结合治疗创造了良好的条件。

再如例四患者于术后第十二天，恰逢过生日，情绪很好，要求改善饮食，吃了些鸡肉等，未注意节制，天气热，饮食不甚洁净，发生急性胃肠炎，导致病情恶化，终因霉菌性败血症救治无效而致死。这是一个沉痛的教训。

2. 益气生血

本组5例患者，术前虽多次输血治疗，血红蛋白只有3.2~5.5g，红细胞只有126万~189万。肾脏移植术后，移植肾脏发挥生理功能，改善了肾功能，排除了体内滞留的代谢产物，除去了生血不利因素，但血少气弱严重，尚难迅速恢复。临床表现：面色苍白，身疲乏力，精神萎靡，气短自汗，语声低弱，唇舌淡白，脉象细弱等血少气弱之征。应用益气生血之法，方选八珍汤、十全大补汤随症加减。药物选用黄芪、黄精、党参、白术、山药、甘草等以益气；更以人参注射液、红参煎大补元气；用当归、白芍、熟地黄、鸡血藤、制首乌、阿胶等以补血。应用益气生血、气血双补之治法，只要病情不出现反复(急性排异反应或严重感染诱发排异反应，导致移植肾功能下降等，代谢产物血内滞留)，患者一般情况和气血恢复均较迅速。

如例一患者病情较稳定，术后半月后未再输血，为观察病情的需要，每天或隔天抽血10~15ml作化验，两个月内血红蛋白由4.3g升到12g左右，红细胞由147万升到420万。

例二、例三患者，术后一个半月以后，血红蛋白维持在7~8g左右(因尿路感染严重，肾功能有波动）。

3. 补肾培本

肾脏移植术后为防治排异反应，长期使用免疫控制剂。所用药物硫唑嘌呤、环磷酰胺等，抑制骨髓粒细胞生成、产生严重的脱发，增加易感性，影响了免疫抑制剂的使用，故方药中除配用益气生血中药外，还可选用左归饮、右归饮等以补肾培本。

如例一患者，术后八个月，使用大量免疫抑制剂，白细胞基本上一直维持在正常值的范围（八个月检查百余次血常规，白细胞只有五次在 4 000/mm^3 以下，其他均在 4 500~5 000/mm^3 以上，中性粒细胞 60%~70%），没有影响免疫抑制剂的应用。例二、例三患者，虽白细胞降低时间较长，最低降到 1 300/mm^3，当加重补气补肾中药，减少硫唑嘌呤、环磷酰胺用量，或改用他药治疗，白细胞亦能较快回升恢复。

4. 祛瘀生新

肾脏移植术后，其移植肾组织有暂时缺血，到恢复正常的病理生理变化过程，及排异反应的病理组织变化也是符合中医血瘀机理的改变。肾脏移植术后，为防治排异反应使用大剂量以激素为主的免疫抑制剂，机体生理功能受到高度抑制，手术伤口创面肉芽难生而延迟愈合。现代药理学研究发现，活血化瘀方药可以改善局部微循环，有助于移植肾成活、手术伤口的愈合，以及发挥抗排异作用。（活血化瘀是消散法之一，应归于祛邪一类，从生新角度，这里归在扶正一类）。方剂选用桃红四物汤，酌情加入：蒲黄、丹参、川牛膝、鸡血藤等以养血活血化瘀。临床应用活血祛瘀生新之法，改善局部微循环，对手术伤口愈合有促进作用。抗排异反应与西药有协同作用，并能减少免疫抑制剂用量，减轻免疫抑制的副作用。

二、祛邪

肾移植术后，加上长期大量使用免疫抑制剂，抗病免疫功能受到高度抑制，易于受到致病因素的侵袭，使之易于感染，形成“正虚邪实”之证。对此，依据“实则泻之”“邪去则正安”的原则辨证施治。

1. 尿路感染

肾脏移植术后，长期常规放置硅胶管的导尿管和移植肾输尿管支架，很易导致逆行性感染；导尿管、输尿管支架拔除过早，伤口未长好又易发生膀胱腹壁瘘，从伤口漏尿。这是肾脏移植术后常见多发的合并症，对移植的肾成活威胁很大。

如例一患者术后第 18 天，例二患者术后第 25 天，出现膀胱腹壁瘘，从未愈合的手术伤口漏尿，从而再次放置长期导尿管；例三患者术后第 9 天，因出血，膀胱内血块梗阻尿路而尿闭，急诊作膀胱切开取出血块，行耻骨上膀胱造瘘；例四患者，术前曾作腹膜透析，血浆蛋白很低，术后有腹水，伤口一直有大量液体渗出，伤口引流管，导尿管迟迟不能拔除。本组 5 例患者，临床尿急、尿频、尿痛因有导尿管，其尿路感染自觉症状较轻，尿培养都有细菌生长。例一、例三、例五患者主要是大肠杆菌。例二患者为大肠杆菌和绿脓杆菌混合感染，例四患者是白色念珠菌和大肠杆菌。其他症状不明显，只能辨病施治，方选八正散、黄连解毒汤、五味消毒饮等加减，以清热解毒、渗湿通淋。例一患者，当拔除导尿管后自觉症状很快减轻，尿培养转阴，例二、例三患者尿培养至今尚未转阴，正在治疗中，例四、例五患者病情恶化成败血症而死亡。

2. 肺部感染

肺部感染也是肾脏移植术后常见并发症之一。由于术后长期卧床，痰液引流不畅，免疫抑制剂应用增加易感性，易于引起肺部感染。对肾脏移植成败关系亦很大。

例一患者，机体生理功能和抗病能力本来就很差，于 1 月 21 日行肾脏移植手术，次日因移植肾无尿，再次手术探查。正当冬季，气温较低，两次手术，患者受凉感冒，继发肺部严重感染，术后第二天出现高烧口干，咳嗽咯痰，痰稠咯痰不畅，痰中带铁锈色，腹胀，大便数日未解，体温 39.9℃，两肺呼吸音粗糙，肺底满布中细湿啰音，胸片 X 光显示肺纹理增粗，两肺有散在大片状炎性模糊阴影，被诊断为脏器移植性肺炎。中医辨证为肺经实热，腑气不通。方药中配用大青叶、鱼腥草、蚤休、银花、连翘、黄芩等以清热解毒；用半夏露、鲜竹沥、川贝粉、百部等以化痰止咳；用紫雪丹以清心开窍，通腑泻火。经上述等治疗，体温在 12 小时内降到 37.5℃以内，睡眠改善，次日解一次稀软便，腹胀消失，神志清楚，咳嗽咯痰与肺部啰音等症状体征逐渐减轻至消失。第五天复查胸片，显示肺部炎性阴影基本吸收，10 日内肺部感染被控制而痊愈。

例五患者死亡前，临床胸部检查，双肺下叶呼吸音减低，有细湿啰音，例四尸检两肺有小脓肿，肺胸膜有多数白色念珠菌病灶，说明生前都有肺部感染，未得到有效的控制。

◎ **讨论**

1. 肾移植术后，我们采用中医药调理脾胃，益气生血、补肾培本的治疗，以调节人体气血阴阳使之平衡，提高机体对外界致病因素防御能力等，与西药结合治疗有相辅相成的作用。

经过对本组 5 例患者观察，在肾移植术后，患者能较快地使移植肾发挥正常生理作用，迅速排除滞留的代谢产物，尿毒症被纠正。这可能与采用了中医中药扶正培本治疗的效果有一定关系。

为了抗排异应用免疫抑制剂，剂量愈大时间愈长，机体各种生理功能，抗病能力被过度抑制，中医中药扶正作用亦愈差。

2. 应用中药抗排异反应是个新问题，尚未找到规律，目前是摸索阶段。有研究报道：活血化瘀类的药物，除能改善局部微循环外，还对抗体生成的量、或抗体生成细胞的产生有抑制作用，且无明显西药抑制剂的副作用（抗病能力降低而易于感染，生殖功能减退，肿瘤发生率增加等）。活血化瘀所起免疫抑制的作用，可能是通过调整机体生理功能来达到的。与西药免疫抑制剂合用，减少西药用量，从而减轻了副作用。

本组 5 例患者在肾脏移植的抗排异治疗中，我们选用了活血化瘀的药物，取得了一定效果，其作用机理如何尚需继续细致地观察。

例一患者，术后半年多先后发生五次排异反应；例二、例三患者虽有严重感染，术后 52~61 天未再应用大剂量冲击治疗，总体来说排异反应出现时间晚，症状轻，纠正快。例四、例五尸检移植肾，排异反应之病理组织变化不明显，分析其原因除组织配型较好，西药免疫抑制剂的使用是否还与中医中药包括“祛瘀生新治法”在内的扶正培本治疗有关，有待以后观察。

3. 肾脏移植失败致死的原因，40% 以上是感染。组织配备好，发生超急性排异反应的机会少。其急性排异反应还是能够用免疫抑制剂控制的。这类患者本来一般情况就差，再加之长期大量使用免疫抑制剂，易于感染。排异与感染是肾脏移植的关键问题，多数矛盾同时存在，必有其主要矛盾和主要矛盾方面，不同征象，不同时期，应有所择重。文献报道：排异与感染，同时抓，常常一样也抓不住。严重感染时其重点应放在抗感染上。例四、例五患者就是个教训。

西药抗菌素抗感染针对性强，其作用多是直接抑菌或杀菌，时间用得过久易产生耐药性，或菌群失调。尿路逆行性感染多是肠道大肠杆菌变形杆菌、产气杆菌等，抗病力降低，体内原为非致病菌活跃，治疗较困难，最麻烦是绿脓杆菌、白色念珠菌等，当培养出细菌生长常比临床晚 4~5 天，易延误治疗。

清热解毒的中药复方抗感染，有抑菌作用。复方组合其抑菌范围更广，中药还有调整机体抗病能力，或使网状内皮细胞增加，白细胞吞噬能力也提高，从而增强了机体防御能力，菌群失调机会则少些。

中药方剂存在着药味多、剂量大的特点，很不适应病情重、变化快的肾脏移植术后患者。关于高效中药筛选，有效成分提取，高疗效的中药方剂配伍，剂型改革等，要不断努力创新。

同种异体肾脏移植，是国际上一种先进治疗方法，我院开展治疗时间短，例数少，经验不足，谬误很多，不当之处，请批评指正。

编者按：本文为 40 余年前所做，当时便已在器官移植术后加用中药治疗，取得了一定疗效。现器官移植手术更多，本文可为术后中医药介入提供一定启发和借鉴。另，本文涉及现代医学名词及单位与现在不一致的，予以保留，以呈现原貌。

水肿当辨虚实

郭支源

水肿是由于体内水液潴留而引起头面、四肢甚至全身浮肿的一种常见病、多发病，早期可痊愈，久病则难医，严重影响患者健康，甚至危及生命。故华佗《中藏经》曾指出："人中百病难疗者，莫过于水也。"有鉴于此，本文就水肿的病因、病机、辨证治疗，谈谈个人体会。

一、肺脾肾三脏相干为病，风湿热邪乃重要病因

人体水液运行依赖于肺脾肾三脏的功能活动。盖肺主气，外合皮毛，通调水道，下输膀胱；脾主运化，为胃行其津液；肾主水，司开阖。三脏功能活动正常，则人体水液运行如常。

素体虚弱，或因病致虚，导致肺气不足，《杏轩医案》说："肺虚则气不化精而化水"，且常易感受外邪，引起肺失宣降，不能通调水道，下输膀胱，而为水肿。

脾与湿的关系极为密切。由于饮食饥饱不调，劳倦所伤，导致脾土虚弱，健运失职，上不能输精以养肺，下不能助肾以制水，致肺气不调，土不制水，水湿泛滥而成水肿。

先天禀赋薄弱，或后天失养，或房事不节，精神过用，肾气内伤，致开合不利，水湿停聚，而成水肿。这是水肿的内因。

风为百病之长，多兼寒兼热，外袭肌表，引起肺气不宣，风遏水阻，遂成风水。

湿为阴邪，易伤阳气，冒雨涉水或久居卑湿则水湿外渍；或脾肾阴虚致使水湿不得下行，而为水肿。或水湿久蕴化热，湿热交蒸，小便不利，也可形成水肿。

肺脾肾三脏虚损，与风湿热邪致病，是相互联系、互为因果的。肺虚不能主表卫外，常易感受外邪，影响肺气宣化肃降，不能通调水道，下输膀胱，而为水肿。脾肾虚弱，则土不制水，肾不化水，外湿又易与内湿合邪而

为水肿。脾肾肺三脏在水肿发病机理上，相互联系又相互影响，正如张景岳说："凡水肿等证，乃脾肺肾三脏相干之病，盖水为至阴，故其本在肾；水化于气，故其标在肺；水惟畏土，故其制在脾，今肺虚则气不化精而化水，脾虚则土不制水而反克；肾虚则水无所主而妄行。"王雨三《治病法轨》也说："大凡肿胀之病，都属于肺脾肾之虚，如其肺不虚，自可通调水道；脾不虚，自有堤岸之防；肾不虚，自可二便通利，有何邪水泛滥之患哉。"张、王二氏精辟地阐述了肺脾肾三脏虚损是水肿病的重要病机。笔者认为，风、湿、热邪也是重要病因，亦不可忽视，必须把内因外因结合起来，把病位与病因结合起来，探讨其病机，才能正确认识水肿病的本质。

二、掌握虚实辨证纲领，分辨常见证型

关于水肿病的辨证，张仲景《金匮要略》分风水、皮水、正水、石水。秦景明《症因脉治》说："至于后代节斋、丹溪、张三锡，皆以《内经》'诸湿肿满，皆属于脾'，独指足太阴一经立论，不及乎诸条者也。何柏斋独指《内经》肝肾石水，发《金匮》肾气丸为治，又单主足少阴一经者也。薛新甫、赵养葵以补肾补脾为肿胀统治，而以脾肾二经为法者也。丹溪又曰：湿热气盛，则肺郁成水，此言《内经》'诸气膹郁'，湿热乘肺作肿一门也。河间又云：燥邪干肺，绝水之源，则小便不利而为肿。"综上所述，历代医家有很多分类方法，有从脏腑分类者，有从病因分类者，有从阴阳分类者。笔者根据临床观察，认为掌握虚实辨证纲领，更可提纲挈领，执简驭繁。临床分辨常见证型，则辨证更清楚了然。

虚实辨别，根据起病的缓急、年龄的大小、体质的强弱、临床表现及舌苔脉象等来进行区别。

实证：发病以青少年居多，发病急骤，水肿自头面开始，继及四肢胸腹，腰以上肿为剧，按之凹陷较易恢复，舌质红，苔白或黄或厚腻，脉浮紧或濡数。多属新病，热证。

虚证：发病以中年及老年居多，起病缓慢，病程较长，迁延不愈，体质虚弱，水肿多从下肢开始，继及腹胸、上肢、头面，腰以下肿甚，按之凹陷不起，舌质淡，苔白，脉沉，细弱。多属久病，寒证。

本病分虚实两类，虚证中常见脾气虚、脾阳虚、肾阴虚、肾阳虚四种证型。实证中常见风水、水湿、湿热三种证型。各有其证候特点，临证当仔细分析。

由于患者体质不同，正邪有盛衰，病机有进退，证候常相兼错杂，而

且也可互相转化。实证久不愈，则可转成虚证。虚证肿甚，多成本虚标实之候。

三、培脾固肾为治本，因势利导以治标

本病的治疗，最早《素问·汤液醪醴论》“去宛陈莝……开鬼门，洁净府。”《金匮要略》说：“诸有水者，腰以下肿，当利小便；腰以上肿，当发汗乃愈。”《景岳全书》认为“多属虚败，治宜温补脾肾”等。各家说法虽多，但笔者认为总不离治标治本法则。治标如发汗，利小便，逐水；治本应健脾益气，温运脾阳，温补肾阳，滋阴补肾。

（一）实证

1. 风水

主症：水肿骤起，眼睑头面先肿，继则四肢及全身浮肿，小便不利，多伴有恶风发热，或兼咳嗽，苔薄白，脉浮紧。

治法：祛风行水。

处方：麻黄 6g，白术 12g，生姜 2 片，石膏 15g，大枣 18g，甘草 6g，杏仁 9g，桑白皮 12g，车前子 15g，茯苓 15g，冬瓜皮 30g。

2. 水湿

主症：全身浮肿，按之没指，体重倦怠，小便不利，舌苔白腻，脉象沉缓。

治法：通阳利水。

处方：茯苓 15g，猪苓 15g，泽泻 12g，白术 12g，桂枝 12g，桑白皮 12g，大腹皮 15g，陈皮 12g，防己 12g，椒目 12g。

3. 湿热

主症：全身浮肿，皮肤光亮而薄，胸腹胀满，烦热，口渴，小便短赤，大便干燥，舌质红，苔黄腻，脉沉数。

治法：分利湿热。

处方：商陆 9g，泽泻 12g，赤小豆 30g，槲片 12g，椒目 12g，木通 12g，茯苓皮 20g，大腹皮 12g，秦艽 12g，厚朴 12g，银花 20g。

（二）虚证

1. 脾阳虚

主症：水肿腰以下为甚，按之凹陷不易恢复，脘闷腹胀，纳减便溏，面色萎黄，神疲肢倦，小便不利，苔白滑，舌质淡，脉象沉缓。

治法：温运脾阳，化湿行水。

处方：附片 12g，干姜 12g，白术 12g，厚朴 12g，木香 12g，草果 9g，木瓜 12g，大腹皮 15g，茯苓 20g，车前子 15g。

2. 脾气虚

主症：全身浮肿，清晨头面肿甚，劳动后下肢肿甚，纳呆，倦怠乏力，面色萎黄，苔白润，脉象虚缓。

治法：补气健脾，和胃化湿。

处方：党参 20g，白术 12g，茯苓 15g，扁豆 15g，怀山药 15g，砂仁 6g，莲米 12g，薏苡仁 20g，桔梗 12g，车前子 15g，大枣 15g，甘草 6g。

3. 肾阳虚

主症：面部浮肿，腰以下肿甚，按之凹陷不起，腰酸身重，尿少，畏寒肢冷，舌体胖，舌质淡，苔白，脉沉细。

治法：温补肾阳，化气行水。

处方：附片 12g，茯苓 30g，白术 12g，白芍 15g，生姜 3 片，猪苓 15g，泽泻 20g，车前子 20g，肉桂 6g。

4. 肾阴虚

主症：身肿不甚，或水肿消退之后，小便少，口干，心烦，腰膝酸软，眩晕耳鸣，心悸，失眠，舌质红，苔少，脉细数。

治法：滋阴补肾。

处方：熟地黄 12g，怀山药 15g，山茱萸 12g，丹皮 12g，泽泻 12g，茯苓 15g，酸枣仁 12g，车前子 15g，麦冬 12g，茅根 30g。

◎ 小结

笔者根据中医理论及临床观察，对水肿的病因病机、辨证论治进行探讨，认为肺脾肾三脏虚损是本病的重要病机，临床多见虚证；风湿热邪为重要病因，临床表现多为实证。虚实纲领是辨证的核心，治疗中掌握培脾固肾以治其本，发汗利尿逐水以治其标。临证时具体加以运用，对提高疗效有一定意义。

健脾益气治尿血

钟益生

尿血的病因，虽然多由心肾阴亏血热所引起，然而脾虚不能统血，气弱不能摄血同样重要。所以健脾益气是治疗尿血的关键之一。1983 年 2 月 21 日，有位年已 63 岁的何氏女患者前来就诊。她从 1982 年 12 月 8 日开始尿血，曾经 3 个医院及几位中医诊治，服过不少中西药物，疗效均不明显，小便仍为肉眼可见的鲜血尿。检验尿常规：为鲜血尿，红细胞极多，尿蛋白（++）。夜间尿多，一夜小便 5~6 次；解小便不痛，只是偶尔有些胀；腰痛，头昏，心中慌难，面色蜡黄而稍浮肿，下肢也稍现浮肿，口干而不多饮，纳食很少。舌苔浅黄微腻，脉弱。以往有高血压及尿路感染病史，子宫已切除。证属心肾阴亏，脾虚气弱，兼有湿热。治宜健脾除湿，养阴益气，清热止血；着重健脾益气。用知柏地黄汤加减：黄芪 30g，山药 24g，生地黄 20g，牡丹皮 12g，怀牛膝 12g，泽泻 12g，茯苓 12g，续断 15g，当归 12g，小蓟 12g，炒蒲黄 12g（包煎），黄柏 12g，红枣 12g。水煎 2 次，取汁 300ml，一日分 3 次温服。

上方连服 3 剂后，于 2 月 24 日复诊，病情明显好转，血尿消失。复查小便常规：色黄，蛋白（++），白细胞少，红细胞少，粒状管形少。药既显效，宜仍宗前法；唯尿中蛋白尚多，必须加重健脾益气之品，以尽全功。前方去山药、红枣，加党参 30g、白术 24g。煎服法同前，续服 3 剂。

2 月 28 日 3 诊，再查尿常规：尿蛋白（-），白细胞少，红细胞（-）。惟夜间小便次数尚多，但尿已不黄。另外，还有些头昏、耳鸣、心中难受、腰胀，腿软，纳食不多等症状。舌苔浅黄微腻，脉濡。此乃脾肾尚弱，血气不足之象。治宜健脾补肾，养血益气，以固其本，而善其后。用补中益气汤加减：党参 30g，黄芪 24g，白术 18g，当归 15g，炒枣仁 15g，续断 15g，五味子 15g，桔梗 12g，茯苓 15g，熟地黄 20g，柴胡 9g，升麻 9g，炙甘草 10g。连服 3 剂，病即痊愈。以后查尿均正常，迄今未复发。

慢性炎症辨治要点

龚志贤　讲述　郭铭信　整理

慢性炎症由于正气耗损，邪气留连，病情缠绵，每呈现正虚邪实，寒热夹杂，气血失调等错综复杂的征象，与一般急性炎症较有规律性的临床表现不同。所以，治疗较为困难。临证时，应根据四诊所见，结合疾病所累及脏腑的生理特点进行辨证。在立方遣药上，要注意调整其阴阳的偏盛偏衰，方可收到较好的治疗效果。现结合个人临床实践，就常见的慢性支气管炎、慢性肾盂肾炎、慢性肝炎和慢性菌痢的辨证治疗要点，简述如下。

一、见痰先辨痰，治痰之所由生，为治疗慢性支气管炎的要领

慢性支气管炎以反复、持续咳喘为特征。肺主气，司呼吸，其气以下行为顺，清宣肃降为常。故咳嗽、气喘等呼吸异常征象为病在肺。从临床所见，本病患者多系老年人，体质差，病程长，随着病情的发展，每由肺而波及其他脏器。一般是由肺而脾以及于肾，因此，本病本质上属内伤虚证，病在肺，又不止于肺。认识这一点很重要，一方面可开阔治疗思路，不只在“肺”上打圈圈，同时又可跳出“炎症”的框框，避免专事清热消炎，从而更好地发挥中医辨证论治的作用。

本病的另一主要证候为咯痰。咯痰是慢性支气管炎的病理反应，也是病情加重或减轻的一个重要标志。临床上常见随着痰量的减少和消失，咳喘亦得以好转和缓解。因此，对痰的辨识和治疗在本病中占有特殊位置。痰是人体阴阳失调的病理产物，又是“从外知内”“见标识本”据以辨证的重要客观依据。其产生机理与肺、脾、肾三脏功能紊乱有关。内因如肺失通调、脾失健运、肾水上泛，外因如六淫寒热之邪犯肺等，皆可使水液输化失常，聚而为痰。慢性支气管炎的痰大体可分为寒痰、湿痰、热痰、燥痰四种，大体可从量的多少、质的清浊、色的黄白、咯出易否等辨别。前人从实践中总结的“沫清是寒痰”“多而易出是湿痰”“稠浊是热痰”“少而黏稠，不

易咯出是燥痰”，可供参考。当然还要结合脉、舌和其他症状综合辨证。祛痰药物中，各看所宜者，如苏子、白芥子宜于寒痰，半夏、南星宜于湿痰，瓜蒌、竹茹宜于热痰，川贝母、沙参宜于燥痰，但更重要的，不是见痰治痰，而是治痰之所由生。这是中医治病必求其本的根本原则。寒痰因于阳虚，当温化，即“病痰饮者，当以温药和之”。肺脾阳虚者，宜苓甘五味姜辛夏仁汤（茯苓、甘草、五味子、干姜、细辛、半夏、杏仁）；脾阳不运者，宜理中二陈汤（党参、干姜、白术、茯苓、半夏、陈皮、甘草）；肾阳亦虚者，宜加减真武汤（附子、白术、白芍、干姜、五味子、细辛、法半夏、甘草）。湿痰当燥之，宜二术二陈汤（白术、苍术、陈皮、半夏、茯苓、甘草）。热痰当清化，宜清金化痰汤（黄芩、山栀、桔梗、麦冬、桑白皮、贝母、知母、瓜蒌仁、橘红、茯苓、甘草）。燥痰当润之，宜养阴清肺汤（玄参、麦门冬、生地黄、白芍药、贝母、牡丹皮、薄荷、甘草）。临床所见，本病以寒痰较多，热痰见于继发感染者。

由肺而脾至肾，表示病情渐次加重，所谓“穷必及肾”。因此，病已累及肾脏的肾虚患者，治疗较病在肺脾者困难。我在临床上，对肾阳虚者，重用附子等温阳药，自拟扶阳蠲饮汤（制附片 60g、干姜 24g、桂枝 24g、半夏 12g、细辛 6g、甘草 9g），用于畏寒怯冷，咳喘动则尤剧，咯白泡痰，量多易出，舌淡苔白滑，脉弦尺弱者有效。曾治老年男性于某，患慢性支气管炎 2 余年，在天气骤然变化时最易犯病，近几年来病情加重，严冬寒冷季节尤剧。泡沫痰多，咳喘动则更甚，不能平卧，畏寒怯冷，自汗恶风，腰膝酸软，食少便溏，目胞微肿，面浮少华，脉弦数而无力，尺候不足，舌质淡嫩，苔淡黄滑润多津。此次发病半月余，体温低热，持续不退。辨为肾阳虚衰，饮邪内停，予扶阳蠲饮汤 1 剂。初服未见口渴心烦等热象反应，乃将附子加为 120g，以增强温肾扶阳之力。药后痰量减少，胃纳渐增；服至 7 剂，体温正常，喘咳大为减轻，精神转佳。继以小剂右归饮调理。老年人体质性寒，饮多因肾阳不足，治宜温肾扶阳，服此方见效者不少。但需注意的是，附子要先煎，以去其毒。肾阴亏损，水泛为痰，咳喘气促，痰多味咸，舌红或紫，舌上少苔者，则非扶阳蠲饮汤所宜，当用金水六君煎（熟地黄、当归、陈皮、半夏、茯苓、甘草）。此证肾阴不足是本，痰为标，故熟地黄要重用至 30g 左右，余药为其四五分之一即可。否则，本末倒置，效必不着。

肺合皮毛。本病患者肺气受损，卫外功能减弱，故极易感冒。感冒又常导致急性发作，促使病情加重。在治疗上，要遵循“发则治标”的原则。

由于患者多阳虚之体，饮邪内伏，一旦受外邪所侵，内外相引，每从寒化，发为表寒里饮之证。这是感冒的一个特殊类型，在慢性支气管炎患者中相当常见。我常用小青龙汤(麻黄、桂枝、白芍药、干姜、细辛、五味子、半夏、甘草)。方中麻、桂、芍、草解散风寒，调和营卫，姜、辛、味、夏温肺蠲饮，止咳平喘，有郁热者，加生石膏，审证得当，疗效颇佳。如一老年男性病员，患慢性支气管炎30余年，受凉辄发。症见恶寒身痛无汗，清涕，鼻阻，咳嗽泡沫痰多，体温39℃，但自觉不发热，也无口渴、尿黄便结、苔黄舌红等“热”象，予小青龙汤，1剂热退，2剂感冒即愈，咳喘亦减。若患者以喘为主，喉间痰鸣如“水鸡声”者，可用射干麻黄汤(射干、麻黄、生姜、细辛、五味子、半夏、紫菀、款冬花、大枣)。表寒肺热，痰黄白夹杂者，用定喘汤(麻黄、杏仁、白果仁、苏子、半夏、款冬花、黄芩、桑白皮、甘草)。肺热甚者，用麻杏甘石汤(麻黄、杏仁、甘草、生石膏)。

经用以上治疗、病情缓解后，患者仍要注意锻炼，增强体质，坚持做一些力能胜任的保健操，如太极拳、呼吸操之类。要严防感冒。药物治疗重在扶正培本，应视何脏虚损而予以相应调补。若肺虚气不固易感冒者，用玉屏风散。脾虚消化力弱者，用香砂六君子汤。肾虚动则气喘者，酌情选用金匮肾气丸、麦味地黄丸、左归丸、右归丸之类加减。剂虽宜小、贵在坚持，不可操之过急。

二、治疗慢性肾盂肾炎以益气养阴滋肾为主，兼清湿热

根据肾盂肾炎的尿频、尿急、尿痛等尿路激惹症状，此病属中医淋证范畴。淋证的病因病机，《金匮要略》认为“热在下焦”，《诸病源候论》责之“肾虚膀胱(湿)热”。即病位在肾与膀胱，病因病机为肾虚、膀胱湿热。我在临床实践中体会到：急、慢性肾盂肾炎的治疗有着原则的不同。急性期以膀胱湿热为突出表现，要在祛邪。祛邪即所以扶正。临床上常用的柴苓汤(柴胡、黄芩、半夏、茯苓、猪苓、泽泻、滑石、甘草)、八正散(木通、瞿麦、萹蓄、车前子、滑石、栀子仁、大黄、甘草)、小蓟饮子(小蓟、藕节、蒲黄、木通、滑石、栀子仁、生地黄、当归、淡竹叶、甘草)等方剂，具体适应证虽有所差异，但利尿通淋，清热除湿的法则一致。慢性者由于病情迁延，或反复感染，加之较长期使用苦寒清利之品，正虚之象较著，不宜再用上述方药治疗，否则，反损正气，于病无益。

从观察所见，慢性肾盂肾炎由病灶局部所致的尿路激惹症状等湿热证象多不明显，主要表现为肾虚，气阴不足等正气受损的全身阴阳失调。因

此，治疗重在扶持正气，调理阴阳。肾阴虚而湿热残留者（腰痛较著，五心烦热，尿频、尿意不尽，脉细或数，舌红苔少），宜滋养肾阴，佐以清热。用知柏地黄汤（知母、黄柏、生地黄、山茱萸、山药、泽泻、牡丹皮、茯苓）。肾气不足者（腰痛绵绵，尿频色清，余沥不尽，脉沉细，苔薄白），宜补益肾气，宜菟丝子汤加减（菟丝子、枸杞、山药、莲子、茯苓）。气阴不足湿热未尽者（腰酸胀，小便滞涩，尿意不尽，小腹微胀，同时伴有较明显的倦怠乏力，少气懒言，苔薄白，脉虚细或细弦），宜益气养阴，兼以清利，用清心莲子饮（党参、黄芪、石莲肉、麦门冬、地骨皮、茯苓、柴胡、车前子、黄芩、甘草）。

清心莲子饮载于《太平惠民和剂局方》等书，原治“上盛下虚，心火炎上”诸证。我借用以治疗慢性肾盂肾炎的某些证型，疗效颇佳。从方药组成来看，本方以益气养阴为主，清心利小便为辅，非仅益气养阴扶正，且可清心利小便以治淋。因心合小肠，小肠移热于膀胱，亦为淋证病机之一。前贤朱丹溪治淋强调“平调心火”，谓“心合小肠，心清则小便利”。此论确属经验之谈，也是对淋证病机、治则的发展和补充。本方证临床所见较多，若辨证有困难者，不妨先试投本方。切勿囿于肾虚、膀胱湿热及淋证宜补之说，而置本方于不用。

有一中年女性，患慢性肾盂肾炎数年，因用多种抗菌素（现“抗生素”）治疗无效，又呈急性发作而来就诊。初用柴芩汤、五淋散（当归、白芍药、栀子仁、茯苓、甘草）等清利之剂，尿路症状缓解。仍觉腰痛绵绵，乏力倦怠，心悸短气，不耐劳累，心烦不寐，舌尖红，苔薄白，脉细小数。又按肾阴亏损辨治，予知柏地黄汤、保阴煎（生地黄、熟地黄、天门冬、麦门冬、玉竹、鳖甲、龟板、龙眼肉、牛膝、茯苓、山药）之类近两个月，除尿痛稍减外，余症依然，且持续高菌尿。乃改用清心莲子饮，以车前草代车前仁，加银花藤，10余日后，在症状日渐好转的同时，尿菌计数下降，终至菌尿消失而痊愈。

值得注意的是，尽管慢性肾盂肾炎无明显的尿路激惹症状等湿热表现，但由于尿菌未转阴，湿热菌毒“潜伏”体内，在某种诱因的作用下，又可再次呈现急性发作。因此，在扶正调理阴阳的同时，必须佐以解毒清利之品。在辨证运用上列方剂时，应选加车前草、银花藤、葎草、黄芩、柴胡之类药物2~3味。

总体来说，治疗慢性肾盂肾炎应以益气养阴滋肾为主，既重视整体的调整又重视菌毒之为患，兼用清利之品以去湿热。若单用大剂解毒杀菌之药攻伐，不按辨证进行治疗，结果并不满意。反之，只从脉症，而忽视菌毒之清解，疗效亦不尽满意。若在辨证确切的基础上，加用清利之品，则收效较快，症状消失，菌尿转阴。此外，在菌尿转阴后，为了巩固疗效，还应守方一段时间，方可收到病证两愈的预期效果。

三、慢性肝炎宜遵“肝病实脾”的原则

急性传染性肝炎若失于治疗，或治不彻底，以致湿热羁留，气血失调，正气受损，则转为慢性。据我临床所见，慢性肝炎以右肋疼痛、纳差、腹胀、倦怠乏力、肝脏肿大为主要表现。《黄帝内经》说：“肝有邪，其气流于两腋。”“肝病者，两胁下痛引少腹。”“肝者，罢极之本。”“肝脉急甚者为恶言，微急为肥气，在胁下，若覆杯。”这些肝病病状，如病在两胁，胁痛，乏力和肝大等描述，与慢性肝炎病象颇相类似。故可以认为，慢性肝炎从中医理论来看，病位也在“肝”。从病机分析，一方面作为肝炎致病的湿热继续残留，引起肝郁气滞，进而由气入血，久病入络，肝血瘀阻，气滞、血瘀既是湿热入侵的结果，又是造成病情发展的新的原因，湿热、气滞、血瘀，三者皆属“实”；另一方面，湿热伤正、气滞血瘀又加重了脏腑功能紊乱，渐次演变为脾虚、气血两虚、肝肾阴虚等虚证。这些病理变化常因人、因病程阶段而异，且交错夹杂，从而使临床上呈现各种兼夹证型。

历代医家对肝病的论述颇多，积累了丰富的治疗经验，这是值得我们继承和发扬的。如《金匮要略》说：“见肝之病，知肝传脾，当先实脾。”又说：“上工治未病……中工不晓相传……惟治肝也。”指出了治疗大法应从调理整体的脏腑间关系出发，尤应注意“实脾”，若见肝只知治肝，无异自缚手足。据我临床体会，这种从整体观念出发，特别是“肝病实脾”的理论，对治疗慢性肝炎，具有指导意义。盖脾胃为仓廪之官，气血生化之源，主运化水谷精微，以濡五脏六腑，四肢百骸，是为后天之本。且“食气入胃，散精于肝”，滋养肝脏。在慢性肝炎患者，多伴有食少腹胀，乏力倦怠等脾失健运证象，它是由肝病本身所引起，但同时又反过来加重肝炎病情，若不及时调理，则互为因果，形成恶性循环。

我认为，所谓“实脾”，不只限于“补脾”，而是指调理脾胃运化功能，使之恢复正常。因于湿热者，宜清化，邪去而正安，祛邪即“实脾”。湿热困脾者，宜茵陈平胃散(茵陈、苍术、陈皮、厚朴、甘草)；肝脾湿热者，宜柴平汤(柴胡、黄芩、半夏、苍术、陈皮、厚朴、甘草)；肝郁脾湿者，宜四逆平胃散(柴胡、枳壳、白芍药、苍术、陈皮、厚朴、甘草)。脾虚者，宜补，如六君

子汤(党参、白术、茯苓、陈皮、半夏、甘草);兼血虚者,归芍六君子汤(上方加当归、白芍药);兼肝郁者,柴芍六君子汤(上方加柴胡、白芍药)。后二者也可用逍遥散(柴胡、当归、白芍药、白术、茯苓、薄荷、甘草、生姜、大枣)加减。

在临床上,我还根据慢性肝炎患者常有轻重不等的脾气虚弱表现,主用白术、茯苓、党参、黄芪等健脾益气药为基础,随其兼证加减化裁。如湿热逗留者,选加焦山栀、茵陈、泽泻、藿香、薏苡仁、冬瓜仁、白豆蔻、陈皮等芳香化浊、清利湿热之品;肝郁脾虚者,选加柴胡、黄芩、白芍药、郁金、香附、泽泻、陈皮、麦芽等疏肝解郁之品;肝脾两虚者,选加当归、白芍药养肝血,柴胡、升麻升举阳气。有一中年女性医务工作者,患慢性肝炎 10 余年,经多方治疗无效。肝功能持续异常,肝剑突下 3 厘米,质中。自觉肝区隐痛,腹胀便溏,食少乏力,脉左弦缓,右细微,舌苔薄白。我辨为脾气虚弱,湿浊未尽,予上方加减(黄芪 30g、党参 24g、当归 9g、茯苓 15g、苍术 12g、藿香 12g、木香 9g、草果仁 9g、砂仁 6g、大腹皮 9g)连续服药 3 个月,症状明显改善,肝功能基本正常,唯劳动后乏力较着,改用早服补中益气丸,晚服香砂六君子丸各 6g,又 2 个月后,肝功能正常,症状消失。

原按:慢性肝炎有时尚可见到肝肾阴虚和气滞血瘀者。前者宜滋养肝肾、柔肝和络,方如一贯煎(生地黄、枸杞、北沙参、当归、麦门冬、川楝子)。后者宜疏肝理气,活血化瘀,方如柴胡疏肝散(柴胡、白芍药、枳壳、川芎、陈皮、甘草)加茜草、丹参、鳖甲等。但要注意的是,养阴要防滋腻碍脾,行气活血要勿损伤中气,至于肝肾阴虚而又脾虚消化功能弱者,补脾药应选甘淡之品,如山药、扁豆、薏苡仁、莲子、谷芽、麦芽之类,刚燥之品不宜用。总之,要以时刻不忘顾护脾胃为要着。

四、寒热兼并是治疗慢性菌痢的要点

中医认为,急性菌痢因湿热侵袭大肠所致,病情较为单纯。若迁延日久,转为慢性,则多呈现虚实相兼,寒热并见,阴阳混淆,错综复杂的证候。临床所见,不少慢性菌痢患者,既有下痢脓血的实热证,又有乏力纳差,畏寒喜温等虚寒证。治疗颇感棘手。

《伤寒论》有乌梅丸(乌梅、附子、干姜、桂枝、细辛、川椒、黄连、黄柏、当归、人参)一方,主治"久痢"。此"久痢"是泛指慢性腹泻而言,与后世痢疾一病的概念不尽相同。但此为温凉补泻并用,与慢性菌痢的复杂病机多相吻合。我据此用乌梅丸治疗，效果较好。从药物组成分析，方中连、柏厚肠坚阴清热以撤其邪，姜、桂、附、辛、椒温阳以散其寒，参、归补虚，复以乌梅酸涩之，合为寒热平调，补虚涩肠之剂。正如柯韵伯所说："久利则虚，调其寒热，酸以收之，下利自止。"兹举一典型病例如下，以见一斑。

白某，男，46岁，1964年7月前来就诊。慢性腹泻数年，每日少则四五次，多则十余次，便时坠胀，努挣始出，粪呈糊状，混有白黏冻物，剧时脓血夹杂。左下腹隐痛，喜温喜按。纳谷不香，餐不及两，而嗳气矢气仍频。口苦心烦，倦怠无力。脉左右俱沉而涩，舌苔薄白。大便常规查有红细胞、白细胞及巨噬细胞。西医均诊为"慢性菌痢"，屡用抗菌药物治疗，又服中药多剂，腹泻间可稍缓，移时又作，苦不能愈。予乌梅丸加木香（乌梅12g、黄连6g、黄柏炭6g、党参15g、当归9g、炮干姜9g、炒川椒6g、细辛3g、肉桂6g、制附片12g、木香9g）。水煎服5剂后，大便成形，已无黏液脓血，纳增，口苦心烦减轻。守方二日1剂，又10剂后获痊愈。

在运用乌梅丸时，应视寒热之孰轻孰重，虚实之孰主孰次，增损剂量，加减化裁，疗效方着。当然，若急性菌痢病情非似此者，自应随证投以其他方药。如脾阳虚者，用理中汤（党参、白术、干姜、甘草）；湿热未尽者，加香连丸（木香、黄连）；肾阳亦虚者，加附子；阳虚滑脱不禁者，桃花汤（赤石脂、干姜、粳米）；气虚下陷者，补中益气汤（党参、黄芪、白术、当归、升麻、柴胡、甘草、陈皮）。阴伤湿热未尽者，驻车丸（黄连、阿胶、当归、干姜）等。

从湿论治盗汗

陈大鸿

阴虚盗汗，阳虚自汗，尽人皆知，唯湿气盗汗之说，鲜有人提及。湿为无形之阴气，旺于午后，易得外来阴气之助，况小儿性本纯阳，属少阳相火，若素有伏湿，入睡后，湿郁于内，引动少阳相火，蒸发湿气，湿不能内消，势必待入睡后，阳气入于里，毛窍空虚，湿已化为有形之水，而汗出焉，故为盗汗。少阳相火愈炽，则汗出愈大，醒后阳气还于表则汗自止也，明其理，方能为治。此病小儿为多，成人亦有之，不论白天和晚上入睡后，则汗出淋漓，衣服尽湿，甚则枕席亦映人影，久久不愈，舌色或薄白，与常人一般，无他症。

笔者自拟桑丹饮治疗此病取得较好疗效。本方由桑叶 12g，丹皮 9g，连翘 9g，滑石 6~9g，通草 6g，牡蛎 18g，浮小麦 18~24g 组成。本方桑叶以清肌肤，丹皮以泻相火，连翘以清湿中之热，滑石、通草引湿热从三焦小便而利，浮小麦保心止汗，盖汗为心液故也，牡蛎潜阳止汗，数剂即愈，故记之。

在加减中，如小儿体质差，或汗出久，初服本方不大效者，加生脉散合用之。生脉散方：泡参 15g，麦冬 12g，五味子 4.5g。如服上方仍未痊愈者，表亦虚故也，加黄芪 15~18g 以固表。如汗出时有身热者，量热之轻重，加石膏以清之。

糖尿病辨治经验

夏睿明　康纪年　李荣亨

糖尿病是一种常见的内分泌疾病，临床上以多饮、多食、多尿和体重减轻或增加为特点。本病属中医学“消渴”范畴，病因多与饮食不节、情志所伤有关。饮食不节、嗜好饮酒或甘肥而生内热，内热炽盛、津液耗损而发病，情志不舒，郁久而化热、化火、消耗津液，阴虚阳亢也可致病。热伤肺，肺燥则饮水多而渴不止；热伤胃，胃热而见多食善饥；热伤肾，肾阴亏损，开合失常而致多尿，尿如脂膏等。

本病虽有上、中、下“三消”之分，肺燥、胃热、肾虚的不同，但其主要的病理是阴虚和燥热。《临证指南医案》指出：“三消一症，虽有上中下之分，其实不越阴亏阳亢，津涸热淫而已。”因此，肾阴虚是主要的，燥热皆为阴虚内热化燥而来。阴虚阳亢处阴阳平衡失调而发病。在治疗上应以滋养肾阴为主，佐以清热润燥生津，使人体阴阳得到平衡。笔者发现，本病属慢性消耗性疾病，往往除阴伤外，病久气亦伤，临床上常见患者精神倦怠，四肢无力，消瘦气短，在治疗上要加入补气之党参、黄芪，气虚重者以西洋参、红参效果更好，多数患者属气阴两虚，可用四君子汤合六味地黄汤加减治疗，收效显著。

糖尿病在临床分型上，主要分为阴虚热盛型与气阴两虚型。

1. 阴虚热盛型　症见口渴、多饮、多食易饥、多尿、心烦、口苦、大便结燥、舌质红、苔黄或少苔、脉细数。治以滋阴泻火、生津止渴。方用知柏地黄汤加减：知母 15g、黄柏 15g、生地黄 30g、怀山药 30g、丹皮 12g、泽泻 12g、桑根 24g、何首乌 30g、花粉 30g、麦冬 15g、玄参 30g。若烦渴多饮甚者，加石膏 30g；气短者，加人参叶 30g；血糖不降者，加石榴壳 35g、金樱子 30g；便秘结者，加大黄 10g，泡开水喝，芒硝 10g 冲服，中病即停用。

2. 气阴两虚型　症见多饮、多食或食差、小便频数量多、心慌、气短、倦怠乏力、舌质正常或淡红、苔薄白、脉细软或细数无力。治以益气养阴、润燥生津。方用四君子汤加味或合六味地黄汤加减：党参 30g、黄芪 30g、茯苓 15g、白术 15g、石斛 30g、花粉 30g、首乌 30g、怀山药 30g、地黄 30g、石榴壳 30g、五倍子 12g。若舌苔白腻者，加苍术 10g，另服玉泉丸 10g，每日 3 次；尿多如脂膏者，加益智仁 12g、覆盆子 15g；肾阳虚、面色白、头晕畏冷者，加制附片 6~10g、肉桂 3g；水肿者，加玉米须 30g、冬瓜皮 30g。

在运用中药治疗糖尿病时，疗程宜长，待病情稳定（临床症状基本消失、血糖、尿糖正常）后，仍需继续服药一段时间或服中成药六味地黄丸、玉泉丸等以巩固疗效。同时需要嘱咐患者在治疗期间要控制每日进食量。笔者于 1975 年 8 月到 1979 年 8 月门诊治疗糖尿病 14 例，均用中药治疗，收到较为满意的效果。

◎ 临证验案

案一

周某，女，60 岁，居民。

患者因多饮、多食、多尿、消瘦伴心慌、口舌和大便结燥半年，于 1978 年 5 月 23 日来我科就诊。检查空腹血糖为 340mg/dL（约 18.9mmol/L）。舌质红、浅黄苔、脉细数。西医诊断：糖尿病。中医辨证：消渴症，阴虚热盛型。治法：滋阴降火、生津止渴。处方：知柏地黄汤加减。知母 12g，黄柏 15g，二地各 30g，怀山药 30g，丹皮 12g，泽泻 12g，桑椹 24g，首乌 30g，花粉 30g，麦冬 15g，玄参 30g，黄芪 30g。

二诊：服 7 剂后临床症状明显减轻，查血糖已降为 144mg/dL（约 8mmol/L），尿糖转阴性。但患者出现头昏、乏力，改用四君子汤合六味地黄汤加减：党参 24g，黄芪 18g，白术 15g，茯苓 15g，玄参 30g，怀山药 30g，泽泻 15g，丹皮 15g，桑椹 30g，麦冬 25g，玉竹 25g，花粉 25g，黄连 6g，女贞子 15g，连服 13 剂临床症状消失、复查血糖已降至正常、尿糖阴性。以后用六味地黄汤加减治疗巩固疗效，随访 10 个月，未见复发。

案二

殷某，女，69 岁。

患者因口渴、多饮（每日饮水 4 000 毫升以上）、多尿、食纳差、头昏胀、疲乏无力 7 天，于 1976 年 9 月 7 日来我科就诊。查血糖 236mg/dL（约 13.1mmol/L），尿糖 +++，舌质微红、薄白苔、脉缓弱。西医诊断：糖尿病。中医辨证：消渴症，气阴两虚型。治法：益气养阴、润燥生津。处方：四君子汤加味。处方：党参 30g，茯苓 18g，白术 12g，甘草 6g，石斛 30g，花粉

30g，首乌 30g，怀山药 30g，石榴壳 30g，五倍子 15g。服 3 剂后，口渴饮水减少一半，尿量亦减少，但出现腰痛、阵阵头昏，守方 4 剂，复查血糖降为 160mg/dL（约 8.8mmol/L），尿糖阴性。仍用四君子汤合六味地黄汤加减服 10 剂，临床症状消失，复查血糖为 124mg/dL（约 6.9mmol/L），尿糖阴性，随访一年七个月未复发。

口苦证治分析

冯涤尘

从 1979 年 11 月至 1980 年 7 月这 9 个月中，经我治疗的门诊和住院患者共有 5 696 例，其中自述或经问诊有口苦者 163 例，占 2.9%。将这些病例不加选择地依次登记、造册、统计，按中医病名诊断，进行辨证治疗，并随访观察，现结合有关文献，作简要总结、分析如下。

163 例中，男性 69 例，女性 94 例。病种分布以内科病为主，此外，还见于妇科、外科、眼喉科等 31 个病种。口苦见于感冒者 52 例，胁痛 29 例，便秘 22 例，咳嗽 18 例，失眠 11 例，腰痛 9 例，胃痛、口疮和痹证各 6 例，眩晕、带下、牙痛、腹痛、头痛各 4 例，水肿、虚劳、耳鸣、疖各 3 例，心悸、心痛各 2 例，其他还有胆瘅、崩漏、脱发、淋证等病种 11 例。本组 163 例病名诊断共有 206 个。

口苦是患者自己口腔内味觉的主观感受而诉说的症状。《素问·奇病论》记载有“口苦者，病名为何？何以得之？”证明当时已有以口苦为特征的病名诊断，但不是常见病和多发病，故列入《奇病论》中讨论。据初步统计，口苦的论述在《素问》中至少有 3 次，《灵枢》中有 4 次，《伤寒论》中有 3 次，《金匮要略》中有 1 次。在本组病例中，以口苦为主而诊断为“胆瘅”者仅有 1 例，除此之外都是其他多种疾病的症状之一。味觉感受器的分布主要是舌，另外，还有会厌，咽后壁、前腭、软腭等处。从经络学说的观点来看，这些部位有大量的、丰富的经脉、经别和经筋循行，和五脏六腑息息相关。例如：大肠和胃的经络与口相通，肝、脾、胃、心、肾、膀胱、三焦的经脉与舌相连，五脏的经脉、心包、胃、胆、小肠、三焦的经脉，以及任脉、阴跷脉都在咽喉交会。口、舌、咽喉都是脏腑的苗窍，可以通过经络的传送从某一个角度反映出脏腑阴阳的偏盛。口中味觉反常，出现口苦，正是这种偏盛的一个信息，也是“有诸内必形于诸外”的必然结果，掌握口苦的特点，参合脉证，审查病机，寻找病因，就可以有规律地判断脏腑的病变，有效地加以治疗。

总之，对口苦的认识是从“火生苦”的现象中得到启示以后，不断深化，但并不只限于肝胆的火热，而是体内多个脏腑的实火或虚火的病理表现之一。根据本组资料，把口苦的病因、病机归纳为下列几类。

一、实火

1. 胆热 胆腑的经脉名足少阳，其阳气所辖区域属半表半里部位。胆汁味苦，胆热则腑汁外流，从胃至咽而溢于口，故感觉口苦，实际上就是“胆瘅”的病因和表现。风属阳邪，少阳主胆，与风气相通，所以风邪易犯少阳。《伤寒论》中的少阳病就是这种正邪相争，进退互拒于表里之间的范例，表现为“口苦、咽干、目眩”。此外，还有寒热往来，胸胁苦满，恶心欲呕，咳嗽，纳少，清涕，喷嚏，脉浮弦等特点，可资参考。本组 163 例中，感冒和咳嗽有 70 例，占 42.9%，二者都与伤风有关，治疗少阳外感是以柴胡为主的制剂，增损得宜可施用于现代医学中的多种疾病。临证时也发现，口苦的突然出现，常是早期外感的一个征兆，反之，也可随外感的减轻与痊愈而消失。

2. 肝热 胆附于肝内，二者互济；有表与里的关系，病变常互相影响。肝有热，移热于胆，胆汁外泄，症见口苦，是“脏实还腑”的表现。胁是肝的分野，有经脉贯之，肝胆之热常与湿为奸，阻滞经络，发生胁痛和黄疸，肝热口苦伴有胁痛，尿黄，急躁，易怒，头痛，目赤，苔黄，脉弦数。选方多以龙胆泻肝汤、茵陈蒿汤、柴芍六君子汤等变通用之。本组病例中，有胁痛 29 例，病程较长，所属口苦难以消失，是和湿的质重、黏腻、缠绵等特点有关。

3. 胃热 胃肠热炽，甚则成火，耗损津液，失其润泽作用，大肠传导失职，引起大便干结难解，火热循经熏蒸于口则口苦，或呕苦。究其胃热之原因，部分是胆病及于胃的所谓“侮其所胜”；也有过食膏粱厚味而产生内火的；或是他经传来的阴阳腑热证。胃热口苦多伴有口渴，口臭，牙齿痛，大便秘结，脘腹胀满拒按，舌苔黄，或干而少津，舌质红，脉滑数。本组病例中有便秘 22 例，都是服牛黄解毒片、承气汤类等清热泻下，或清热润肠药，使腑气通、热邪去，口苦随便秘解除而顿失。

4. 心热 心脏有经脉“上挟咽”“系舌本”，其心气通于舌，“心和则舌能知五味矣”，心火上炎，亦能使之口苦。《素问·评热病论》谓“真气上逆，故口苦舌干”，在这里真气就是指心气。心气上逆是火热炎上的病理反应，口苦舌干是热邪消灼津液的结果，心火口苦常有下列特征可循：如火邪内扰心脏则胸闷、心悸，外侵肌肤则疮疡肿痛，上犯神明则失眠神昏，下移小肠则溲赤涩痛，尿血鲜红，冲逆苗窍则口舌肿烂，苔黄、舌尖红。本组病例中所见心悸、口疮、疖共计 11 例，都与心火有关，选方如黄连温胆汤、导赤散、五味消毒饮等化裁用之。

二、虚火

人体内五脏六腑相关，其中任何一脏一腑的亏损都可影响其他脏器的功能。脏腑的虚弱不外六淫所伤、劳役过度、房事不节、情志太激、久病失养，禀赋太弱，引起阴阳失和，气血不足。虚火主要归纳为阴虚与阳虚两大类。而这两种都是产生虚火的根由，正如张隐庵所说："虚实之气，皆能为热而成瘅。"本组病例所见之"虚"，以脾肾居多。

1. 脾虚阴火 脾脏有经脉与咽、舌根联系，其气通于口，借以散布脾之涎于舌下。脾脏有病，味觉感受的敏感性发生变化。脾气虚弱，阴火灼伤津血，口中有苦味，同时伴有脘腹疼痛，胃中灼热，嗳气吞酸，肠鸣泄泻，纳谷不香，食后作胀，倦怠无力，肢体重着疼痛、浮肿，带下清稀，右关脉弦而浮大。本组病例中有水肿、胃痛、腹痛、白带共 17 例，主要病机是脾虚下陷，阳气不伸，阴火内动。其中有 13 例分别用六君子汤、理中汤，或补中益气汤加减，以温中健脾，升举阳气，伏降阴火而病情缓解，口苦消失。

2. 肾虚火旺 肾主水，受五脏六腑之精而藏之，但是，脏腑之虚也要"穷必及肾"，真阴不足，水不济火，酿生内热，形成阳亢，或阳气衰沉，阴寒内盛，阳无依附，亢奋而向外逾越，亦成虚火。总之，虚阳有余，亢盛则害，有上炎、妄动、灼阴、耗气之弊，肾虚火旺之口苦，常伴有舌底和咽喉干燥而饮少，欲卧而难眠，齿摇龈浮而微痛，潮热盗汗，头晕目眩，腰酸耳鸣，齿鼻衄血，目赤干涩，毛憔发落，舌红绛，干燥少津，或有龟裂，脉细数无力等。本组病例中有 3 例耳鸣，4 例腰痛，1 例脱发。部分眩晕、失眠、头痛、便秘、淋证恢复期的患者都有肾虚证表现，且口苦。分别用知柏地黄汤、杞菊地黄汤等，以养阴液、清虚火，使症状改善，病情好转。

血证辨治经验

龚志贤

我们在临床工作中所见到的出血，包括咳血(咯血)、吐血(呕血)、衄血(鼻衄、齿衄)、便血(肠风、脏毒)、尿血、皮下出血(紫癜、肌衄)、妇科崩漏及外伤出血等。中医统称为血证。

本篇只就余在临床工作中所诊治的咯血(肺痨咯血、支气管扩张咯血)、衄血(鼻衄)、便血(内痔出血)、皮下出血(紫癜)、崩漏(功能失调性子宫出血)、胎动不安(先兆流产)等点滴经验介绍之。

考血之由来，《灵枢·决气》篇说："中焦受气，取汁，变化而赤，是谓血。"血，其主要来源于"水谷精微"。食物经脾胃的消化吸收，取其精微，转输于肺，在肺的气化作用下，"泌其津液，注之于脉，化以为血"。血贯注于心，由心所主(心主血脉)、脾统摄(脾统血)，静卧则归肝(肝藏血)。平人之血，在心、肝、脾作用下，行于经络脉道之中，周而复始，循环不息，供应五脏六腑及四肢百骸。正如《素问·五脏生成》说："故人卧血归于肝，肝受血而能视，足受血而能步，掌受血而能握，指受血而能摄"。

血与气是相互依存的。气为血之帅，血为气之守，血随气而行，平人之血，在气的统帅下，畅行脉络，充达肌肤，流通无滞，此谓循经，乃循其经常之道也。温和则血循经脉流行，若气滞、气结、气迫、遇冷、火迫等皆可致血不循常道而溢出于脉络之外，发为各种出血病证。

血证通治之法有四。其一调气止血：出血之证，气多逆乱，未有气不逆乱而血先出者也，故治血证，当先调气，气和则血止。其二消瘀：血止之后，其离经之血多为瘀，瘀血或壅而成热，迫血离经而行，则再现出血，或变而成痨，或结为瘕积，或刺痛，日久变证百出，不可不防，故必当消瘀，以免招来后患。其三宁血：血止瘀消之后，当防其再次潮动而复出血，则需药安之，称之为宁血。其四当补血养血："精气夺则虚"，去血甚多，血无有不虚者，故当补养之。血属阴物，血去多，阴亦虚也。阴为阳之守，阴虚则阳无所附，久则阳亦随之而散，致阴阳气血诸虚，故养血补血兼顾阴阳，方可获全功。

一、咯血(肺痨咯血、支气管扩张咯血)

咳嗽咯血之证，其血系由肺而来，故必有气逆咳嗽之病史。往往咯血之先，必然咳嗽加剧，先见痰中带血，或痰血兼行，或血多痰少，甚则大口咯血，亦可因之而窒塞气道而亡。凡肺系疾病(如肺炎、支气管扩张、肺结核、肺癌等)及他脏影响肺者(如风湿性心脏病二尖瓣狭窄者)，皆可致咳嗽咯血。其证复杂，当详审之。余就肺痨咯血、支气管扩张咯血之证治简介如下。

(一) 肺痨咯血

肺痨之病，多系体质虚弱，正气不足之人，因接触肺痨患者，感受病者之气，痨虫乘虚由气道而侵入人体为害。肺痨病具有很强的传染性(呼吸道传染)，古人已认识到这一点。如《肘后备急方》指出此病“死后复传之旁人，乃至灭门”。故古人又称之为“痨瘵”“传尸”“尸注”等名。

1. 临床症状

(1) 痨之症状：始见形体消瘦，午后潮热，两颧桃红，渐至夜热盗汗，心烦失眠，女子月事不行，男子梦遗滑精，痨至极期则大骨枯槁，大肉消脱，形如骷髅，骨髓内消，毛发憔悴，肌肤甲错，声嘶音哑，气喘自汗等。

(2) 咯血：肺痨初起多于晨间咳嗽少许稠痰而不带血，病情加重时咳嗽气短，胸痛痰稠量增，痰中夹血丝血块，痨虫蚀肺伤络极重时，可致咳嗽胸痛，痰血量多，舌质光红，脉象细数。

2. 病因病机 气血虚弱，痨虫侵犯，两虚相得，故客其形，而成肺痨。痨瘵既成，痨虫蚀肺，伤及精血，阴津伤，阳气耗。肺痨之疾，始以阴虚为主，久则气阴亏耗，终至阴不恋阳而虚火妄动致阴虚火旺之疾。肺为清肃之脏，只容得清气而不容邪气。邪气干之，则呛而咳，虚火伤络，或加之痨虫疰蚀肺系，肺络伤损，皆可致咯血。

3. 治则 《素问·标本病传论》说：“知标本者，万举万当，不知标本，是谓妄行。”肺痨咯血，以痨为本，咯血为标，标急当先治其标，宜温阳化气，清热降火止血。血止后，缓则求其本，宜滋阴润肺杀虫。大量咯血时，应嘱患者卧床休息，向患者及其家属解释，消除思想恐惧和焦虑，密切配合治疗，调摄护理，并严密观察病情变化，及时对症处理。

4. 方药 止血可选用下列方药。

方一

黑姜炭 6g　　侧柏炭 50g　　陈艾炭 9g　　仙鹤草 30g

大　蓟 25g　　小　蓟 25g　　白茅根 30g

水煎分次，用童便兑服。重症可日夜服 2 剂，连续服至血完全止后才停药。

方二

大蓟、小蓟、侧柏叶、茜草根、大黄、山栀、棕榈、牛耳大黄各等份。

炒焦黑，研为细末，或制为小丸，每服 6g，每日 2~3 次，血止后停服。

方三

白及粉 1.5~3g，每日 3 次，白开水冲服。

方四

阿胶切成小块，用海蛤粉炒泡成珠，然后用阿胶珠一粒噙化，连续噙化数粒，每日可噙化 20~30 粒，以血止为度。

说明：方一、二对大量咯血疗效较好，尤以方一煎剂更为适用。方三和方四对痰中少量带血者有效。若大量咯血时，应主选方一、方二，方三、方四只宜做辅助治疗用。

方解：方一系《金匮要略》柏叶汤（柏叶、姜、艾、马通汁）加味而来。方用姜炭、艾炭、马通汁（童便代之）引火归原，行血止血；柏叶炭、大蓟、小蓟、白茅根、仙鹤草凉血止血。方中药物温清并用，血止而不致瘀，方效着而性平，咯血者可放心服之。今时之医用柏叶汤，每煨姜、艾之温燥，多去而不用，或加生地黄、丹皮、黄连、知母、藕节等寒凉之品，又谓童便乃人之排泄物，认为不洁，多不用之，故其方投之不效矣！考童便性味微温、微咸，功可引火归原，导血下行，单用亦可止血，故《血证论》云：“童便尤能自还神化，服制火邪以滋肾水，大有功用。故世医云：服童便者，百无不生；不服童便者，百无不死。”

◎ 临证验案

邵某，男，54 岁，干部。1982 年 6 月 13 日初诊。

反复咳嗽、咯血 7 年，加重 2 年余。

患者初因高热、咳吐脓痰中带血丝而住某医院，被诊为“肺炎、肺结核”。经用青霉素、链霉素治疗，肺炎痊愈，肺结核好转出院。出院后继续抗痨治疗，病情稳定。两年前因工作劳累，痨病复作，致大咯血（约 500ml）再度入院，后因咯血曾住院四次，每次皆需用“垂体后叶素”“止血定”等，需10余天血才能完全止住，甚为苦恼。近半年来病情加重，每隔半月至20天左右必大咯血。大咯血止后，平时亦见痰中带血少许，投以多种西药治疗，效果不显。患者于昨夜突然又大咯血，每次咯血量约50ml，至今晨已咯血3次，自觉头晕、心悸。后经人介绍求余诊治，查形体消瘦、面色皖白，舌质红，脉细数无力。辨证认为此系痨病久咳伤肺，气不摄血，宜治痨止血兼顾之。用柏叶汤加味：侧柏炭50g，艾炭3g，姜炭5g，百部15g，葎草30g，黄芩12g，白及12g，明沙参25g，生甘草3g，水煎服。

1剂咯血减，2剂血全止，续服3剂以巩固其效，后转以滋阴润肺杀虫之剂疗之，连续诊治半年未再咯血。

（二）支气管扩张咯血

中医无支气管扩张之病名。支气管扩张咯血多属中医内伤咳嗽咯血之范畴。

1. 临床症状 早期支气管扩张患者，只有轻微咳嗽，稠痰中带少量红血；重者每咳稠浓痰挟血，有时血多痰少，其血从口中咯出，颜色多鲜红。极严重者可连续吐鲜血数十口。

2. 病因病机 支气管扩张病程较长，多系肾阴久虚，水不涵木，木火刑金，灼煎肺液而为痰，其痰多稠，阻滞气道，肺失清肃，咳嗽加剧，损伤肺络，血不循经溢出脉络而成咯血。

3. 治则 咯血多者，首当收敛止血，血止之后，宜滋肾润肺，平肝泄火。

4. 方药

侧柏叶30g　　陈艾叶9g　　姜　炭6g　　白茅根30g
大　蓟25g　　小　蓟25g　　旱莲草30g　　仙鹤草30g

说明：支气管扩张咯血者，一般服上方3剂血即可止，血止之后再辨证治其本。

方解：本方亦是《金匮要略》柏叶汤加味而来。方用侧柏叶清热凉血为主药；艾叶微温，活血止血；姜一定要用姜炭，姜炭已不燥热，善能止血；仙鹤草性温味涩，为收敛止血之要药；白茅根性平，能清肺热、血热，凡咳血、咯血、吐血、衄血、尿血均可用之，用量宜重，鲜者尤佳。大蓟、小蓟、旱莲草凉血止血。支气管扩张咯血多系气不摄血，络破血溢，营血大伤，须急用收敛止血法治疗。本方温清并用，能行血中之气，凉血清热。故可收迅速止血而不致瘀的功效。患者一般服此方2~3剂即可止血，血止之后根据病情辨证施治为妥。

◎ **临证验案**

徐某，男，60岁，军人。

患者罹患支气管扩张多年，以前经常痰中带血。1959年突然发生大咯血不止，血色鲜红，经用多种中西药均未获效。经余治疗，处以上方，因药价低廉，患者怀疑几味廉价草药"不能治我之重病"，经再三说明药之治病，不在贵贱，只要对症用药，疗效极佳，可予试服。患者试服1剂，咯血减轻，甚喜之，再进2剂，咯血全止，以后每遇咯血复发时，再投此方，亦获显效。

二、衄血(鼻衄)

1. 临床症状 鼻衄是鼻孔一边或两边鼻腔出血，或点滴而出，或血流如注，兼头昏目眩，口干舌燥，大便秘结，小便色赤量少，舌质红，苔黄燥，脉象滑大或弦数。

2. 病因病机 "鼻为肺窍"，为气体出入之通道，"肺气通于鼻"，风热及温热之邪上乘，侵犯肺系，肺失清肃，邪从鼻窍出入，伤损鼻腔之络脉，可致鼻衄；或因风寒由皮毛入侵，蕴肺化热，伤损肺络，亦可衄血，因于肺热此其一也；或因心经火旺犯肺，肺为心火所灼，火气上炎，从肺窍出入，亦可伤及鼻络而衄血，此其二也。

3. 治则 其一，肺热所致鼻衄，治宜辛凉解表，凉血止血。其二，心火灼肺之鼻衄，宜清热养阴，凉血止血。

4. 方药

方一

银　花15g　　连　翘10g　　牛蒡子12g　　薄　荷10g

鲜茅根30g　　侧柏叶30g　　仙鹤草30g

轻煎服，每日1~2剂，血止后停药。

方解：此乃辛凉解表之银翘散加减而来。肺与大肠相表里，肺热壅盛，可致大便燥结。方用银花、连翘、牛蒡子、薄荷辛凉解表散邪，牛蒡子尚能散风热，通大便。鲜茅根、侧柏叶、仙鹤草凉血止血。

方二

焦山栀10g　　生地黄24g　　大　蓟12g

小　蓟12g　　仙鹤草30g　　侧柏叶30g

鲜茅根30g　　水牛角尖30g(先煎半小时)

水煎服。

方解：此乃清热凉血之犀角地黄汤变化而来，今犀角临床禁用，重用水牛角尖代之，宜久煎。水牛角尖为主药，清心火解毒，心火得清，肺热可平；焦山栀撤三焦之火热；生地黄、鲜茅根凉血滋阴，可助水牛角尖清血热解火毒之功。仙鹤草、大蓟、小蓟、侧柏叶凉血止血为辅。本方清心火，凉血止血之力极强，鼻衄血极多者亦可止。

三、便血(内痔)

血从谷道(肛门)而下，在大便前或大便后下血，或单纯下血者，统称为便血。对便血较早作详细的论述者有明代张景岳，如《景岳全书·便血论治》载“血在便前者，其来近，近者或在广肠，或在肛门”；“血在便后者，其来远，远者或在小肠，或在胃”。后世医家又以血色之清浊分“肠风下血”和“脏毒下血”。如戴思恭在《证治要诀》载：“血清而色鲜者为肠风，浊而黯者为脏毒。”“肠风下血”者多为肛门直肠部位之病变。如今之内痔、外痔、肛裂、直肠息肉、直肠和肛管部癌变等许多疾病都有便下鲜血的症状，都属“肠风下血”的范畴。中医认为肠风下血系因过量饮酒，饥饱不均，或过食辛辣，或肥甘美味太过，或久坐久立，或重力太过，或素来便结等致湿热蕴结，下注大肠损伤血络而成便血。此证初起为实，久则营阴受损，证多虚实参半。“肠风下血”其血鲜红为临床常见之症状，可见于多种急慢性疾病。今就“内痔”所致的“肠风下血”之证治作介绍。

1. 临床症状 初期内痔每于大便结燥时，在粪之表面带有鲜血，或便后从肛门有鲜血点滴而下，因无所苦，不易觉察，往往见血沾手纸上方引起注意。痔较重者可于便时内痔脱出，便后自行收回。偶有肛门坠胀，便时滴血增多。痨极严重者，于排便时痔脱出不能自然收回，需外力推之方可缩回。因痔反复摩擦其皮增厚，出血反而少见。因痔不能自行回缩，肛门胀痛极为痛苦。偶因摩撞皮破而血流如注。

2. 方药 初期及较重期内痔，完全可以用内服药治愈。

余用鬼针草嫩叶切碎，调和鸡蛋二枚，不放盐，可加少许白糖，用植物油煎之，早晨空腹吃，连服 5~7 天，内痔可自行脱落(鬼针草嫩叶煎鸡蛋，分量以调蛋合适为度)；或用鬼针草 60~90g，煎水服，每日 1 剂，连服 30 余剂亦可。内痔肿痛时，用上好槐花 15g 泡开水服，疗效极好。

原注：鬼针草(又名一包针)系菊科植物鬼针草的全草。全草入药。《本草拾遗》载：“味苦，平，无毒。功用：清热、解毒、散瘀、消肿。”《泉州本草》载：“消瘀、镇痛……治肠出血。”

槐花系豆科植物槐树的花蕾。上好槐花指结花蕾将开时，采鲜花晒干备用。若花开落地后，从地上扫来晒干者，疗效不佳。其味苦、性凉，有清热、凉血、止血之功，主治肠风便血、痔血。

四、皮下出血(紫癜)

皮下出血属中医肌衄之范畴。其证有虚有实。实者系温热火毒之邪迫血妄行致发斑疹，谓之“血热发斑”或“热毒发疹”，皆属中医温病范围，应按卫气营血辨证，宜清热、凉血、解毒、化斑，方用犀角地黄汤、化斑汤、清瘟败毒饮之类治疗。虚者多系肾气不足，肾精亏虚，阴虚火旺，或心脾两虚，脾不统血，气不摄血致血溢于肌肤之间，俗称为皮下出血，或称之为紫癜。此两型紫癜多有记载，不再赘述。余在临床工作中尚多次见有肝郁气滞血瘀，气血两虚，气不摄血而发紫癜者，用疏肝益气、补血祛瘀之法取效。特将临床脉证录之于下，并举效案一例，仅供参考。

临床症状 胸闷胁满，胃纳欠佳，口干不渴，小腹气胀，大便不实，小便不畅，疲乏倦怠，精神不振，面色少华，舌有瘀点，苔白薄润，脉沉涩迟缓。

◎ 临证验案

王某，男，17 岁，学生，乐至县人。1978 年 11 月初诊。

患者素体健康，很少生病。1978 年参军体检时发现双下肢有片状紫癜，查血小板 5 万 / 立方毫米，因之不能入伍，求余诊治。自述胸闷胁胀，常喜嗳气，食欲不佳，疲乏无力，夜常思绪万端，难于入眠，二便清调。查：舌质淡，边沿紫黯，有散在瘀点，苔白薄滑，脉沉细弱，双下肢大腿内侧有片状紫癜。辨证认为系肝失条达，血络瘀滞，脾胃虚损，生化不足，气血两亏，气不摄血，血外溢络道发为紫癜，宜疏肝益气，补血化瘀之法以治之。

处方：柴胡 10g，白芍 18g，炒枳壳 10g，黄芪 25g，当归 10g，三棱 12g，莪术 12g，白茅根 30g，炙甘草 5g。水煎服，每日 1 剂，连服 30 剂。

患者服上方 8 剂后，下肢紫癜完全消失，食欲增加，四肢有力，精神好转，仍照医嘱坚持服药至 30 剂，诸症消失，查血小板增至 8 万 / 立方毫米。于第二年体检合格，入伍当兵，现尚在部队服役，身体康健。

原按：紫癜，诸医者多责之于气血不足，气不摄血而用大剂归脾汤加三七粉、丹参、棕榈炭、生地黄等活血止血之品疗之取效。亦有谓之紫癜乃肾精不足，精不化血，阴虚火旺迫血而发者，用地黄汤之类滋肾阴，填精髓、撤虚火治之。鲜有用疏肝、益气、化瘀法者。考丹溪有诸证生于郁者，创“六郁”之说。《丹溪心法》:“气血冲和，万病不生，一有拂郁，诸病生焉，故人身诸病，多生于郁”。可见，因情志不舒，气机郁滞，气郁日久可由气及血，发为紫癜。本例用仲景四逆散(柴、芍、枳、甘)疏气机、当归补血汤(芪、归)益气血，并加用三棱、莪术、白茅根行血化瘀之品，具疏肝益气、活血化瘀之功。一方投之取效，乃贵在辨证施治也。

对于血小板减少引起的紫癜，可分为原发性和继发性两类：原发性者是于骨髓造血功能不良而引起，多见于儿童和青年；继发性者由于感染、某些药物、放射线等原因引起骨髓造血机能障碍。中医学认为，出血原因多为阴虚火旺、血热妄行、损伤脉络；此外，经络瘀滞、脾不统血也是一个重要因素。

若属阴虚火旺者，症见口干舌燥口渴，舌绛少津，脉象弦数或细数，大便干结，小便色黄，睡眠多梦等。方用：女贞子一两、旱莲草一两、麦门冬四钱、虎杖八钱、茜草四钱、首乌藤一两、鸡血藤一两、银花藤一两、车前草一两。水煎服，可连续服用多剂。

若属经络瘀滞者，症见口干不渴，舌有瘀点，脉象滞涩，大便偏干，小便清长，自觉小腹胀满，但按之不满等。方用：莪术二两，研为细末，每次服五分，早晚各服一次。用红枣五钱煎汁冲服，以出血消失为度。出血止后可减分量，每次服三分，每日一次，再服一至二星期停服。如出血减轻，但未全止者仍可继续服用。小儿分量酌减。

若属脾不统血者，症见倦怠乏力，精神不振，胃纳欠佳，面色苍黄，舌淡苔薄白，脉缓弱，大便不实等。方用：炙甘草五钱、大枣十枚、鸡矢藤一两、小麦二两、制何首乌一两。水煎服。

五、崩漏(功能失调性子宫出血)

功能失调性子宫出血主要临床表现为月经过多和行经时间延长，可归入中医学的“崩漏”范畴论治。崩与漏的临床表现虽不同，但其发病机理则一，并常可互相转化。如《济生方》载“崩漏之疾本乎一证，轻者谓之漏下，甚者谓之崩中”也，所以中医常“崩漏”并称。来势急，出血量多，且血色鲜者叫“崩”；行经时间延长，且血色淡，淋漓不净的称“漏”。“崩漏”病证，临床应诊时要详细询问患者病史。对已婚妇女则应首先想到妊娠流产、宫外孕等，对老年妇女则应想到子宫肌瘤和恶性肿瘤。流产、宫外孕、肿瘤等多种妇产科疾病虽都属中医“崩漏”范畴，可按崩漏论治，但这些疾病往往症情急迫，内服中药一时难以奏效，要采取中西医结合诊治，其疗效较好。而对功能失调性子宫出血，西医甚为棘手，而中医疗效较为满意，特予介绍之。

1. 临床症状 每经行来血量多，且出血时间延长，约旬日方净，或淋漓半月不止，间隔五七天又行，因失血过多，常有头昏、心悸、乏力、倦怠、面淡少华等症，舌质淡，脉细弱。

2. 病因病机 冲为血海，乃全身气血运行之要冲；任主胞胎，主一身之阴，凡精、血、津、液皆属任脉总司。冲任之脉皆始于胞中，若冲任受损，不能制约经血，血下不止，发为崩漏。

3. 治则 论治首当分清崩与漏，崩证有虚有实，漏证则虚多实少。虚证中以气虚、阴虚、血虚较为多见，实证中则以血瘀、血热、气郁较为多见。

4. 方药

（1）出血量多或持续不断，色淡红，自汗气短，颜面浮肿，腹胀便溏，舌苔白腻，脉象虚弱者，辨为脾气虚弱，不能统血，治宜益气温中。

方药

党　参 15g　黄　芪 20g　当　归 10g　陈艾叶 10g
炮姜炭 10g　炙甘草 10g　茜　草 12g　乌贼骨 12g

水煎服。原注：当归 10g 可用鸡血藤 15g代。

（2）出血持续不断，色淡或暗，少腹寒冷，腰背酸痛，恶寒，舌淡苔滑，脉沉细弱者，辨为肾阳不足，血室虚寒，治宜温肾补阳，温运血室。

方药

补骨脂 10g　菟丝子饼 10g　炒杜仲 12g　核桃肉 30g
官　桂 10g　台　乌 10g　血余炭 10g　陈艾叶 10g

水煎服。

（3）出血量多而色淡红，面色萎黄，心悸，头晕目眩，舌质淡，脉细弱者，辨证系因心主血，脾统血，心脾失司所致，治宜补养心脾。

方药

当　归 10g　川　芎 6g　熟地黄 10g　白　芍 10g
党　参 12g　炒白术 10g　茯　苓 12g　制香附 10g
益母草 30g　女贞子 30g　旱莲草 30g

水煎服。

又方　三七粉 1~2g，用五味子 6g 煎汤冲服，每日 2~3 次。

（4）出血量多，色深红，面赤，口干渴欲冷饮，舌尖红，苔黄腻，脉象弦数者，辨为血热妄行，血不循经，治宜清热凉血。

方药

侧柏叶 60g	大　蓟 15g	小　蓟 15g	虎　杖 30g
益母草 30g	槐　花 15g	焦山栀 10g	白茅根 30g

水煎温服。

（5）出血量多，色紫黑有块，块去则痛减，下腹胀痛，拒按，小便清长，舌苔灰暗，脉象弦涩者，辨为血室瘀滞，治宜活血祛瘀。

方药

鸡血藤 30g	川　芎 10g	赤　芍 12g	桃　仁 12g
泽兰叶 30g	制香附 12g	茜　草 12g	乌贼骨 12g

水煎温服。

（6）出血量或多或少，或淋漓不断，胸腹胀满，甚则乳房亦胀痛，头痛，胃纳差，或嗳气，或矢气，舌苔淡黄或白腻，脉象弦涩者，辨为肝郁气滞，治宜条达肝气。

方药

柴　胡 12g	白　芍 15g	炒枳壳 10g	甘　草 6g
郁　金 10g	陈　皮 10g	青藤香 6g	血见愁 12g
茺蔚子 15g	黄荆子 15g		

水煎温服。

六、胎动不安（先兆流产）

《诸病源候论》曰："冲任之脉，为经脉之海，皆起于胞内，手太阳小肠脉也，手少阴心脉也，是二经为表里，上为乳汁，下为月水，有娠之人，经水所以断者，壅之以养胎，而蓄之为乳汁。"所以妇人怀孕之后，经血当断。若妊娠之后，血不养胎，从阴道时时而下，淋漓不断，其轻者称之为"胎漏"，或称"漏胎"；其重者除阴道来血以外，常伴有胎动下坠，腰酸腹胀等症状，则称之为"胎动不安"，即西医谓之"先兆流产"。

1. 临床症状　妊娠之后 7 个月以内出现阴道流血，胎动下坠，或轻微腹部胀痛、腰酸等症状。如出血量多，腹痛剧烈，羊水流出，则已发展为不可避免性流产。如出血持续不止，或出血虽停止，而胎动消失，则应考虑为死胎。胎当保则保，若胎已死，则为"邪气"，留则伤正，其害匪浅，为医者临床之时当详辨之。

2. 病因病机　妊娠之后，其胎要靠脾、肾、冲任气血之固养才能不断地生长发育。若脾胃不健，气血不足，或嗜食辛燥之品，血分有热，或房事不节而伤肾气，或劳力太过，或跌仆闪挫耗伤气血，损及冲任，胎元失养皆可致胎动不安。

3. 治则 益气血，补脾肾，固冲任，安胎元。

4. 方药

党　参 12g　　黄　芪 12g　　当　归 9g　　阿胶珠 9g

炒杜仲 15g　　川续断 15g　　桑寄生 15g　　菟丝子饼 6g

土炒白术 15g　　黄　芩 9g　　陈艾叶 3g

加减法：脾土虚，纳差，便溏者加砂仁 3g、广藿香 6g，黄芩减为 6g；血热扰及胎元，胎动腹痛，舌红，口干者加生地黄 9g、白芍 9g；小便黄赤的加茯苓 12g，均去黄芪。

方解：本方乃张景岳“泰山磐石散”加减而成。方用党参、黄芪、当归健脾培土，益气补血，固冲任，养胎元，并用杜仲、川续断、桑寄生、菟丝子补肾固胎为主药；用阿胶珠、陈艾叶止血；黄芩、白术安胎共为辅佐，诸药配合，有补气血，健脾肾，固冲任，安胎元，止漏血之功效。

◎ 临证验案

吴某，女，26 岁，护士。1964 年 4 月 27 日就诊。本院职工。

患者初因妊娠呕吐，故少食，形瘦弱。孕 4 个月余，昨天因单位卫生大检查，大搞环境卫生，操劳太过，疲乏无力，腰酸腿软，昨夜卧难安，小腹微痛胀，今晨阴道来红少许，故急求诊。查舌质淡，苔白润，脉滑数，面淡少华。证系气血不足，脾肾两虚，劳力太过伤及胎气，致为胎动不安漏血证，拟以补气血、健脾肾、安胎止血之剂疗之，方用泰山磐石散加减。

处方：台党参 12g，炙黄芪 25g，秦当归 9g，阿胶珠 9g，炒杜仲 18g，川续断 18g，桑寄生 15g，菟丝子饼 9g，炒白术 12g，陈艾炭 6g，姜炭 3g，水煎服，每日 1 剂，3 煎，3 服。3 剂，卧床休息 3 天。

二诊：血已止，食稍增，精神佳，舌淡，苔白润，脉滑。上方去陈艾炭、姜炭，加砂仁 5g、茯苓 12g、黄芩 6g，5 剂。

后未来诊。随访得知，服上方后食欲大增，形渐胖壮，怀胎十月，娩下男婴，重 3 500g，合家甚喜。

关于保胎单方，余常用“苎麻头”(即织麻布的麻用头部鲜的) 两许 (多用至半斤亦可) 同糯米煮粥服，每天煮服一次，连续服用 10~20 天，效验称佳。

血证知津

熊寥笙　口述　熊晓阳　整理

血为水谷之精气，气为水谷之悍气，二者同出而异名，均从饮食营养中来。血生于心，疏于脾，藏于肝，布于肺，施泄于肾，和调于五脏，洒陈于六腑，其入于脉，源源而来，灌溉一身。《内经》云："目受血而能视，足受血而能步，掌受血而能握，指受血而能摄。"由此可知，出入升降之道，濡润宣通之宜，都是血的作用。

出血辨证：妄行于上为吐血、衄血。流渗于下为便血。热蓄膀胱为溺血。渗入肠间为痔血。阴虚阳搏为血崩。湿热蒸郁为血痢。热极腐化为脓血。

出血分经：从肺溢于鼻者为衄。从胃溢于口者为吐。从肾夹于唾者为咯。从嗽而来于肺者为咳。痰涎血出于脾。牙宣出于肾。舌衄出于心。肌衄出于肺。溺血出于膀胱。

血证轻重：血病于内，瘀则易治，干则难治。血走于外，下流为顺，上溢为逆。凡血证身无潮热者轻，有潮热者重。

血证脉法：脉者血之府，注于百脉，少则涩，盛则滑，充则实，衰则虚，虚盛则微。凡出血证，失血多见芤脉，阴血既亏，阳无所依，故见此象。脉见滑、小、沉、弱者顺，实、大、急、数者逆。

出血三因：一为血得热而妄行，二为气逆迫血出离经，三为气不摄血。

治血三要：一宜行血不宜止血。血不循经络，系气逆上壅所致。行血令循经络，不止自止。若唯知止血，止则血凝，血凝必发热，胸肋痛，病日痼而难治。二宜补肝不宜伐肝。经云："所谓五脏者，藏精气而不泻也。"肝主藏血，吐血者，肝失其藏也，养肝则肝气平而血有所归。若唯知伐肝，则肝气虚不能藏血，血愈不止。三宜降气不宜降火。气有余便是火，火降则气不上升，血随气行，即无溢出上窍之患。若唯知降火，降火必用苦寒之剂，反使胃气受伤，胃气伤则脾不能统血，血愈不能归经，治更棘手。尤其是脾胃为后天之本，三阴之首，脾气健则元气旺而血自固。肾为先天之本，三阴之蒂，肾水足则龙火潜而血亦宁。故血证有脾虚者，当补脾以统其血；有肾虚者，当壮水以制其阳；有肾中阳虚者，当益火以引其归。治血之道，更能于此三者细研之，则血证之治知其要矣。

痹证证治六要

程华堂

“痹证”又称“历节风”“关节炎”。骨之两端属节，节与节相交处为关，故关节受邪又称关节炎。痹者，闭塞不通之意也。所以痹证不仅是关节部位受邪，凡外邪侵犯人体皮肉、筋骨、关节发生病变，闭阻不通，发生疼痛，重着酸楚，硬肿或顽麻不仁的证候，皆称“痹证”也。

痹证之因与人体体质的强弱、抵抗能力的大小以及气候变化、生活条件有关。内因与人体气血不足，肝肾亏虚，腠理空虚等因素密切相关。如果人体阴阳失调，气血不足，腠理空虚，风寒湿邪便乘虚而入。《素问·痹论》云：“食饮居处，为其病本”“所谓痹者，各以其时，重感于风、寒、湿之气也。”《济生方》更明确指出：“皆因体虚，腠理空疏，受风、寒、湿气而成痹也。”三邪气是引起风、寒、湿痹之主要原因。湿热痹乃风、寒、湿之邪外束。郁而化热，或内有血热，或阴虚阳旺，或素有阳气偏盛之人，再受外邪，痹阻脉络，遂成热痹。

“风为百病之长，善行而数变。”外风经皮肉，循经络而侵犯人体筋骨、关节，使人体受邪部位“营卫之气伤”，发生疼痛。以风邪为主的痹证称“行痹”。其特点是大小关节发生游走不定的疼痛，如兼有寒热表证者，还可见恶寒发热，苔白脉浮等。

“寒主收引。”寒邪犯人，凝滞经脉，或阳虚内寒等皆可因寒使经脉产生收缩，大大地影响气血的运行，因而发生疼痛。其疼痛的性质是痛有定处，肢体关节拘急剧痛，犹如锥刺，并喜热畏寒。以寒热为主者称为“痛痹”。

“湿为阴邪。”湿性黏腻重着。湿邪侵入人体后，因阻皮肉，亦可使经脉络脉卷缩不舒，气机阻遏，或使营卫气伤，发生疼痛。湿邪致病多由雨露水湿之邪直犯人体。其特点是：沉重重着，如布帛所裹，肌肤麻木不仁，手足重，脉多濡缓。

“热为阳邪。”热邪侵犯人体后，易耗灼营血，或使营血结滞不通，营阴耗伤，不能濡养皮肉、筋骨、关节，这些组织器官缺乏营养的濡养而发生疼痛，其特点是发病较急，关节痛，局部灼热红肿。湿与热邪合而致病，称“热痹”。

痹证治疗需要注意以下六个要点：

1. 注重辨证规律，掌握痹证多变特点

在临床上，痹证分成热痹及风寒湿痹两大类。其邪有孰轻孰重之别，这也是制订治疗原则的依据。以风为主的行痹以祛风通络为主，兼以祛寒除湿，以防风汤(防风、桂枝、羌活、独活、白芷、秦艽、威灵仙)。偏湿者用燥湿化湿为主，佐以祛风散寒，用薏苡仁汤加减(苍术、薏苡仁、桂枝、麻黄、当归、防风、羌活、独活、川乌、生姜、甘草)，常用药如薏苡仁、苍术、茯苓、白术、防己、冬瓜仁、泽泻等。偏寒为主的痛痹，以温经散寒为主，佐以祛风除湿，方用乌头汤(麻黄、白芍、黄芪、甘草、川乌)、乌头桂枝汤(桂枝、白芍、生姜、大枣、川乌、甘草)加当归、黄芪，常用药物有麻黄、桂枝、细辛、川乌、草乌等。寒凝则血脉不通，故在病程稍长的情况下，还可酌情加入干姜、附片、肉桂、吴茱萸等药。关于川乌、草乌的用量，一般以10~30g为宜，并用白蜜30~50g先煎川乌、草乌十五分钟，然后再加入其他药物同煎。这样可以解毒，减低其副作用，以策安全，同时并不降低其功效。以热邪为主的热痹，治以清热为主，佐以祛风除湿。方用白虎加桂枝汤、当归拈痛汤，药用石膏、知母、银花、蒲公英、黄芩、栀子等。临床上必须审证求因，辨病与辨证相结合。权衡病邪的偏胜，正确立法，选方用药，方可中的。

2. 补气养血以祛风，化瘀通络以止痛

各种痹证多兼风邪，风邪乘其营血不足，腠理空疏，乘虚而入，因此治疗痹证总离不开祛风之药。“治风先治血，血行风自灭”，故营卫之气伤，经络之脉受损而疼痛者，必须在祛邪的同时，要加入补气养血祛风药。要补气养血祛风，就必须重视补益脾胃，维护营卫气血生化之源，对大攻大伐、大温大寒之药要慎用，中病即止。常用补气药如党参、黄芪、怀山药等。补血药如熟地黄、当归、首乌、阿胶等。“久病多瘀”，痹痛日久，每多夹瘀，故又必须在辨证的同时酌情加入行气活血祛瘀之药，行气药如枳实、厚朴、台乌、木香、陈皮、柴胡等。活血化瘀止痛药有川芎、桃仁、红花、丹参、玄胡、鸡血藤等。治疗时，亦应注意新病多实，宜采用攻邪为主，久病多虚，宜采用扶正为先。必要时，扶正与祛邪互相配合，灵活应用。

3. 补养肝肾，强筋壮骨以治本

肝藏血，主筋，主全身肌肉的屈伸运动；肾主骨，藏精，精生髓，髓充骨，主全身骨骼的发育强壮。《灵枢·终始》云：“屈而不伸者，其病在筋，伸而不屈者，其病在骨。”明代王肯堂《证治准绳》中说：“有风、有湿、有寒、有热……标也；肾虚，其本也。”这充分说明，痹证与肝肾的强弱关系极大，痹证是标，而肝肾亏虚是痹证之本。临床治疗就要审证求因，在有肝肾亏虚的情况下，加用补肝肾之药，如狗脊、川续断、桑寄生、杜仲、五加皮、淫羊藿等。痹证日久，涉及脏腑者，可用三痹汤（当归、生地黄、白芍、党参、茯苓、川芎、防风、独活、杜仲、牛膝、细辛、续断、桂心、秦艽、生姜、甘草、黄芪）加入巴戟、苁蓉、狗脊等，效果更佳。

4. 虫类搜剔，祛瘀通络

痹证多数是久治难愈，病邪深伏，营卫气血及肝肾损伤，病程较长。痹痛伏着筋骨，非一般行气活血、祛风通络、除湿散寒药所能到达病所、奏效祛邪。虫类药有以毒攻毒之作用。常用搜风剔邪、通经活络的虫类药物有乌蛇、地龙、土鳖、蜂房、白花蛇、蜈蚣、全蝎、穿山甲等。剂量由小到大，并注意虫类药物的炮制加工。笔者自拟四物四蛇酒方就用了六种虫类药物治疗痹证，效果甚佳。

5. 关于引经药的应用

头颈病加川芎、葛根、羌活、白芷等引经药一二味；上肢痛加桑枝、秦艽，下肢痛加木瓜、防己；腰痛加杜仲、川续断、桑寄生等。上下肢通用的有海风藤、络石藤、丝瓜络等。胸胁痛酌情加柴胡、郁金、青皮等。引经药可引诸药到达病所。

6. 关于药酒的应用

历代医家都喜欢用药酒治疗痹证。如唐代孙思邈在《备急千金要方》专篇介绍了药酒，且记载多首药酒用治痹证，如石斛酒、黄芪酒、秦艽酒等。清代王孟英有固春酒（桑枝、大豆黄卷或黑大豆、薏苡仁、松仁、黄柏、木瓜、蚕沙、金银花、五加皮、十大功劳）。药酒是治疗痹证的一种有效剂型。优点：药酒善于急速通经入络，同时使用方便，省时、省药、省力，唯对不能饮酒者及风湿热、急性风湿性关节炎患者要忌用。笔者自拟的四物四蛇酒方，治疗顽固性头身痛、腰痛、肩周炎、坐骨神经痛、骨质增生等，临床应用四十余例，效果很好。其方药组成：当归 15g，二地（熟地黄、生地黄）各 20g，二芍（白芍、赤芍）各 15g，乌蛇 30g，白花蛇一条（小的），蕲蛇 20g（无药时可不用），地龙 15g，碎蛇 10g，土鳖虫 10g，防风 30g，二活（羌活、独活）各 20g，威灵仙 20g，海桐皮 20g，川续断 20g，狗脊 20g，桃仁 20g，西红花 6g，川红花 20g，肉桂 10g，北细辛 10g，姜黄 10g，牛膝 20g，陈皮10g。方中羌活、独活、防风、威灵仙、海桐皮、狗脊祛风散寒、除湿止痛；四蛇加地龙祛风散寒除湿、搜风逐络，并有引经作用；熟地黄、生地黄、肉桂、川续断补肾壮阳强腰；西红花、川红花、桃仁、当归、赤芍、白芍、北细辛、姜黄、土鳖虫、牛膝、陈皮活血祛痰，化痰祛风。

还可随证加减：以寒为主的痹证，可加入桂枝15g，川乌15g，麻黄15g；湿胜的加入苍术15g，白术15g，薏苡仁30g；以风为主者加入白芷20g；肝肾亏损者加入怀山药20g，山茱萸20g，红枸杞20g；气血不足者加入党参30g，黄芪30g，三七8g；久痹兼痰，气滞血瘀者加入胆星15g，法半夏20g，郁金20g，远志8g。上述诸药，加入白酒数斤，泡半月后，早晚各服15毫升。

痹证分期论治

赵学渊

痹与闭通，谓闭阻经脉，影响气血而为病也。根据《素问·痹论》指出：“风寒湿三气杂至，合而为痹也。”这说明“痹证”的形成，并非单一的因素，而是风寒湿相互影响的结果。李中梓说：“四时之令，皆能为邪，五脏之气，各能受病，六气之中，风寒湿居其半，即其曰杂至，曰合，则知非偏受一气可以致痹。”故当人体感受之后，其致病之因，从临床所见，则有偏轻偏重之分，因而在治疗上亦应有所侧重。故《素问·痹论》上又指出，“风胜为行痹”“寒胜为痛痹”“湿胜为着痹”。这里下一“胜”字，就是意味着三气之中的病邪，也有其倾向性的。

本病大体上包括“风湿性关节炎”“类风湿关节炎”“肩关节周围炎”“骨关节炎”以及周围神经疾病，如神经炎和神经痛等。因此，“痹证”之中，如“行痹”“痛痹”“着痹”“历节”“鹤膝风”等疾病的临床证候在某些阶段，甚至全过程中，虽各有特殊表现，但其基本论点是一致的。事实上，中医在处理上述几种疾患的过程中，也都是运用“痹证”的理论，作为辨证施治的指导思想。

现从“痹证”的发展情况来分析，一般可划分为初、中、晚三个阶段。

一、痹证的初期阶段

痹证初起具有急性发作的特点，在临床上主要表现有“行、痛、着”三种不同的类型。

1. 行痹 主要病因是风邪。风的属性是阳，具有游走、窜痛、转移及变化多端的特点。故有“风者善行而数变”的说法，言其行而不定，痛无定处，俗称之“流火”或“走注”。亦即“风痹”之别称，故《素问·痹论》说：“其风气胜者，为行痹。”

2. 痛痹 主要病因是寒邪。寒的属性为阴，寒气凝结阳气不行，气血留滞，运行被阻，出现肢体钝痛，似如缚扎不舒，振之即疼，动之即痛，得热痛减，遇寒痛增，亦谓之“寒痹”。

3. 着痹 主要病因是湿邪。湿的属性也是阴邪，气血受湿，则濡涩而不畅，产生肢体沉重，肌肉及关节重痛，严重的则有肌肤麻木，对温度的感觉、触觉，甚至痛觉出现丧失的反应。此外，“历节风”一病，见于《金匮要略·中风历节病脉证并治》。本病亦以关节红肿，剧烈疼痛，遍体肢节作疼，难以转动为其特点，多因本元空虚，风湿相乘，入于腠理，侵于关节，湿久化热，风从热生而起。因其发展较快，故又称为“白虎历节”。与急性风湿性关节炎、类风湿关节炎、痛风等疾患相类似。

还有“鹤膝风”这个病，也是在临床上经常遇到的，主要是由寒冷侵袭所形成。它的临床特征，表现为膝部肿大疼痛，能屈难伸，故名为“鹤膝风”。喻嘉言说，“鹤膝风者，即风寒湿之痹于膝者。如膝骨日大，上下肌肉日枯，细者且未可治其膝，先养血气，俾肌肉渐荣，后治其膝可也。”所谓“膝骨日大”，是指初起时，膝部皮色不变，但肿势逐渐发展，而“上下肌肉日枯”，是指疾病进展，患者膝关节周围的肌肉已经松弛，且有萎缩倾向。盖膝为筋之府，膝痛多属筋病。他主张宜先养气血，而后再治其膝，此一见解，不仅符合理论根据，并在临床上也提出了有步骤、有缓急的措施。

二、痹证的中期阶段

痹证的中期阶段，具有反复发作的特点，同时病邪的侵犯部位也较深一层。故有“病在血脉之中”和“筋骨之间”的提法。临床上所出现的症状，可能“行、痛、着”三种痹证的单独复发，也可能交替出现或共同发病。前者仍然运用行痹、痛痹、着痹的理论来诊断和处理；后者主要的突出表现在于季节交替时或气候变化较剧的情况下发生。中医学把一年划分为五个阶段，故临床上有“五痹”之称。

1. 冬天复感于邪而发病，称为“骨痹”。其主要症状则有筋骨酸痛不能屈伸高举，并有麻痹感，乃因气血不足，寒湿之邪伤及骨络所致的病证。

2. 春天复感于邪而发病的，称为“筋痹”。临床表现为肢节疼痛，筋挛拘急且难以伸张，乃因风寒湿邪伤筋所致。

3. 夏天复感于邪而发病的称为“脉痹”。是以血脉症状为主的痹证，临床表现局部肌肤灼热疼痛，皮肤或见红斑，并有不规则的发热，多因血虚，导致风寒湿邪留滞血脉所引起。

4. 长夏（即阴历六月）复感于邪的，称为“肌痹”。临床表现有肌肤尽痛，麻或酸痛无力，浑身困倦，汗出等症状。这是由于风寒湿侵及肌肉所致。

5. 秋天复感于邪的称为“皮痹”。其主要证候为皮肤寒冷麻木。这是由于风寒湿邪侵及肌表，以致卫阳之气不能温养所致。

上述“骨、筋、脉、肌、皮”五种痹证，除了作为证候诊断的命名而外，着重的是，指出了风寒湿三气在不同的季节所侵犯和影响的部位是有所不同的。

三、痹证的晚期阶段

痹证的晚期阶段，在病机上是气血两伤、真阴衰竭的表现，症状基本上没有表证的反应，局部的疼痛较急性期间为轻。代之而呈现的是：“顽麻”“木僵”以及畸形等功能障碍和器质性病变。中医学称之为“不仁”“不用”。《黄帝内经》所谓的“邪入阴则痹”，是针对这一阶段的病理变化而言。这给我们指出了治疗的方向，要用补真阴、养气血的方法，才能获得应有的效果。另外，晚期痹证也分为五类，即临床上所谓的“心、肝、脾、肺、肾”五脏的合病。合病也是在“骨、筋、脉、肌、皮”五痹的基础上发展和加重的。这就是《素问·痹论》所说的：“骨痹不已，复感于邪，内舍于肾；筋痹不已，复感于邪，内舍于肝；脉痹不已，复感于邪，内舍于心；肌痹不已，复感于邪，内舍于脾；皮痹不已，复感于邪，内舍于肺。”《类经》中说：“舍者，邪入而居之也，时，谓气王之时，五脏各有所应也，病久不去，而复感于邪，气必更深，故内舍其合而入于脏。”这里就提示我们在处理时要注意到防止入脏的传变和预防复发的关键，采取祛邪与补虚并重的法则。

四、痹证的治疗及方药的运用

痹证的致病原因，既然是风寒湿三气的合邪，在治疗上也就必须着重从风寒湿三面来考虑。按常规来说，如下。

1. 行痹的治疗　行痹是以风邪为主，但必须区分急性期和慢性期两种情况。如果由于三气合邪侵袭以后，邪与气血相搏，发生游走性的时上时下的窜痛，关节肿胀，屈伸不利，汗出不畅，发热，口渴，口苦，恶风(但不恶寒)，舌苔白或微黄，脉浮数，或浮虚，可选用“甘草附子汤”或“越婢加术汤”。如两方综合运用，则发汗、除湿、镇痛之效更为显著。慢性期间，应当分辨疼痛的部位，在上或在下。上半身较重的可选用“乌药顺气散”理气而祛风，所谓气行则血行，气壅则血滞，但于病久气虚者，似非所宜也。

如下半身症状较重的，可选用“独活寄生汤”或“虎骨散”加减。原则上治疗“行痹”，就应当采用疏风散邪、调和营卫的方法。

2. 痛痹的治疗 痛痹也要区分急、慢两种。急性期间，浑身剧痛，上肢腰背疼痛，或下腰臀腿疼痛，影响屈伸转侧，汗出不畅，项背发紧，舌苔白质嫩而津润，脉浮紧，治宜散寒祛风湿，可选用“五积散”加味。如慢性期，常因饮食生冷，或复感寒邪而发作，呈现腰腿筋骨挛痛，腰部如入冷水，肢节麻木或发凉，应以养血活血，补气温阳为主，可选用独活寄生汤去生地黄加干姜，效果良好。如兼有湿痰瘀血者，亦可随证加减。原则上应以温经散寒，扶阳通络的方法为主。

3. 着痹的治疗 着痹的急性期，主要表现是肢体沉重而痛，表现酸重麻木，甚至不知痛痒，并且固定在一定部位。局部皮肤失去光泽，发凉无汗，但是活动后，前额颈下和两肋又常有虚汗，腰腿沉重乏力，精神萎靡，苔薄质润而淡，脉象沉细或沉涩。本病除了由急性期较快地导致复发而进入慢性阶段外，行痹和痛痹的复发也往往出现这些证候。本病在治疗上无论是急性期或慢性期，根据汗多、四肢缓弱、皮肤不仁、精神不振等证候，均可采用“神效黄芪汤”加减。临证须从整体来考虑，不可局限在“风寒湿三气”范围之内，同时还要结合外治的方面，效果就比单用内服药物为佳。

4. 晚期的治疗 痹证晚期阶段，主要表现有肌肉及关节的萎缩，畸形与功能丧失。术语上称之为麻痹拘急，半身不遂，百节挛痛等。一般采用虎潜丸或大活络丹、小活络丹之类。本病往往是由急性期未加根治，或治不如法，以致成为潜行性的发展而来，故非朝夕之间所能取效。

◎ 小结

痹证虽然以风寒湿邪气为主因，但与个人的体质、抗病能力以及气候的变迁和生活条件都有密切的关系。因此痹证发病，多由正虚，营卫不固，腠理不密，为风寒湿邪乘虚侵袭，痹阻血气而成病。前人认为“邪之所凑，其气必虚”，又说“正气内存，邪不可干”。这些论点，是有其实践依据的。同时痹证迁延日久，则涉及面广，病情也较为复杂，往往与其他疾病相混淆。因而对痹证的治疗，首先必须强调辨证与辨病相结合，其次对方药的选择，剂量的轻重，也要配合得宜，始能左右逢源，取撷不尽。

附方

1. 甘草附子汤 甘草、附子、白术、桂枝。

2. 越婢加术汤　麻黄、石膏、甘草、白术、生姜、大枣。

3. 乌药顺气散　乌药、橘红、麻黄、川芎、白芷、桔梗、枳壳、僵虫、炮姜，加姜、葱煎。

4. 独活寄生汤　独活、寄生、秦艽、防风、细辛、当归、芍药、甘草、川芎、生地黄、杜仲、牛膝、党参、茯苓、桂心。

5. 虎骨散　虎骨(醋炙，现禁用)、僵虫(炒)、地龙(炒)、灵仙、川乌、五灵脂(醋淘去沙)。

6. 五积散　白芷、陈皮、厚朴、当归、川芎、芍药、茯苓、甘草、桔梗、苍术、枳壳、麻黄、干姜、肉桂、半夏，姜、葱为引。

7. 神效黄芪汤　黄芪、人参、白芍、炙甘草、蔓荆子、陈皮。

8. 虎潜丸　黄柏、知母、熟地黄、虎胫骨(现禁用)、龟板、锁阳、当归、牛膝、白芍、陈皮、羯羊肉、干姜，酒煮烂捣为丸。

9. 大活络丹(《兰台轨范》)　市售的中成药。

10. 小活络丹(《太平惠民和剂局方》)　市售的中成药。

类风湿关节炎从虚治

周百川

类风湿关节炎多具有消瘦、贫血、寒战、发热、受病关节持续性疼痛，多呈对称性，关节红肿，运动受限制，附近肌肉强硬、萎缩等症状，似属于痹证范畴，即《素问》所谓“筋痹”“骨痹”。

本病的病因为风寒湿三气入侵。病产之后，居处寒冷卑湿，或久伤于冷，长期受寒，或汗出当风等，导致正气虚弱，外邪入侵。故《黄帝内经》说：“正气存内，邪不可干。”“邪之所凑，其气必虚。”其病机为：久痹气血两虚，邪气留滞经络，暗伤筋骨，如素体肝肾阴虚，则化热伤液，经脉失于濡养，则关节红肿热痛畸形等。如阳虚之质，阴寒内盛，寒则血涩气滞痰凝，经脉通行不利，致关节冷痛变形等。

在辨证施治中分阴虚、阳虚、气血虚等。

1. 阴虚型 脉细数，舌红少津，苔薄黄，心烦口干，午后低烧，或不发热，消瘦，关节灼热肿痛等，治以滋阴润燥，濡养筋骨。用滋阴补髓汤、虎潜丸等。

滋阴补髓汤：虎骨(现禁用)、龟板、黄柏、知母、生地黄、狗脊、续断、党参、白术、茯苓、炙甘草、牛膝、枸杞、当归。

虎潜丸：虎骨(现禁用)、熟地黄、龟板、黄柏、知母、牛膝、白芍、锁阳、当归、陈皮、干姜。

2. 阳虚型 脉沉细，舌淡红苔薄白，畏寒神倦，口不渴，尿清，大便或溏，关节冷痛等，治以温阳蠲寒，活血通络。用阳和汤、鹿淫补肾汤等。

阳和汤：鹿角胶、熟地黄、麻黄、白芥子、炮姜、肉桂、生甘草。

鹿淫补肾汤：鹿衔草、淫羊藿、巴戟天、肉苁蓉、锁阳、熟地黄、狗脊、鱼鳔胶。

3. 气血虚型 脉细弱或细涩，舌淡红苔薄白，少气懒言，多汗，面色苍白，全身大小关节疼痛变形等，治以益气补血，强壮筋骨，搜风剔络，通达血脉。用龙虎二马散、四虫汤、鹿淫补肾汤、当归补血汤等。

龙虎二马散：地龙、虎骨（现禁用）、海马、制马钱子。

四虫汤：蜣螂虫、鳖虫、蕲蛇、蜂房。

当归补血汤：当归、黄芪。

辨证加减：气虚加党参、黄芪。血虚加当归、白芍、川芎、熟地黄。行气加香附，镇痛加乳香、没药。通瘀加王不留行、丹参、甲珠。通络加路路通、天仙藤。清络加银花藤、白茄根。滋阴润燥加生地黄、麦冬、石斛。强筋骨、补肝肾加鹿筋、木瓜、牛膝、续断、杜仲、枸杞、骨碎补，并可选用搜风剔络的虫类药物如全蝎、蜈蚣；补精髓、养筋骨的血肉之品如龟胶、阿胶、鹿角胶、鱼鳔胶、猪蹄筋、牛骨髓等，以及健步壮筋骨、祛风湿的骨类药物如虎骨（现禁用）、羊胫骨、狗骨、猴骨等。制丸方可加入少量麝香。麝香香窜，以助药力，使经络通行，提高疗效。

漏肩风治验

陶世太

漏肩风，又名冻结肩、凝肩、肩凝证，属痹证之一。其病症特点为肩部疼痛，不便活动，而且很易扩散到后颈、肩胛部，有的到上臂甚至前臂，患肢上举、内收、后弯均有局限，严重地影响工作、生产劳动和日常生活。这种病多发生于40岁以上的中年和老年人。

根据中医理论和我们临床体会，认为是由于年老体衰，气血虚损，风寒湿三邪乘虚而入，滞留于肩关节筋骨之间，壅塞经络，从而使气血循环失常产生酸疼，疼痛加剧而致病证。中医对此病治疗要着重调理气血，以畅通经脉为主。笔者在前人的经验论述和通则不痛的理论启示下，结合辨证施治，采用温阳通络、养血祛风之法试治漏肩风多例，均获得一定效果。

笔者治疗本病的基本方：当归三钱、白芍五钱、桂枝三钱、羌活三钱、独活四钱、秦艽三钱、威灵仙三钱、黄芪五钱、防己四钱、苍术三钱、大枣五钱、老生姜五钱。

临证漫谈十一则

王希知

笔者经师承及读书心得结合亲身临床实践，兹撷验者十一则而漫谈之，偏执谬误难免，尚希教正。

一、补左制右，上下交病治其中

用以治阴虚火动，伤肺咯血证。

丹溪谓阴常不足，阳常有余。王汝言发丹溪之说，提补左制右之法。愚按补左者滋肾水也，制右者泻命门相火也。因思阴虚火动咯血之证，乃劳伤肾水，虚火上炎伤及肺络而咯血者也。临证常以育阴潜阳之法，用二至、百合固金，女贞子、旱莲草、盐水炒生地黄、百合、川贝母、天冬、玄参、白芍、炙甘草、当归，益以龟板、知、柏治之，后以益脾收功。盖脾气充则气血得以生化也。此亦宗上下交病治其中之意。

二、虚火可补

用以治阴虚肝火上腾吐衄证。

李梴谓阴虚火动，乃不足之火。又谓虚火可补。陈士铎云："火之有余，水之不足也。不补水以镇阳光，又安能去火而消其烈焰哉。"尝于临床治因水不涵木，肝火上腾，迫血妄行，吐衄过多，气阴俱虚之证，常用滋阴益气之二至合圣愈汤，女贞子、旱莲草、生地黄、熟地黄、当归、白芍、党参、黄芪以治之每获良效者，系按李梴所谓之虚火可补之意。此亦欲降其火，必先滋其阴，欲养其血，必先调其气之意。

三、清肝宁肺，通肺疏肝

用以治木火刑金，咳痰咯血证。

此乃病本在肝，其标在肺也，良由木火刑金，咳痰咯血，用直折肝火脾肺得宁之法地。如丹溪咳血方之属是也。至若通肺疏肝法者，乃借通肺气以解肝气郁结之法也。原肝主疏泄而喜条达，惟其气易郁结，每见胸肋胀痛。而肺主一身之气，胸肋乃清旷之区，肺脏所居，但亦肝脉之分野。是以因肝气郁结而致胸肋痛之证，苟能使肺气通畅，则肝气之郁结亦可随之而解矣。因肝喜柔而肺喜润，凡利气之味，性多香燥，用稍不慎，则易伤肝阴肺液。是以欲企其既能利气又避香燥之弊，必善于选用利气解郁而性味必具润而不滞、开而不燥之品，如紫菀、杏仁能解肺郁，桔梗、枳壳治胸膈气滞，贝母辛散肺郁，瓜壳荡胸中郁热。皆取其轻灵清润，利气解郁，俾肺气得畅，肝气亦疏通矣。

四、心肾不交，须辨阴阳

用以治心悸失眠证。

《黄帝内经》云："阴虚则内热。"故心肾之阴不交者，则不独心悸不寐，且心烦善怒者也。黄连阿胶鸡子黄之属也。至若心悸欲寐善恐者，心肾之阳不交者也，宜白通汤。王晋三曰："白通者，姜、附性燥，肾之所苦，须藉葱白之润，以通于肾，故名。若夫《金匮要略》云'面赤者，加葱白'，则是葱白通上焦之阳，下交于肾，附子启下焦之阳，上承于心，干姜温中土之阳，以通上下，上下交，水火济，利自止矣"。

五、先喘而后胀者主于肺

用以治喘咳水肿。

明医王纶氏云："先喘而后胀者主于肺，先胀而后喘者主于脾。"《黄帝内经》云："病始于上而盛于下者，先治其上。"盖肺主气，肺气下降，通调水道，下输膀胱。膀胱者，州都之官，津液藏焉，气化则能出矣。故有"肺为水之上源"之称。是则肺受邪而气逆作喘，则失下降之令，膀胱气化不利，水气内停，水溢皮肤则生胀满。故《金匮要略》云："腰以上肿，当发汗乃愈"也。宗其旨，临床常用越婢加术合葶苈大枣泻肺汤。麻黄、甘草、石膏、白术、葶苈子、大枣、生姜，治痰水壅肺继发水肿之证多验。

六、其本在肾，其制在脾

用以治阴水。

张景岳论水肿谓："水为至阴，故其本在肾；水化于气，故其标在肺；水惟畏土，故其制在脾……虽分而言之，而三脏各有所主，然合而言之，则总由阴胜之害，而病本皆归于肾。"是以上述喘胀，属"其标在肺"之例耳。亦即丹溪所谓之“阳水”也。至若在脾在肾者，即丹溪所谓之“阴水”也。景岳又曰：“水肿证，以精血皆化为水，多属虚败，治宜温脾补肾，此正法也”。揣其旨，斯乃指在脾在肾之阴水之正治法也。临床治在脾之阴水用实脾饮，即所谓“阴水宜苦温燥脾胜湿，辛热导气扶阳”之法也。治在肾之阴水，用加味肾气丸（熟地黄、山药、山萸肉、泽泻、茯苓，丹皮、肉桂、炮附子、牛膝、车前子）、真武汤（制附子、白术、茯苓、白芍、生姜以温阳利水），同为水肿，治有迥别。《黄帝内经》云“谨守病机，各司其属”，即属斯意耳。

七、肺为声音之门，肾为声音之根

用以治音喑痨嗽咯血。

张景岳云：“喑哑之病，当知虚实，实者，其病在标，因窍闭而喑也；虚者，其病在本，因内夺而喑也。”杨登父云：“肺为声音之门，肾为声音之根。”临床治痨嗽咯血音喑者，宗二氏之说，常用琼玉膏加减：北沙参、生地黄、冰糖、天冬、麦冬、甜杏仁、川贝母、藏青果、诃子肉、阿胶、蜂糖，以滋肾水养肺阴，取金水相生之义，两顾肺肾之法，则不仅咳嗽咯血可愈，音喑亦可复扬矣。

八、热者寒之，结者散之

用以治肺痈。

按肺痈之为病，《金匮要略》谓：“热之所过，血为之凝滞，蓄结痈脓。”是则本病乃蓄热内蒸，肺受热灼，热壅血瘀，郁结成痈，血败化脓者也。宗《黄帝内经》“热者寒之”“结者散之”之旨，本病治以清热散结，解毒（血败）排脓法，临床常用白虎（生石膏、知母、粳米、甘草）合千金苇茎汤（苇茎、桃仁、薏苡仁、冬瓜仁）加黄芩以清热散结，增入鱼腥草、蒲公英、半枝莲、败酱草以解毒排脓。胸痛痰臭者，益以乳没、麝香，疗效堪称满意。

九、治痢权衡虚实

用以治痢。

临床治痢，深感痢有三忌：高热、不食、下恶臭是也。五难治：腹痛如绞；痢下无度；下痢纯血；身热脉大；便下五色或如屋漏，下如脂膏，噤口呕逆是也。惟能权衡虚实以施治，亦可出险入夷耳。实者清热化湿导滞为主，可仿白头翁汤加味（白头翁、黄柏、黄连、秦皮、当归、白芍、青皮、银花、鲜荷梗、莲米、薏苡仁），虚者扶元养胃生津为主，可仿叶氏养胃汤加味

(北沙参、麦冬、玉竹、扁豆、甘草、石莲肉、当归、白芍、石斛、乌梅、淡茯苓、鲜荷梗、生谷芽)。

十、湿从热化，仿孟英蚕矢法

治痹证。

治痹之法，固不外详审风、寒、湿、热而已，要言之，风胜用羌防之散，寒胜以乌附、桂枝之温，湿胜用苍苓之渗，热胜用膏芩之寒，随证施治，宜其应手奏效者也。惟临证风湿从热化者，屡见不鲜，尝法本分清化浊，祛风渗湿。俾湿从表里两解，热亦随之而去之旨，常仿王孟英之蚕矢汤加减施治(晚蚕沙、木瓜、薏苡仁、大豆卷、汉防己、防风、通草、茯苓、萆薢、茅术、桑枝)，多获良效。

十一、寒者热之

治虚寒痛经。

《金匮要略》云："妇人之病，因虚、积冷、结气，为诸经水断绝，至有历年，血寒积结，胞门寒伤，经络凝坚。"《黄帝内经》云："寒者热之。"临床治妇女虚寒痛经证，宗仲景法，常用桂枝汤加肉桂，取其助阳逐寒，调和营卫，亦寒者热之之法也。

临证偶得四则

陶克文

一、胸痹宜以通阳散结为主

胸痹是以胸痛为主症的中老年人的常见病、多发病。病机主要为痰阻、气滞、血瘀，导致血行不畅，阻遏胸阳，脉络涩滞，不通则痛。临床多见正虚邪实，虚实相兼，而以虚中夹实为主，常因过劳、寒冷、饱食、精神过度紧张而诱发。

《金匮要略·胸痹心痛短气病脉证治》篇说："胸痹之病，喘息咳唾，胸背痛，短气，寸口脉沉而迟，关上小紧数，瓜蒌薤白白酒汤主之。""胸痹不得卧，心痛彻背者，瓜蒌薤白半夏汤主之。"提示胸阳不振，痰涎塞滞，为发生胸痹的主要原因，故以瓜蒌、薤白为主组成方剂，通阳散结，宣痹豁痰。

痹者闭也，"不通则痛，痛则不通"。《金匮》以通阳散结为主，正是着眼于"通"字。故在治疗上采取通阳法而不用补阳法。这是关键所在，临床应当掌握这一要点。

胸痹患者的临床症状，常是虚实错杂出现，胸部刺痛，痛有定处，或胸痛彻背，喘息、短气、心悸，咳唾痰涎，舌质紫暗，苔薄白或厚腻，脉象沉涩或结代等一派胸阳不振，气机受阻，络脉不通，血瘀痰滞之象。笔者常用瓜蒌、薤白、半夏、厚朴、党参、麦冬、五味子、丹参、檀香、砂仁、香附、郁金、姜黄、川芎、红花等为基础药，随症加减，目的在于豁痰、行气、化瘀，使其通则不痛，喘息、短气、心悸、咳唾痰涎等症得以缓解。具体运用，一般先祛邪，后扶正，或通补兼施，祛邪与扶正并用。若患者胸痛气短，汗出肢冷，脉细微，面色苍白，阳气虚衰现象突出，则先用参附龙牡汤回阳救逆，然后再随症施治。临床实践证明，在辨证施治原则指导下，运用通阳散结为主的治则治疗胸痹，疗效比较肯定，而且经得起重复。

二、眩晕不宜用祛风药发表

本文所谈的眩晕，是指《素问·至真要大论》所说的“诸风掉眩，皆属于肝”的肝风内动的眩晕证。眩晕与中风，同属中医分类学上的风门。眩晕为中风先兆。中风早期多无明显症状，眩晕是其主要特征，常见头痛、肢麻、失眠、健忘和注意力不集中等。中风则发病急骤，突然晕倒，出现口眼㖞斜，语言謇涩，半身偏瘫的严重症状。朱丹溪曾经提出“眩晕者，中风之渐也”的论点，提示眩晕是中风的先兆，中风是眩晕的后果。中风多见于中年以上患者，且有随人们寿命的延长而逐年增多的趋势，已成为防治老年病的一项重要课题。其关键在于早期注意和防治眩晕。

张锡纯治疗本病，主张镇肝息风。他创制的镇肝熄风汤，由怀牛膝、生赭石、生龙骨、生牡蛎、生龟板、生白芍、玄参、天冬、川楝子、生麦芽、茵陈、甘草组成。主治脉弦长有力，或上盛下虚，头目时常眩晕，或脑中时常作疼发热，或目胀耳鸣，或心中烦热，或时常噫气，或肢体渐觉不利，或口眼渐形㖞斜，或面色如醉，甚或眩晕至于颠仆，昏不知人，移时始醒，或醒后不能复原，精神短少，或肢体痿废，或成偏枯。方中重用牛膝引血下行以治标，龙骨、牡蛎、龟板、芍药镇肝息风以治本。他提出眩晕由于风自肝起，应当掌握“内风”这一(原文不清)要点。所以他在镇肝熄风汤方解中说，若辨证不清，而以祛风之药发表之，将使脏腑之血随发表之药上升，造成脑充血而不可救药。这一论点，对临床实践，确有指导意义。笔者以治“内风”为指导思想，结合叶天士在《临证指南医案》中指出的“精血衰耗，木少滋荣，木失所养，故肝阳偏亢”的眩晕发病机理，体会到肝肾阴虚，脏腑功能失调，是本病的症结所在。临证时应先分清其是由肾阴不足，肝失所养，阴虚阳亢，内热生风，风火犯上，或由气血虚弱，肾元不固，经脉郁阻，虚阳内动，或七情刺激，恼怒伤肝，引动心火，上犯清窍，或膏粱厚味，湿郁生痰，痰湿化热，火旺犯上等不同类型，然后分别采取滋肾养肝、平肝潜阳、和中涤痰、泻肝清热、疏肝解郁、活血化瘀等法。具体方药则根据不同情况，以镇肝熄风汤、天麻钩藤饮、杞菊地黄汤、半夏白术天麻汤、龙胆泻肝汤、涤痰汤等加减化裁，收效较好。以治“内风”为准则，处方中酌情配伍丹参、郁金、姜黄、红花、川芎、牛膝等，不仅可以治疗眩晕，且可举一反三，解决更多问题，如对偏头痛、三叉神经痛、颅内血肿等，也有较好疗效。

三、以疏肝理气为主治胃痛

胃痛以胃脘部疼痛为主症。病因病机可概括为病邪犯胃、肝郁气结、脾胃虚寒三类。病邪犯胃：因外受寒邪，中阳不运，而致食滞不化；有过食生冷，寒积于中；有喜食肥甘，湿热内生，皆可使胃失通降而胃脘部疼痛。肝郁气结：因忧思恼怒，气结伤肝，肝失疏泄横逆犯胃，气机阻塞而发生疼痛。脾胃虚寒：因素体阳虚，或劳倦过度，或久病脾胃受伤，使中焦虚寒而胃痛。若胃阴受伤，使胃失濡养，又可成为阴虚胃痛之证。临证须辨别寒热虚实，分别论治。如食滞中阻者当消导和中，肝郁气结者应疏肝理气，脾胃虚寒者应温补脾阳，胃阴不足者宜益胃养阴。若久痛胃络受伤，气滞血瘀者则应通络化瘀。若虚实并见，寒热错杂者，又当虚实兼顾，寒热并治。以上所述皆为治胃痛之大法。但临床上常因肝不和，热郁气滞者多见，患者以胃脘胀痛为主，尤以食后明显，嗳气频频，口中干苦，间有泛酸，脉弦或兼数象，舌质偏红，苔薄或薄黄。此类患者形气多实，从疏肝理气着手论治，往往可获得良好疗效。所谓“治肝即可安胃”之说，含有丰富的临床经验，于此可以得到验证。

◎ **临证验案**

杨某，女，32 岁，1987 年 6 月 24 日初诊。主症：脘腹胀满不适，胀甚于痛，时作干呕，矢气方舒，头昏，神疲乏力，阵阵心悸。脉弦，苔薄。曾在某医院检查被诊断为胃窦炎。

病机与辨证：综合患者脉症，显然为肝失疏泄，气机阻滞，胃失和降，故致胀满干呕。

治法与方药：拟疏肝解郁，和胃理气。用四逆散、四七汤合泻心汤加减：柴胡 15g，枳壳 10g，甘草 6g，杭白芍 15g，苏梗 10g，法半夏 10g，厚朴 10g，黄连 3g，香附 15g，郁金 10g，焦三仙各 15g，5 剂。

二诊（1987 年 7 月 1 日）：患者服前药后，脘腹胀满、干呕、心悸、疲乏均有减轻，但仍有泛酸，背冷，夜寐不宁。再以疏肝理气，和胃制酸法主治。用柴胡疏肝散加减：柴胡 13g，煅海螵蛸 15g，煅瓦楞子 15g，法半夏 10g，厚朴 10g，黄连 3g，香附 15g，郁金 10g，焦三仙各 15g，6 剂。

三诊（1987 年 7 月 8 日）：服上药后诸症继续缓解，脉沉，苔薄淡。再以左金丸、金铃子散、乌贝散合方化裁：苏梗 10g，法半夏 10g，厚朴 10g，陈皮 10g，吴茱萸 6g，黄连 5g，广木香 10g，川楝子 15g，紫丹参 15g，郁金

15g，煅海螵蛸 15g，浙贝 10g，6 剂。

四诊（1987 年 7 月 15 日）：连进疏肝理气、和胃制酸剂，腹胀明显减轻，脘腹偶有疼痛，脉沉小，苔薄腻。原方去丹参、郁金，加延胡索 15g，再服 6 剂。

五诊（1987 年 7 月 29 日）：服前药后脘腹胀痛完全消失，偶感肠鸣，脉沉，苔腻而薄。拟平胃散合三仁汤化裁，取其芳香化浊，醒脾健胃以收功。苍术 10g，厚朴 10g，陈皮 10g，佩兰 10g，法半夏 10g，杏仁 10g，白豆蔻 6g，生前仁 15g，焦三仙各 10g，6 剂。

本例肝郁气滞，脾胃受侮，形成脘腹胀满，干呕泛酸之证，用药以疏肝理气，调机转枢为主，促使气机条达，因此脾胃舒畅，胀满自消。

四、消渴宜从养阴论治

消渴以多饮、多食、多尿为特征。病因病机主要为阴虚燥热，消灼津液。病变部位主要在肺、胃、肾三脏。多由素体阴虚，复因饮食不节、情志失调、劳欲过度而发病。如长期恣食肥甘和醇酒厚味，损伤脾胃，日久酿成内热，消谷耗精，发为本病。情志失调则可导致五志过极，使从火化，火热伤肺而生消渴。劳欲过度，恣情纵欲，则肾阴亏损，阴亏火旺而发病。临床上按多饮、多食、多尿三多症状的轻重不同，分为上消、中消、下消三类。治疗除应辨别上、中、下三消的主次外，还应区分阴虚与燥热的标本轻重。一般初起以燥热为主，病程较长者则阴虚与燥热兼顾，病久则以阴虚为主，大法不外润肺、清胃、滋肾三个环节。但无论上、中、下三消，都有阴亏阳亢的特点，治疗应突出“养阴”这一主要问题。若燥热甚者，佐以清热，病久阴损及阳者，则应阴阳并补。《医学心悟》有“三消之治，不必专执本经，而滋其化源，则病易痊矣”之说。实践证明，这一论点颇有指导意义，临床若突出养阴“滋其化源”，疗效确实较理想。

◎ 临证验案

李某，女，64 岁，1987 年 9 月 5 日初诊。主症：多食易饥，心慌，心累，气短，烦躁不安已七天，病情日益加重。患者素体丰满，脉形弦劲有力，舌苔厚腻。

病机与辨证：阳明火热炽盛，耗津消谷，病邪在胃，证属中消。

治法与方药：清热养胃生津，拟益胃汤合温胆汤加减：北沙参 15g，天冬 20g，麦冬 15g，石斛 15g，怀山药 15g，天花粉 30g，黄芩 10g，枳壳 10g，竹茹 20g，茯苓 20g，玄参 20g，知母 15g，茵陈 30g，泽泻 20g，3 剂。

二诊（1987 年 9 月 12 日）：患者服前药后大便畅解，饥饿感消失，心慌、心累、气短、烦躁不安等候均见缓解，脉象平和，腻苔减退。药已对症，拟原方化裁，续服 3 剂，巩固疗效。北沙参 15g，麦冬 20g，石斛 15g，黄芩 10g，竹茹 15g，怀山药 20g，茯苓 20g，玄参 20g，知母 15g，茵陈 30g，泽泻 20g。

本例特征为多食善饥，系由胃热伤津所致，《经》云“亢则害，承乃制”，故投以清热养胃生津之剂，诸症消失，而且见效迅速。随访一年，未见复发。

失败医案思考

戴裕光

语曰："失败者成功之母。"余自临床以来，在医疗实践中，成功者有之，失败者亦有之，瑕瑜互见。兹拾两则，以窥一斑，聊以自鉴，并就教于同好。

一、望色辨

《灵枢》云："十二经脉，三百六十五络，其气血皆上注于面。"望面色可诊脏腑之寒热虚实。以红色言之，正常人面色红润且有光泽。然人体一旦受病，颜色则生变焉。其色红赤，身体发热、气粗脉实乃正盛邪实之热证也。两颧红、午后潮热、五心烦热、夜寐盗汗乃阴虚内热之虚劳证也。面唇暗红青紫者，多为血瘀或属寒也。面色目眶暗黑微红者，多为肾气虚亏也，更有面色嫩红带白，此乃虚阳上越之戴阳证也。凡斯种种，不可不辨。

数年前，余诊一女，年二十。系风湿性心脏病二尖瓣狭窄症。术后翌日，两颧浅红娇艳，气怯神疲，脉虚细小数无力，心烦乱，微欲呕。此症似为术后体液丢失、正气未复及麻醉药物作用于胃肠道所致。余先以和胃为治，投温胆汤加味。半日后，患者四肢厥冷，血压下降，呈一派心阳欲脱之证，经中西医抢救方脱险。此何故也？错投方药。何以错投？乃未细辨面色之异也。盖此女虽颧红娇艳，但脉小数，虚细无力，微欲呕，心烦乱，并非胃热失降，而是真火式微，心阳虚衰之象，乃真寒假热，虚阳上越之戴阳证，将成"阴阳离决，精气乃绝"之势。若处以独参、参附、生脉、龙牡之品，更重用人参，以回阳救逆固脱益气或可应也。

未久，余治一男性戴阳证，投四逆汤加龙骨、牡蛎。另人参 15g 煎汤，频频代茶饮，果然，一时许厥回逆转。再未犯虚虚之戒也。

望色，他如面部暗红而褐，属高原缺氧症，斯正常也。辨色当因时、因地、因人、因证而异，此不可不细察也。

二、水血议

经谓，肺主通调水道，脾主运化精微及水湿，肾主开阖、司二便。肺、脾、肾乃治水之脏也，水肿每以宣肃、运化、淡渗之剂施治，则水行而阴霾自散。

壬子年（1972 年），余诊治一老者，花甲之年，身患痿证（西医诊为脊髓病变）。卧床两个月，忽罹下肢水肿，按之没指，遍服利尿药，水泛如故。余诊之，首用宣肺发汗以“开鬼门、洁净府”，次以运脾利湿法，而水邪仍在。再拟温阳渗利剂效亦枉然。共历三十剂。仍以失败告终。时值全院大会诊，某医云：曾经治一久病水肿患者，服一老中医方而愈，可否一试。余观其方不外仙茅、仙灵脾、巴戟天、桂枝、干姜、茯苓、猪苓、泽泻、车前草、川芎、当归、王不留行、地鳖虫、怀牛膝而已。试用之，三剂症减，五剂则肿势全消。对此，余数日寝食不宁。反复思索此方为何取效如此神速？盖以温脾肾而利水，且佐以活血通络法，恰与病家舌象暗红，长久卧床，两腿肿甚且乌紫之血瘀见症而暗合也（西医疑为下肢深部静脉血栓所造成）。证之以《素问·调经论》：“孙络水溢，则经有留血。”唐容川《血证论》：“瘀血化水，亦发水肿，是血病而兼水也。”皆一理也。嗣后，余每治水肿症，观其脉证，凡见血瘀水结者，辄佐以活血通络法，其水自去。

医话五则

陈功泽　讲述　陈光胜　整理

一、舌肿如杵

刘左，年逾古稀，务农为业。夏末秋初之夜，突然舌体肿大，及至拂晓，已大如杵，形如棒，伸出口外。病至于此，以其不痛，尚无苦楚可言，惟来势之猛，大有窒息之势，故尔惊恐万状，家人更是惶惶不安，遂即送医院。吾子光胜前往视之。不得其解而提出质疑。《医学入门》说："舌肿满口，气不得吐者，名木舌"，"木舌，心脾热壅。"张子和曾治一老人，舌根肿起，渐至满口，势其凶，认为血实所致而决之以铍针，日砭八九次，出血约二三盏，渐觉肿消痛减。

心主火，开窍于舌，故有"舌乃心苗"之称。《医学入门》指出心脾热壅，颇为恰当，且张子和从血实论治，而用铍针刺血，疗效很好，说明此证属热属实，似无疑义。但此等证候，除肿症之后，兼有热痛，且来势甚猛，属实热证，用凉血清心，泻火解毒，当然有效。胜曰："今患者，舌肿如杵，不红不痛，肿症虚实寒热均可出现，不红、不热、不痛，则非阳热之邪的实证，而应属阴寒之证，则与心经实火热毒无关，当如何辨治"？余曰："临证之际能详查体征，抓住主症进行剖析，已经明确基本的辨证，其他病位病机应该溯本求源，才能做到有的放矢。舌体部位，五脏各有分属，如舌根属肾，以少阴之脉络舌本也，少阴内寄相火。今患者年逾古稀，按《素问·上古天真论》云：'八八则齿发去，肾者主水，受五脏六腑之精而藏之，故五脏盛乃能泻，今五脏皆衰。'说明肾气衰，精气已竭，故肾虚火不潜藏而上浮，舌虽肿而不热痛，当属虚火。"胜再问："如何证实？"余曰："速取上等肉桂少许，给予患者含化，常人多觉燥辣不适，若属虚火，则患者自觉药后口中清凉爽快。"遂命其遣方，与桂附地黄汤加牛膝。命其家属速煎与服，药未尽剂，病已痊愈。

二、助阳摄阴

先父陈光普(1904—1968)，承家伎而名闻乡里。1947年夏日，一乘小轿，飞快临门，抬者汗流浃背，随行者仓皇前来求救，吾即随父前往视之。患者面色皖白无华，频频吐血，其色点而晦滞。询其家属何故如此，答曰：病已月余，多方医治无效，且病势日趋恶化，故慕名远道而来。吾父仔细检查之后，沉思片刻，突然命笔疾书“炮干姜五钱，甘草二钱”，嘱其家人速煎与之温服。因奇而问之：“尝谓血之为物，得热则行，得寒则凝，治之，惟泻火一法，具有除暴安良，去邪存正之妙，而温热刚燥之剂，乃其所忌，何以如此用之？”答曰：“尔不查其病史。患者病已月余，历更数医，有用大黄为主的泻火通瘀之剂，企图釜底抽薪；有用降逆下气之法，冀其血不上逆而归故道；有用凉血止血者，以期血不沸腾，则不致迫血妄行。其后，医者见患者失血已多，畏其血脱气将随之而脱，故用大剂益气摄血补血之品，均未获得应有之效。诸法既然罔效，自当别寻良方。”问：“该方依据何在？”答曰：“汝不见其面色皖白无华，倦怠无神，食少呕逆，便稀肢厥，六脉细微而涩，所出之血，其色晦滞，腥气不大，自属一派阳虚之象，故当急用助阳摄阴之法，以制止阴络伤而血内溢之证。按姜之性味辛温，今炮而制之，变辛为苦，则去其辛散之性而为苦降之用，逆降则呕止；炮后变黑，系取‘十灰散’法，诸血见黑即止之义；炮而存其性，血得热则行，因而此药具有止血而兼行血之妙。方中此二药，已囊括活血消瘀之法于其中，岂非面面俱到。”余信而疑之，次日患者前来复诊，血止而食增，神色大为好转，遂转用宁血补血之法以善其后。经追踪观察多年，再未复发，因而永志难忘。

三、闭脱辨疑

老妪，年近花甲，身处市中区嘉陵江畔，素体颇健，长期为人洗衣谋生，亦无所苦。病前一周，突然饮食倍增，但未解大便，黎明后起床之际，倒仆于地，昏迷不醒，酣声时作，遂急诊来院，呼之，毫无反应，且时有遗尿；视之，面色红润，毫无病容，有似熟睡之状，目珠微露，手指微屈，口唇微启。医者谓其“眼合”“口开”“撒手”“遗尿”“脉细而沉”为“五脱”之症悉具，不可救矣。辗转诊查已逾半日，果属脱证，早已发生骤变，于是议论纷纭，以致无法定论，经治者未敢孟浪从事，姑以涤痰清热法治之，延至次日，毫无半点起色。

此时，吾已观察良久，据理力争：患者中风之后，果系脱证，多瞬间即逝；且病前一周饮食倍增而未大便，胃热则消谷善饥，今食增而便秘，说明胃肠结热已盛，其证属实。就遗尿而言，由于昏迷不语，故而遗尿，但并非失禁滴漏不止，倘系遗尿，何故大便秘而不解？目珠微露似眼合，既然结热内盛，必系畏光之象，查其目光炯炯有神而非暗淡无光；手指微屈，诊其脉细而沉，但握其手指，强硬有力，屈而不伸，则非撒手之软弱无力；见其口唇微启，意欲察其舌苔，但牙关紧闭，需以压舌板用力撬开，始能稍见其苔，黄厚燥腻兼有浊气熏人。按此证候分析，系腑实结热内闭之证，当用攻下之法，去其结热。众皆拭目以待，速以调胃承气汤与之，药后五小时，突然泻下稀便盈盆，满屋臭气难闻。当时患者即睁目环视，开口说话，口能吐字喊"饿"，右侧肢体瘫痪微硬，左侧肢体则恢复正常活动，口干微渴思饮，苔腻已退而润，但其六脉仍然沉细，当属患者平时之本脉。泻下后次日，即可说单词，喊"解""喝水"。遂转用清热涤痰通络之剂，饮食说话趋于正常，即采取针药并施，历两月而愈。

四、伤风夹湿

一男性农民，36 岁，起病三天，症见汗多身痛，涕少，微恶风。两位医生正在讨论：张医生说证属"湿郁外感"，使用平胃散加银花、羌活等；古医生说证属"外感风热夹湿"，拟用银翘散加味。由于意见分歧，问余当属何证？应用何方？

答：若属湿郁外感，当有脘闷便溏，食少呕恶，苔白微腻，脉濡等湿滞中焦见证；若属风热外感，当有口干发热，咽部红肿。查患者咽无异常，不咳，饮食及二便正常，无里证可见，无热象可查。但起病三日，右脉浮缓稍大于左，确属新感，"风邪伤卫夹湿"之证，由于湿郁肌表故身痛；风邪已伤，虽汗出而身痛不解，营卫不和，胃气被郁而有脘闷之感，故遵《伤寒论》调营解肌法，用桂枝汤全方加粉葛、秦艽、苍耳，嘱患者温服，忌风。次日经二位医生随访后告知，患者药未尽剂，已豁然而愈。

五、臂部生疮

患者，保险公司职工，男，32 岁，臀部生疮月余，大者如蚕豆，小者如米粒，二十多个，色鲜红，表面有分泌物，边缘有皮盾，痒甚，不痛。某医用青链霉素抗感染治疗无效，自选牛黄解毒片服后，仍无好转。问余何病？

答：若属感染或热毒，用抗菌素或清热解毒药必效。而且化脓感染，必然有脓性分泌物、多疼痛而不痒。病已月余，虽然治疗有效，但变化不大，痒甚皮盾多是皮癣的表现。由于瘙痒磨擦抓破造成局部皮损有似疮疡，其分泌物不多，有如黄水，系液体渗出。所以，我认为是“癣疮”。辨证为“湿热风毒”。用清热除湿，杀菌祛风止痒之法。处以三妙散加苦参、百部、苦楝皮、白鲜皮、蒺藜、蝉蜕、茵陈等煎服。另用苦参、百部、苦楝皮、花椒、白矾等煎水外洗，数日后即愈。

第二章　妇科医论医话

月经病治法浅谈

姚忆舜

月经是女子周期性子宫出血的生理现象，通常是一月来潮一次，每次约三至五天干净。因为每月按期而来，所以叫作“月经”“月事”，又叫“经水”“月信”。

一般在十四岁左右，月经开始来潮。《素问·上古天真论》曰：“二七而天癸至，任脉通，太冲脉盛，月事以时下，故有子……七七，任脉虚，太冲脉衰少，天癸竭，地道不通，故形坏而无子也。”到四十九岁左右月经闭止，失其常者，则诸病生焉。

月经是否正常，可以从相隔的日期、经量的多少、色泽的深淡、经血的厚薄等几个方面去判断。正常的妇女经血为暗红色，开始时较浅，中间逐渐加深，最后不呈淡红，不凝结，无血块，不清不稠，没有特殊气味，经量适中，能按月来潮，这是健康的象征。如果在月经的期、量、色、质方面有改变，即属于病态。

然月经不调中，有先期，有后期，有错乱，有痛经，有倒经，有居经，有崩漏，有经闭，有经行便血，有经行泄泻等不同。但也有妇女身体无病，但月经又不按月来潮者。如月经每两月来潮一次者称“并月”；三个月来潮一次者称“居经”，又称“季经”；一年潮一次者称“避年”；每到夏天不来月经者称“歇夏”；甚至有终年不行经或每月届期只有腰腹部有感觉而无月经但能受孕者称“暗经”；一生无月经且不受孕者称“石女（实女）”。这些情况毕竟是少见的，都不属于病态，与“经闭”的实质不同。

一、病因

《素问·上古天真论》曰：“二七而天癸至，任脉通，太冲脉盛，月事以时下。”《类证治裁》有言：“夫任主胞胎，冲为血海，二脉流通，脏腑之血，皆汇注于此。冲任皆奇经，而血之生化由脾胃，若七情（内因）内损，六淫（外因）外侵，兼之饮食劳倦（不内外因），致脾胃日亏，化源日薄，冲任日衰，神色日夺，所重尤在调肝，盖妇女善郁，木失条畅，枝叶萎悴，肝不藏血，经之所由不调也。”

经不调多由于气，丹溪谓：“成块者，气之凝也；将行作痛者，气之滞也；来后作痛者，气血虚也。”《素问》云：“二阳之病发心脾，有不得隐曲，女子不月”，《类证治裁》载：“夫心主血，脾统血，思虑过度，所愿不遂，郁而成损”，皆病之因也。

月经先期，一般属热（血热、虚热），也有因气虚肝郁血瘀而致者。月经后期见以虚与寒为主，也有因气郁血瘀、痰湿所致。月经先后无定期，又称经期紊乱，是以肝郁脾虚为多，而肾虚血瘀亦所常见。月经过多，其成因多属气虚血热。月经过少，成因多属血虚血瘀。经行吐血，多由血热气逆而致。痛经有血虚、血瘀、肾虚、气郁、风寒之别，又有原发性和继发性之称。经闭因血枯血滞，亦有原发继发之别。经行便血，多因肠中积热，迫血妄行。经行泄泻，则由于脾肾两虚所致。

二、临床类别辨证论治及方药

（一）月经先期

月经先期是指月经周期提前在七天以上，甚至一月两潮。经行先期一般属热（血热、虚热），也有因气虚肝郁血瘀而致者。列述于下。

1. 血热妄行证

主症：月经先期，色紫，量多，质浓，面潮红，心烦口渴，脉数，舌红，苔微黄。

治法：清热凉血。

处方：加味四物汤。当归四钱、川芎三钱、白芍五钱、熟地黄四钱、丹皮三钱、栀子四钱、柴胡三钱。

2. 气虚不能摄血证

主症：月经先期，色淡量多，质稀薄，面色㿠白，神倦气短，脉缓弱或虚大，舌淡，苔白润。

治法：补气固经。

处方：四君子汤加味。党参一两、白术四钱、茯苓四钱、当归三钱、黄芪八钱、阿胶四钱、乌贼骨一两、甘草二钱。

3. 肝郁气滞证

主症：月经先期，色正常，量少，头昏，目眩，两胁乳房及小腹胀疼，精神抑郁不舒，脉弦，苔薄黄。

治法：疏肝解郁。

处方：丹栀逍遥散。柴胡一钱、当归一钱、白芍一钱、茯苓一钱、白术一钱、丹皮五分、栀子五分、炙甘草五分。

4. 血热夹瘀证

主症：月经先期，色紫量少，中夹血块，腹疼拒按，脉沉涩，舌有紫点，苔黄而干。

治法：活血祛瘀。

处方：桃红四物汤加味。桃仁四钱、红花三钱、当归尾四钱、川芎三钱、赤芍四钱、生地黄五钱、丹皮四钱、五灵脂四钱。

（二）月经后期

月经后期是指月经周期每月延后七天以上，乃至四十到五十天，或者二三月一次。经行后期以虚与寒为主也，亦有因气郁、血瘀、痰湿所致者，列述于下。

1. 寒入血分证

主症：月经后期，色暗红、量少，小腹冷疼，得热疼减，面青肢冷，口和不渴，脉迟缓，苔白薄。

治法：温经散寒。

处方：五物煎。当归四钱、熟地黄三钱、炒白芍六钱、川芎三钱、肉桂四钱。

2. 气血两虚证

主症：月经后期，色淡量少，面色萎黄，唇白或微有浮肿，脉细弱无力，舌淡苔白。

治法：益气补血。

处方：人参养荣汤。党参八钱、茯苓四钱、白术四钱、熟地黄三钱、白芍四钱、当归四钱、五味子二钱、黄芪一两、陈皮四钱、远志二钱、肉桂三钱、甘草二钱、生姜一钱、大枣五枚。

3. 肝郁气滞证

主症：月经后期，色正常而量少，面色青暗，精神抑郁，胸胁、乳房、小腹有胀疼感，脉沉弦，苔白润。

治法：疏肝理气解郁。

处方：逍遥散或柴胡四物汤加香附、丹皮、郁金。

柴胡四物汤：川芎、熟地黄、当归、白芍、柴胡、人参、黄芩、半夏曲、甘草。

4. 血虚夹瘀证

主症：月经后期，经色紫暗有块，腹疼拒按，块下疼减，脉沉实而涩，舌正常或紫暗色。

治法：活血行瘀。

处方：牛膝散或过期饮。

牛膝散：牛膝五钱、归尾四钱、赤芍四钱、丹皮三钱、桃仁四钱、延胡四钱、木香三钱。

过期饮：当归四钱、川芎三钱、赤芍四钱、熟地黄三钱、桃仁四钱、红花三钱、莪术三钱、木通三钱、肉桂二钱、香附四钱、炙甘草二钱。

5. 脾虚痰湿证

主症：月经后期，月经量少、色淡而黏，白带多，体肥食少，胸闷脘胀，脉滑，舌淡苔腻。

治法：健脾化痰。

处方：芎归二陈汤或香砂六君子汤。

芎归二陈汤：当归四钱、川芎三钱、赤芍三钱、熟地黄三钱、茯苓四钱、陈支四钱、法半夏四钱、乌梅二钱、生姜二钱。

香砂六君子汤：人参一钱、白术二钱、茯苓二钱、甘草七分、陈皮八分、半夏一钱、砂仁八分、木香七分。

（三）月经先后无定期

月经先后无定期是指月经不按周期来潮，或先或后，又称经期紊乱。本病以肝郁脾虚为多，而肾虚血瘀也常见，列述于下。

1. 脾阳虚弱证

主症：月经或前或后，经量多少不一，色淡质稀，白带多，面色苍黄，浮肿，便溏，腹胀，口淡无味，脉迟，舌淡苔白腻。

治法：补脾益气。

处方：参苓白术散或用归芍六君子汤。

参苓白术散：党参八钱、白术四钱、茯苓四钱、扁豆四钱、陈皮四钱、山药五钱、莲米五钱、砂仁三钱、薏苡仁八钱、桔梗三钱、炙甘草二钱、大枣五钱。

归芍六君子汤：即六君子汤加当归、白芍。人参、白术、茯苓、甘草、陈皮、半夏、当归、白芍。

2. 肾气虚弱证

主症：月经先后无定期、量少、色淡、质清、面色晦暗，头晕耳鸣，腰部酸胀，夜尿频多，脉沉弱，舌淡苔薄。

治法：滋肾培元。

处方：定经汤或固阴煎。

定经汤：当归四钱、白芍四钱、熟地黄三钱、菟丝子五钱、山药四钱、茯苓四钱、柴胡四钱、香附四钱、荆芥三钱。

固阴煎：党参八钱、熟地黄三钱、山药四钱、山茱萸四钱、远志二钱、五味子三钱、菟丝子饼五钱、炙甘草二钱。

3. 肝郁气滞证

主症：月经或前或后、量时多时少、色紫红，小腹胀痛，连及两胁，胸痞嗳气，乳房作胀，脉弦，苔微黄。

治法：疏肝解郁。

处方：丹栀逍遥散或加味乌药汤。

加味乌药汤：乌药四钱、砂仁二钱、木香三钱、玄胡四钱、香附四钱、甘草二钱、川芎二钱。

4. 血瘀证

主症：月经或先或后、量少、色紫暗有块，腹痛拒按，块下疼减，脉沉涩，舌暗红，苔薄黄。

治法：活血行瘀。

处方：桃红四物汤或生化通经汤加减。

生化通经汤：丹参四钱、香附五钱、牛膝三钱、桃仁四钱、红花三钱、当归四钱、泽兰四钱、乳香三钱。

（四）月经过多

月经过多是指经量超过平时，或行经日期延长，以致经量过多。其成因多属气虚血热，亦有痰湿为患者。列述于下。

1. 气虚不能摄血证

主症：月经过多、色淡质清稀，面色㿠白，气短懒言，精神不振，脉虚弱，苔薄润，舌淡红。

治法：补气摄血。

处方：胶艾八珍汤或归脾汤。

胶艾八珍汤：阿胶、艾叶、当归、川芎、白芍、熟地黄、蒲黄(炒)、黄连、黄芩、生地黄、栀子、地榆、白术、甘草。

归脾汤：白术、茯神、黄芪、龙眼肉、酸枣仁、人参、木香、甘草、当归、远志、生姜。

2. 血热妄行证

主症：月经过多、色鲜红，面红唇干，时有潮红，心烦失眠，脉细数，苔薄黄，舌红。

治法：清热固经。

处方：固经汤或二地汤。

固经汤：黄柏四钱、白芍五钱、黄芩四钱、椿根皮六钱、香附四钱、炙龟板五钱。

二地汤：生地黄四钱、地骨皮六钱、玄参五钱、白芍五钱、麦冬四钱、阿胶珠四钱。

3. 痰湿内滞证

主症：月经过多、色淡质稠黏，白带多，体肥痰多，口淡腻，胸脘胀闷，脉滑，舌淡，苔腻。

治法：燥湿祛痰。

处方：归芍六君子汤加苍术、南星，或用导痰汤。

导痰汤：半夏二钱、橘红一钱、茯苓一钱、枳实一钱、南星一钱、甘草五分、姜十片。

（五）月经过少

月经过少，是指经量少于平时，或排血时间缩短，甚则渐致经闭。其成因多气虚血瘀，亦有肾虚痰湿所致。列述于下。

1. 气血两虚（血虚为主）证

主症：月经量少、色淡，面色萎黄，头昏耳鸣，眼花心悸，唇白失眠，脉虚细，舌淡苔少。

治法：补气益血。

处方：人参养荣汤或归脾汤或五福饮。

五福饮：党参六钱、熟地黄四钱、当归四钱、白术四钱、炙甘草二钱。

2. 肾气虚证

主症：月经量少，或一来即止，色红不深，腰酸腿胀，多梦善忘，耳鸣，夜间尿多，脉沉弱，舌淡、苔正常。

治法：益肾养心。

处方：益肾养心汤。熟地黄四钱、枸杞四钱、菟丝子五钱、苁蓉四钱、炒杜仲四钱、益智仁四钱、枣仁四钱、柏子仁三钱、茯神四钱、泽兰四钱。

3. 血瘀证

主症：经来量少、色紫暗有块，小腹疼拒按，块下即疼减。脉沉涩，舌正常或有紫点。

治法：活血行瘀。

处方：桃红四物汤或用通瘀煎。

通瘀煎：当归四钱、山楂八钱、香附四钱、红花三钱、乌药四钱、青皮四钱、广木香三钱、泽泻四钱。

4. 痰湿证

主症：月经量少、色淡质黏稠，体肥痰多，饮食减少，胸满脘闷，白带多。脉滑，苔白腻。

治法：除湿化痰。

处方：芎归二陈汤加木香三钱、砂仁三钱、苍术二钱、厚朴三钱。

（六）经行吐衄

经行吐衄，亦称逆经或倒经，是指月经来潮或行经前后出现周期性的吐血或衄血，多由血热、气逆而致。列述于下。

1. 肝经郁热证

主症：经期前或行经期中常有吐血，两肋胀闷，抑郁多怒，心烦口燥，时有潮热，脉弦，苔薄黄，舌质红。

治法：清热疏肝。

处方：丹栀逍遥散。

2. 肺燥伤络证

主症：经前鼻衄，口干欲饮，咽喉干燥疼痛，经期提前或停闭，脉数，苔黄。

治法：清燥润肺。

处方：清金引血汤。藕节一两、白茅根一两、侧柏叶一两、降香四钱、桑叶六钱、麦冬四钱、旱莲草八钱、泽兰三钱、黑芥穗四钱。

3. 阴虚夹火证

主症：经期中或行经后吐血、衄血，色红量少，头昏耳鸣，时有潮热或咳嗽，唇红颊红，口干不饮，脉细数，舌绛，苔花剥或无苔。

治法：滋阴降火。

处方：顺经汤或清化饮。

顺经汤：生地黄五钱、当归四钱、白芍六钱、丹皮四钱、茯苓四钱、沙参五钱、黑荆芥三钱。

清化饮：生地黄四钱、白芍五钱、丹皮四钱、黄芩三钱、茯苓三钱、麦冬四钱、石斛五钱、地骨皮五钱、黑栀子四钱。

（七）痛经

凡在月经期前或期中，出现下腹部疼痛者，称为痛经，又叫经行腹痛。严重时伴有恶心呕吐，甚至昏厥。疼痛可持续数小时或数日不等。初潮时即有痛经而盆腔多无明显病变者，称为原发性痛经。初潮后经过一段时间才发生痛经的，往往伴有盆腔器质性病变，称为继发性痛经。列述于下。

1. 气血两虚（以血虚为主）证

主症：月经期中或经后小腹隐隐作痛，得按疼减，经色淡红、量少，面色苍白或萎黄，唇淡，脉缓无力，舌淡红，苔薄或无苔。

治法：补气益血。

处方：胶艾八珍汤或十全大补汤。

十全大补汤：人参、肉桂、川芎、地黄、茯苓、白术、甘草、黄芪、当归、白芍。

2. 肝肾不足证

主症：月经过后，小腹空疼，腰部酸软，经色淡、量多，肢软乏力。脉沉弱，舌淡红，苔薄白。

治法：滋肾养肝。

处方：调肝汤或温肾调经汤。

调肝汤：巴戟天四钱、炒杜仲四钱、续断五钱、熟地黄四钱、当归四钱、祁艾三钱、阿胶四钱、乌药三钱。

温肾调经汤：山楂四钱、阿胶四钱、当归四钱、白芍五钱、山茱萸四钱、巴戟天四钱、甘草二钱。

3. 肝郁气滞证

主症：月经前后或经期中，小腹及腰部胀疼，胀甚时牵引胸胁及乳房，月经量少，经期先后无定。脉弦，苔微黄。

治法：理气行滞。

处方：加味乌药汤。乌药四钱、砂仁二钱、香附四钱、玄胡四钱、木香三钱、甘草二钱。

4. 血瘀证

主症：经前或经初腹疼拒按，疼时如刺，经色紫而量少，有血块，排出则痛减。脉沉涩，舌暗红，苔微黄。

治法：活血行瘀。

处方：膈下逐瘀汤。如小腹冰冷喜热熨，舌淡者，此为血瘀夹寒，宜用少腹逐瘀汤或温经止疼汤。

膈下逐瘀汤：五灵脂四钱、当归四钱、川芎二钱、桃仁四钱、丹皮三钱、赤芍四钱、乌药三钱、玄胡三钱、红花三钱、枳壳三钱、甘草二钱、香附一钱半。

少腹逐瘀汤：当归四钱、小茴香四钱、炮姜四钱、玄胡四钱、灵脂四钱、没药四钱、川芎二钱、赤芍四钱、官桂四钱、生蒲黄四钱。

温经止痛汤：川芎三钱、灵脂四钱、白芷三钱、艾叶四钱、香附四钱、玄胡四钱、生姜二钱。

（八）经闭

发育正常的女性，一般在十四岁左右月经便按期来潮。如超过十六岁，经尚未潮，或月经周期建立后又闭经三个月以上（哺乳、妊娠期除外），都称为经闭。前者为原发性经闭，后者为继发性经闭。有人还认为病理的月经闭止叫“经闭”，生理的月经绝止叫“闭经”。病因多为血枯、血滞而成。列述于下。

1. 血枯闭经

（1）气血两虚（以血虚为主）证

主症：月经数月不行，面色萎黄，两眼少神，头晕目眩，心悸气短，甚则形体消瘦，皮肤干燥、甲错。脉细涩，舌淡红，苔薄或无苔。

治法：补气养血。

处方：加味补血汤或用圣愈汤、人参养荣汤。

加味补血汤：当归、黄芪、枣仁、茯神、山药、莲米、白芍、甘草。

（2）脾胃虚弱证

主症：经闭数月，面色苍黄，精神疲倦，四肢不温，或呈浮肿，时有腹胀，口淡无味，食少便溏。脉缓弱，舌淡红，苔白腻。

治法：补脾胃养气血。

处方：异功散加扁豆、莲米，或用补中益气汤加阿胶、艾叶，或用香砂六君子汤加黄芪、当归。

异功散：人参、茯苓、白术、陈皮、甘草。

补中益气汤：黄芪、白术、陈皮、升麻、柴胡、人参、甘草、当归。

（3）肝肾劳损证

主症：月经数月不行，面色苍白消瘦，两颊潮红，手足心发热，午后微热或咳嗽咯血，咯痰不爽，气短心悸。脉虚细而数，舌淡红，苔薄微黄或光滑。

治法：养肝滋肾，固本培元。

处方：劫劳散或苁蓉河车丸。

劫劳散：黄芪一两、白芍四钱、当归三钱、甘草二钱、沙参四钱、半夏二钱、五味子三钱、茯苓四钱、熟地黄四钱、阿胶四钱、枣仁一钱半。

苁蓉河车丸：苁蓉四钱、熟地黄四钱、砂仁三钱、茯神四钱、党参八钱、菟丝子六钱、紫河车一钱(粉冲)、淫羊藿八钱、续断五钱、桑寄生五钱、龟胶四钱、鹿茸三钱(冲)。

以上两方改为煎剂用。

（4）热烁伤阴证

主症：经闭数月，面黄潮红，夜间潮热，心烦，口苦咽干，消渴，多食易饥，肌肉消瘦，脉细数，舌光绛，苔薄黄而不润。

治法：清热养阴。

处方：玉烛散或一贯煎。

玉烛散：四物汤加大黄、芒硝、甘草。

一贯煎：沙参、麦冬、当归、生地黄、枸杞、川楝子。

2. 血滞闭经

（1）寒凝血滞证

主症：经闭数月，面青，小腹冷疼，四肢不温，或胸闷恶心，或大便不实。脉沉紧，苔白。

治法：温经散寒行滞。

处方：《良方》温经汤或温经止疼汤。

《良方》温经汤：当归四钱、川芎三钱、赤芍四钱、肉桂三钱、莪术三钱、丹皮三钱、党参八钱、牛膝三钱、甘草二钱。

温经止痛汤：川芎三钱、五灵脂三钱、白芷三钱、艾叶五钱、香附四钱、玄胡四钱、生姜二钱。

（2）气郁血滞证

主症：经闭不行，面色青黄，精神抑郁，性情烦躁，头目眩晕，胸闷胁胀，食少嗳气。脉弦数，苔微黄而厚。

治法：理气疏郁。

处方：丹栀逍遥散或开郁二陈汤。

开郁二陈汤：二陈加苍术、香附、木香、川芎、青皮、莪术、榔片、生姜。

（3）血滞夹瘀证

主症：月经数月未来，面色青暗，小腹疼拒按，如积瘀过久，已成干血，则四肢倦怠，时有潮热，皮肤干燥甲错，小便自利，大便干结，脉沉弦而涩，舌暗红或有紫点。

治法：行瘀活血。

处方：新瘀用生化通经汤，久瘀用大黄䗪虫丸（成药）。

生化通经汤：丹参、香附、牛膝、桃仁、红花、归尾、泽兰、乳香。

（4）脾虚兼痰湿证

主症：经闭不行，面色浮白胸闷，呕恶，时吐痰涎，口淡无味，体肥食少，白带量多，脉滑，苔白腻。

治法：健脾燥湿，化痰行滞。

处方：苍附导痰丸或用香砂六君子加薏苡仁、藿香。

苍附导痰丸：苍术、香附、茯苓、枳壳、半夏、南星、甘草、生姜。

（九）崩漏

无周期性子宫出血称为崩漏，亦称血崩漏下。一般以来势急、出血量多的称“崩”，来势缓、出血量少的称“漏”。崩和漏可互相转化，血崩之后气血虚衰或经过急救止血处理，可能转变为漏，漏下日久不止，病势发展可能突然出现血崩。二者虽有轻重缓急的不同，其病理基本一致，多由血热、血瘀、气虚、气郁、劳损所伤而成。列述于下。

1. 血热妄行证

主症：骤然阴道下血，量甚多，或淋漓不断，日久不止，血色深红，烦热口渴，烦躁不安，睡眠不好，脉洪数，舌红而干，苔黄。

治法：清热凉血。

处方：清热固经汤或清经止血汤。

清热固经汤：龟板五钱、牡蛎一两、阿胶四钱（冲服）、地骨皮一两、栀子四钱、黄芩三钱、地榆炭六钱、棕榈炭五钱、藕节一两、甘草二钱、生地黄五钱。

清经止血汤：生地黄五钱、地榆炭六钱、丹皮四钱、黄芩四钱、黄柏四钱、白茅根一两、黑蒲黄四钱、益母草三钱、棕榈炭五钱。

2. 气虚不能摄血证

主症：暴崩不止或淋漓不断，色淡红而清，面色苍黄，精神不振，气短懒言，唇淡口和，如流血过多将成厥脱（即休克），则两目昏暗，眩晕，甚至不省人事，脉虚大或微细欲绝，舌淡红，苔白薄而润。

治法：补气摄血。

处方：固本止崩汤或独参汤或补中益气汤。

固本止崩汤：人参二钱(冲)、黄芪一两、白术四钱、熟地黄四钱、当归四钱、炮姜四钱，加淫羊藿一两。

独参汤：人参五钱(大补元气)煮服。

3. 气机不疏证

主症：突然下血甚多，或淋漓不止，血色正常，间有血块，小腹及胸胁胀疼，性急易怒，时欲太息，精神抑郁不乐，口苦，脉弦数，舌红，苔微黄。

治法：理气解郁。

处方：丹栀逍遥散或开郁四物汤。

开郁四物汤：香附四钱、当归四钱、白芍五钱、熟地黄四钱、川芎二钱、黄芪六钱、白术四钱、党参五钱、黑蒲黄四钱、地榆四钱、人参四钱、升麻一钱。

4. 血瘀证

主症：崩漏不止，血紫暗有块，小腹疼痛拒按，血块下后痛稍减，脉沉涩，舌正常，或有紫点，苔厚。

治法：活血行瘀止血。

处方：调经止崩汤或佛手散合失笑散或震灵丹。

调经止崩汤：丹参五钱、香附四钱、玄胡四钱、艾叶五钱、泽兰四钱、赤芍四钱、山楂炭一两、炒黑豆一两。

佛手散：汉防己、草龙胆、川芎、当归、黄连。

失笑散：五灵脂、蒲黄。

震灵丹：没药、乳香、五灵脂、朱砂、禹余粮、紫石英、赤石脂。

5. 血虚劳损证

主症：骤然下血，颜色鲜红，继以淋漓不绝，精神疲倦，四肢无力，面色苍白，怔忡不寐，头晕心悸。脉虚大而芤，舌淡红，苔薄。

治法：补气养血。

处方：归脾汤或龟鹿补中汤或加味圣愈汤加阿胶、艾叶。

龟鹿补中汤：党参、黄芪、龟板、鹿角胶、乌贼骨。

加味圣愈汤：熟地黄、生地黄、川芎、人参、金银花、当归、黄芪。

(十) 更年期综合征

妇女在45~52岁，月经便终止，在月经将绝未绝之际，称为更年期。在这期间，月经紊乱，内生殖器及生殖功能逐渐萎缩衰退，有少数妇女出现头晕目眩，心悸耳鸣，失眠，心烦易怒，精神萎靡，忧郁、面部潮红，阵阵有热气上冲感，出汗，身肢蚁走感，腰膝酸痛，手足心热，口干，纳少，血压偏高，浮肿等症状，这些症状往往综合出现，故称“更年期综合征”。列述于下。

1. 脾肾阳虚证

主症：头昏浮肿，腰膝酸疼，肢冷便溏，月经周期紊乱，经量少、色淡红，质稀，下腹冷痛，白带量多，脉沉弱，舌质淡，苔白薄。

治法：温阳固肾、培土化湿。

处方：温胞饮。茯苓、泽泻、党参、白术、巴戟天、杜仲、山药、菟丝子、芡实、肉桂、附子、补骨脂。

2. 肝肾阴虚证

主症：头晕目眩，心烦易怒，潮热盗汗，面部潮红，口干纳少，月经先期、量多、色紫红。如肾阴亏损兼见心营不足，则症见怔忡、惊悸、失眠，脉细数，苔少。

治法：滋养肝肾，滋养心肾。

处方：滋养肝肾，用知柏地黄汤加牡蛎、龟板、鳖甲，以补阴清热。滋养心肾，用补心丹，以养阴生津，镇心安神。

补心丹：党参、丹参、玄参、茯苓、五味子、远志、桔梗、当归、天冬、麦冬、柏仁、枣仁、生地黄、朱砂。

(十一)其他

1. 经行便血　指每月在行经周期出现大便下血，而月经量减少的病症，又叫“错经”。多因肠中积热，迫血妄行，类似子宫内膜异位症的病症。应以清热止血，方用加味槐花散：槐花六钱、侧柏一两、黑荆芥四钱、防风四钱、枳壳二钱、白茅根一两、大小蓟各一两、地榆炭六钱。

2. 经行泄泻　指月经前或来潮时大便泄泻，经行即作，经净即止。由于脾虚或肾阳虚，互相影响，致不能运行水湿，多伴有面黄，四肢乏力，舌淡食减，甚则浮肿，腹胀等症。应以扶脾益肾，方用参苓白术散加煨肉蔻、补骨脂。

◎ 小结

调经之要，务令血气和平。《类证治裁》有言：“且血随气行，经不调多由于气，丹溪谓：经来成块者，气之凝也；将行作痛者，气之滞也；行后作痛者，气血虚也。先期而来者血热，后期乃至者血虚，亦无不由气也。错经妄行者，气之乱也；色淡者，虚而夹水也；紫者气之热，黑者热甚也；乍少乍多，淋漓不断者，气不摄血也。故调经必兼气药。”古人谓，“经前勿补，经后勿泻”，此指经期腹疼者而言，其实调经之法必须平衡气血，当以滞者理其气，温而行之，虚者培其营，峻以填之，临床不可拘泥。

崩漏治验

熊绍先

中医认为，不在正常周期性，由阴道排出似血非血的液体或血液，而又淋漓不断，如屋漏水之状，称为“漏下”；大量流血来势汹涌，如山崩之状，称为“崩中”。二者虽有轻重缓急不同，其病理基本一致。

崩和漏可以互相转化，血崩之后，气血虚衰，或经过急救止血处理，可能转变为漏，漏下日久不止，病势发展，可能突然出现血崩。崩漏若见于老年妇女，反复发作，或杂见五色的，此非善证，当及早注意。

崩漏发生原因，早在中医著作《黄帝内经》里已提到。《阴阳别论》说：“阴虚阳搏谓之崩。”是指滋养缺乏，功能亢进，致阴阳失去平衡而构成经血妄行。《百病始生》：“阴络伤，则血内溢。”机体深部或下部的血管受到伤害，也是造成阴道不规则流血的原因之一。

自《黄帝内经》指出诱发崩漏的原因以后，历代医家又在这个基础上结合自己的临床经验，提出不同的看法。有谓崩漏的成因是劳伤不能约制者；有谓脏腑损伤，冲任虚损者；有谓脾胃虚损不能摄血归源者；有谓肝经有火，血得热而下行者；有谓脾经郁结，血伤而不归经者。而最重要的则多着重于调理冲任，因为冲脉和任脉失调，对经血妄行，起着绝大的影响。中医认为“冲为血海，任主胞宫”，直接关系女子的经血，这与现代学说内分泌失调导致月经紊乱，是可以相通的。清代名医沈金鳌总结前人论崩漏的原因是“一由火热，二由虚寒，三由劳伤，四由气陷，五由血瘀，六由虚弱”六种原因。

中医治疗崩漏，除重视冲、任二脉外，还应重视心、肝、脾三脏。治疗原则是：初则止血以塞其流，继则兼清以澄其源，终则补其气血以复其旧。这是把治疗崩漏的过程分成三个阶段。初起时应防止流血太多，身体伤害过甚，酿成不良转变。所以先以止血为主，其次在血止之后，又应针对病因清理余邪以达到肃清导致崩漏的根源，最后使用培养气血的方法，促使患者早日恢复健康。

根据上述原则，自拟崩漏急效方，由生地黄一两、熟地黄一两、党参一两、红杞一两、丹皮五钱、荆芥炭五钱、酒炒黄连三钱、酒炒白芍五钱组成。方中党参益气生津，丹皮、生地黄、荆芥炭清热凉血，以达到止血目的。红杞用于虚劳精血不足，滋补肝肾，益精明目。熟地黄补血滋阴，张景岳称其功效说："阴虚而火升者，非熟地黄之重，不足以降之；阴虚而躁动者，非熟地黄之静，不足以镇之；阴虚而刚急者，非熟地黄之甘，不足以缓之。"由此可知熟地黄补阴之功。黄连用酒炒可减少寒性，此处用来清热止血，用于火盛迫血妄行之出血。炒白芍除柔肝止痛外，用于崩漏虚汗等症。

以此方治疗崩漏 10 例以上，均获显效。其中较典型的一例是在 15 年前，我厂的一位妇产科医生吴某，患功能失调性子宫出血，经服西药、打针疗效不显，诊时患者面色苍白，神倦懒言，气促，容易出汗，呈虚脱状，舌淡，苔少，脉细数无力，辨证属阴阳俱虚，经用自拟崩漏急效方，服 1 剂出血减少，2 剂基本止住，最后培养气血而痊愈。又如我厂小学教师廖某长期漏下久治不愈，一次出血增多不止，患者诉头晕眼花、心累，检查：面色萎黄，口唇苍白，舌质红，脉虚细，辨证属阴血亏虚，经服崩漏急效方好转，随后用归脾汤加减补益心脾收效。

崩漏六辨

陈源生　讲述　郭铭信　整理

“崩”，是指妇女经血大下不止，又名血崩；“漏”，是指经血淋漓不断，又称经漏。崩与漏的临床表现虽有所差异，而病因、病机较难分开，二者又可互相转化，故习惯上统称“崩漏”。

我在多年临床实践中逐渐体会到，治疗崩漏若欲获得较好疗效，必须明了与处理好几个关系：病机认识上，要分清是开泄太过或是固摄无权，是血病及气抑或气病及血；治疗处理上，要掌握好补与清的主次，通与涩等的适应证；立方遣药上，要标本兼治，灵活配伍；血止“流塞”之后，还要“澄源”巩固，促使病员早日康复，防止崩漏再发。概括说来就是：明辨开合气血，掌握补清通涩，重视澄源善后。现就有关几个问题，分述如下，不当之处，请同志们指正。

一、明辨开与合

崩漏的发生，与开合失调有关。其机理可大致归纳为开泄太过与固摄无权两类。

月经是妇女的生理现象。常人阴阳调和，开合得宜，约一月之谱，冲任充调，按时行经，故无月经过多、过久之患。崩漏为血病，血遇热则溢，因热致溢，是开泄太过。而冲任受损，脾气虚弱，中气下陷，血分虚寒等，不能统血摄血，则属固摄无权。二者相较言之，有如沈尧封所说：“崩证热多寒少。”临床上因热致溢的崩漏相当常见。

致崩漏之热为虚火。《内经》说“阴虚阳搏谓之崩”，指出崩证之因，乃阴虚之热。张山雷说得更明白：“崩中一证，因火者多。”他特别说明，这种致崩之火，“是虚火，非实热可比”。此火乘于阴分，与血搏结，临床上就表现为阴虚血热的证候。

崩漏的虚火常与肝肾阴阳失调有关。肾属水，肝属木，肾主封藏，肝主疏泄。肾水不足，不能涵养肝木，相火亢盛，发生疏泄太过；而肾不能行其封藏之权，冲任因而不固。这种肝肾开合失司，就表现为阴虚火旺或冲任虚损之证，也是崩漏的病机之一。至于阴虚肾水不足的原因，可约之为三：一是素体阴虚，先天禀赋不足；二因化源不足，脾虚不能运化水谷，以生阴血；三为房劳过度，生育过多，五志化火等。

从上可见，崩漏本质上属于虚证。阴虚肾水不足所致者，其开泄过度系因虚火。固摄无权是阴虚无以行其守护之职。病机在握，临证就能提纲挈领，执简驭繁。

临床上也有因气郁化火，木失条达，肝气横逆，疏泄太过而致崩漏者。解郁清肝，令其条达，即可使阴阳重归于平衡。此与阴虚阳亢，水不涵木者不同，不可混淆。

病例一　肝郁化火，疏泄太过

汪某，31 岁。数月来，月经超前，十余日一行。经期乳房胁肋胀痛，腰疼难寐。五日前，月经来潮，经量陡增，服四物汤、温经汤等，血量未减，经血色红。形体消瘦，性急多怒，口干口苦，头目眩晕，溲热便结，脉弦数、左关尤甚，舌苔薄黄。乃体质偏热，肝郁化火，疏泄过度之故，以丹栀逍遥散加减：当归 9g、白芍 24g、白术 9g、茯苓 9g、柴胡 6g、茜草根 12g、仙鹤草 30g、旱莲草 30g、甘草 6g。服 2 剂，血大减，而溲热便结依然，守方去仙鹤草，加胡麻仁 30g、醋炒地榆 30g。又 2 剂后，血止便调。因腰痛头晕未除，复以柴芍地黄汤加女贞子、旱莲草等，滋肾清肝。其后，月事如常。

二、分清气与血

气为血帅，血为气母，血之与气，互相依存，互相影响，不可分离。崩漏虽属血病，与气也有着密切关系。诊治崩漏时，在气与血的关系上，应注意辨别是血病及气，或气病及血。血病及气，是血病在先，气伤在后，重在治血而兼顾气；气病及血，是因气虚不摄，气虚是本，出血是标，当以补气为主，而兼顾血。临证时，不要把二者的主次、因果倒置。

先谈血病及气。在崩漏迁延不愈，阴血日渐流失的情况下，气无血以附，遂因之而虚。这是崩漏阴损及阳的机转之一。临床特点是，在呈现阴血虚征象的同时，伴有倦怠无力，少气懒言，动则心慌短气，面色㿠白无华等气虚表现。这种患者，往往热随血去，故热象多不着。我在临床上，参照气血与崩漏的发病关系，偏于气阴不足者，用养阴益气法，自拟保元二莲汤(党参、黄芪、当归、莲米、旱莲草、甘草)；偏于血虚而无热象者，用圣愈汤养血益气。

再说气病及血。气滞而病，血不能独行，可使瘀血发生。气郁化火，则肝气横逆，疏泄太过。二者都可能导致崩漏。但气病及血在崩漏发生上的主要病机，是气虚不能摄血。血之所以畅行于经脉而不外溢，原因之一，是靠气的摄护。若气虚不能摄纳护卫，尽管肾气开合得宜，亦必致血不循经隧，外溢而为崩漏。临床表现：经血暴下，或淋漓不断，质地清稀，色泽淡红，神疲无力，气短懒言，纳差食少，困倦嗜卧，舌淡苔薄白而润，脉细弱或虚大无力。多见于平素气虚者，每因劳倦过度诱发。气不摄血的崩漏，因主要病损脏器不同，临床表现及治疗因之而有差异。一般习惯上所称的气不摄血，是指肺脾气虚，而以肺气虚损为主，多伴有自汗恶风、易于感冒等肺卫不固及发热、烦渴欲饮、脉洪大无力等劳伤肺脾之气的表现，宜补气摄血，用加减当归补血汤(黄芪、当归、三七、桑叶)，方中黄芪要重用。心脾两虚，又叫脾不统血，兼有心血不足的惊悸、怔忡、不眠等症状，用归脾汤补益心脾以统血。这种患者往往因忧思伤脾、肝气郁滞同时存在。前人称“香附是妇人仙药”，我在用本方时，将方中的木香改为醋制香附，解肝气之郁结，疗效颇佳。

气病及血中，还有中气下陷一证。特点是：心中空虚，少腹有下坠感，两寸脉弱，或右关浮大无力。此证病在脾肺，以脾为主，亦属气虚之例，乃因血随气陷而下，与前述二者不尽相同。治当补中升陷，用补中益气汤，方中党参、黄芪要重，升麻、柴胡宜轻。兼有郁热者，可用升阳举经汤(补中益气汤加栀子、白芍)。应提醒的是，补中升举之法，“利于脾胃之阳虚，而最不宜于肝肾之阴虚”。崩漏因于肝肾阴虚者并不少见，若误用之，恐有拨动根株之变。临证时，要注意识别。

病例二　心脾两虚，脾不统血

王某，35岁，教师。体质素弱，沉默寡言，而善思虑。常有惊悸怔忡，睡眠不稳，纳差神疲等症。月经先后不准，量少色淡。近因暑假将临，连夜评卷，突然血崩。心慌心悸加重，更增自汗脘闷不思食，脉细，苔薄白。前医作血寒治，用胶艾四物汤加肉桂，无效。此心脾两虚，责之脾不统血，予归脾汤化裁：党参30g、黄芪30g、白术12g、当归9g、茯神12g、酸枣仁12g、炙远志6g、龙眼肉12g、醋炒香附12g、仙鹤草30g、浮小麦24g、炙甘草6g。1剂而血减，服至5剂，血止汗收，诸症亦减。唯夙有带下未愈，前方去香附、仙鹤草，加茜草根9g、乌贼骨15g、山药30g，数剂而带亦除。嘱将山药煮粥，加少许炒芝麻，日日服之，双调脾肾，月余后复健。从此月经准确，体重亦增。

三、权衡补与清

补是滋补，清是清热。补与清，是针对崩漏常见的阴虚血热和阴虚火旺证候而立的治疗法则。鉴于阴虚是本，火热为标，在补与清的关系上，必然是以滋阴为主，清热为辅。

这类患者一般的临床表现是：经血暴下如注，或淋漓不断，色泽鲜红，阴道有热感，头晕目眩，心烦口干，手足心热，或目涩多眵，两颧色赤，舌红少苔，脉象细数，即阴虚与火热兼见。治疗则宜滋阴与清热并用，二者相辅相成，标本兼顾，并行不悖。但阴虚有轻重之分，火热有微盛之异，故在具体方剂的应用和药物的选择上，也就有所不同。常用的处方有奇效四物汤(熟地黄、白芍、当归、川芎、阿胶、黄芩、艾叶)、知柏四物汤和芩连四物汤。这些方药都是以四物汤为基础，滋养阴血以固其本，补阴以配阳。方中熟地黄宜改用生地黄，以增强养阴凉血止血之力。生地黄、白芍是阴药，量宜重；当归、川芎是阳药，量宜轻。不可阴阳不分，反致温燥耗血动血，助其炎热之势，变生他病。上述三方的区别：奇效四物汤有阿胶助四物补阴血，黄芩清肝热，又辅以辛温的艾叶反佐，适于血虚较甚，火势不着，肝家有热者；知柏四物汤中的知母、黄柏，长于清虚热，泻相火，阴虚相火亢盛者宜之；芩连四物汤因有黄芩、黄连苦寒泻火，故宜于阴虚而火热较重者。我在临床上，还喜用凉血四物汤(生地黄、白芍、当归、川芎、丹皮、地骨皮)，此方丹皮凉血，地骨皮清气分虚热，有气血两清之功，若加胭脂花、仙鹤草等凉血止血之品，效果更好。

应该强调的是，崩漏所见的热象，多系虚火，与实热截然有别，只宜在滋补阴血为主的前提下，酌加清热之品，绝不能本末倒置，过用寒凉药物。否则，脾胃受损，正气难复；或苦寒化燥，阴血更伤；或伤及阳气，成为阴阳俱损之证。即使个别患者热势较着，需用苦寒泻之，仍要以滋养阴血为主，上述芩连四物汤的配伍堪为范例。

病例三　阴虚火旺，血热妄行

田某，30岁。近年来，月经超前七八日，有时一月两至，量多色红。此次经血如注，服温经汤、胶艾四物汤及十灰丸等，十余日不已。其两颧色赤，目眵多，舌红，脉细而数。平素手心灼热，目涩口干，心烦盗汗，小便黄热。系阴虚热伏血分之候，血得热而妄行也。宜养阴清热，凉血止血，拟凉血四物汤加味：生地黄24g、当归9g、川芎6g、丹皮9g、地骨皮24g、胭脂花30g、美人蕉根30g。服2剂血止，心烦盗汗、口干、手心热等如旧，舌边瘀点隐约可见。阴液未充，阳无以制，瘀热夹杂其间。上方去胭脂花、美人蕉根，加茜草根 9g、乌贼骨 15g、炒五灵脂 6g，养阴兼理瘀滞。2 剂后，少腹隐痛，随下血块少许，脉转缓和，诸症亦减，终以六神汤（四君子汤加山药、扁豆）加生地黄、首乌、枸杞等健脾滋肾收功。

临床上，也有血分虚寒，阳不能固而发生崩漏的。患者或为血虚有寒之体，或经期不慎生冷，或病中过服苦寒。平素手足厥冷，纳差喜热，月经错后，量少色淡质清，少腹冷痛，喜温喜按。每因郁怒伤肝、劳倦过度、房劳受损等而诱发崩漏。脉见沉细而迟，舌质淡。清滋绝非所宜，当温经养血摄血，用胶艾四物汤，寒盛加吴茱萸、炮干姜；气亦虚者加党参、黄芪；兼气滞者加小茴香、台乌。若兼有热象，口燥咽干，手足心热者，宜温经汤。

病例四　血分虚寒，不能摄血

廖某，25 岁，农民。平日经期错后，经量时多时少，色淡清稀，少腹痛，有冷感。已婚五年，未孕育。日前夫妻口角，月经超前而至，暴下如注。诊见面色惨淡无华，神疲体倦，舌淡苔白，脉弦无力，伴口干不饮，少腹胀痛，腰痛绵绵。证属血分虚寒而兼气滞，法宜温经养血，佐以调气，方用胶艾四物汤加味：阿胶 12g、炒艾叶 12g、熟地黄 15g、白芍 12g、当归 9g、川芎 6g、醋制香附 12g、台乌 9g、小茴香 6g。服药 2 剂，得矢气后少腹胀痛止，血量减少过半。气滞已除，因仍觉精神疲惫，前方去台乌、小茴香、香附，加党参 24g、黄芪 24g、糖水炒棉籽 30g、补骨脂 15g，以养血益气，温补下元。3 剂后经净，精神好转，复以八珍汤加补骨脂、巴戟天、鱼鳔胶，补气血，益肝肾，以竟全功。嗣后，月经正常。年余后生一男婴。

四、掌握通与涩

“通”，是指崩漏因瘀血阻络，血不能循经，宜通因通用，以活血祛瘀法治之，瘀去而血自归经，崩漏可愈。“涩”，是收涩，崩漏正虚较甚，或病久不愈，已成滑脱不禁之势，须配伍收涩之品，增强固护正气、摄纳阴血之力。二者都是治疗崩漏的特殊方法，或称变法。

崩漏产生瘀血的原因：或因于寒，寒则血凝而不行；或因于热，热则煎熬血液成块；或因气滞，气滞则血亦滞；或因收涩不当，血不得行。偏于寒者较多，气滞常为兼见。临床以少腹疼痛为突出表现。疼痛的特点是：痛处固定不移，其痛如针如锥，痛必拒按。血色紫红，间夹血块，血出不畅，时多时少，疼痛常随血块的流出而暂时缓解。伴见目眶黧黑，面色青黯晦滞，舌色不鲜，或见瘀点，脉沉涩或弦紧。治宜活血祛瘀，用桃红四物汤加五灵脂、延胡索。若胁肋胀为肝气滞，加青皮、香附；胸部满闷为肺气滞，加陈皮；少腹胀为血中气滞，常用川芎、延胡索。偏于寒者，加艾叶、棉籽，温经散寒，寒甚加吴茱萸、肉桂；偏于热者，宜重用生地黄，加丹皮、栀子、茜草根，清泄热邪。

病例五　寒凝血瘀，血不循经

左某，38 岁，搬运工人。平素月经愆期，四五十日一行，经行腹痛，常有冷感，经血量少。时值隆冬严寒，劳动淋雨，入夜困倦难支。翌日，月经来潮，血量甚多，色泽紫红，间夹血块。少腹疼痛不移，如针刺样，喜热而拒按。就医诊治，予补中益气汤加生地黄、槐花，出血如故，腹痛有增无减。并觉头昏乏力，手足厥冷，纳少，喜热饮。面色晦暗，脉沉弦，舌淡有瘀斑，苔薄白。此寒凝血瘀，阳虚血弱，本虚标实之候，当先祛瘀，温而通之，稍佐养血固本，取胶艾四物汤化裁：白芍 10g、当归 10g、川芎 10g、阿胶 10g、炒艾叶 10g、炮干姜 6g、官桂 6g、炒五灵脂 12g、小茴香 9g。服药 2 剂，出血渐少，腹痛已不着。改为胶艾四物汤加吴茱萸、炮干姜、棉籽，另拟当归生姜羊肉汤加附子炖服，药食并进，养血温经，扶正摄血，3 剂而血止痛蠲。唯饮食稍差，遂以四君子汤加黄芪、当归、砂仁等，健脾益气养血善后。

活血祛瘀法还用于防止瘀血停蓄为患。崩漏常有离经之血留着，亦属瘀血范围。瘀血不去，新血不生，久则瘀化为毒，变证丛生。前人有“瘀生百病”之说，足以为戒。我在治疗崩漏时，对防治瘀血停蓄为患，常常寓治于防。因瘀血发生崩漏者，自当以逐瘀为急务；不因瘀血者，在止血的同时，着重防患于未然。在处方用药上，避免过凉过燥，力求药味平和，贴切病情，注意中病即止，勿使过量。在药物选择配伍上，少佐以活血之品，如用四物汤不去当归、川芎，但用量较轻，并适当选用兼有消瘀功用的止血药，如三七、茜草根、血余炭等。有时也于方中加调气药物，如香附之属，气行则血行，调气即所以消瘀。当然，血止而瘀尚未尽者，则可在调理的处方中，酌加行气活血之药。

收涩一法，常用于冲任虚损的治疗。据我观察，此种患者，或素体精血两亏，或因房劳过度，或系生育过多，崩漏前每有腰酸膝软、带下如注等肝肾虚亏、冲任受损征兆。崩漏一旦发生，经血如注，或淋漓缠绵不尽，色泽淡红，少腹空痛喜按，腰痛如折，膝软无力，耳鸣目干，五心烦热，脉沉细尺弱，或浮大无力，重按则空，舌质淡瘦。治宜滋补肝肾，固冲涩血，方用补肾固冲汤(自拟方：鹿角霜、龟板、枸杞、熟地黄、阿胶、鱼鳔胶、龙骨、牡蛎)。若虚甚，脉浮大无力，反发热者，宜用龟鹿二仙丹(龟板胶、鹿角胶、人参、枸杞)加龙骨、牡蛎峻补督脉，摄纳元气。病久气虚不摄，渐有滑脱之势，经血绵绵不尽者，当固上摄下，用加味赤石脂禹余粮汤(自拟方：赤石脂、禹余粮、龙骨、牡蛎、党参、黄芪)，补气摄血。收涩药物中，首推龙骨、牡蛎，可安五脏，益心神，有涩血养益之功，无留邪伤正之弊。还有乌贼骨一药，收涩、活血兼备，涩血而不致瘀。我在临床上亦常选用。

病例六　肾督俱损，冲任不固

宋某，39岁。生育六胎，小产四次。平日带下缠绵不绝。数月前，血崩暴下，继而淋漓不断，终无干净之日。更医多人，服药罔效，渐至卧床不起。起则血量增多，腰痛难支，眩晕欲倒，心慌汗出。诊见形体瘦削，面色淡白无华，两颧潮红，两目无神，耳轮干瘪，唇淡无泽，舌瘦津干，脉浮大无力。索阅既往药方，不外温补升举、养阴清热、止血涩血之剂。此精血大亏、肾督俱损，乃冲任不固之重症，时有脱厥之虞。非大滋大补大封大固不能奏效，然亦只能取效于万一，姑拟龟鹿二仙丹加味：龟板胶5g、鹿角胶9g、鱼鳔胶12g、枸杞12g、熟地黄24g、山茱萸9g、五味子6g、山药30g、龙骨21g、牡蛎30g、砂仁6g。嘱将药浓煎，少量频服，恐胶黏之药，难于运化吸收。另用人参9g煎汤，不时口呷少许，以防虚脱。不意二剂后，精神稍好，六剂后血量减少，半月后血止。继以上方随证增损，并参以健脾开胃之品，同时用藕粉、怀山药粉煮之代粥，两月余后始得康复。

有时血崩暴下，出血特多，瞬息之间，气随血散，每可出现虚脱征象，宜急用独参汤益气固脱。四肢厥逆，阳气亦亡者，急用参附汤益气回阳固脱。盖有形之血，难以骤生，补血涩血，缓不济急，而无形之气，亡在顷刻，急当固之，用独参汤、参附汤，方专力宏，挽性命于垂危，不伍收涩药，脱亦得固，为涩法之特殊者。

要之，通因瘀血而用，涩为虚甚而施。无瘀而祛瘀，正气更伤；有瘀而涩血，闭门留寇。通与涩，判然两途，临诊时，要仔细辨识，不要犯虚虚实实之戒。其鉴别要点：少腹疼痛，痛处不移，如针如锥，按之痛剧，舌泽不鲜，有瘀点，脉沉涩、弦紧，为有瘀；少腹不痛，或痛而喜按，脉虚无力，为无瘀。

五、兼顾标与本

这里所说的标本，是指治疗崩漏时，治标的止血药与治本药物配合应用的关系问题。我认为，如果治标的止血药选择配伍合适，也有助于治本。因此，正确选择应用止血药，也是崩漏治疗不可忽视的一个重要方面。

中医强调治病必求其本。而于崩漏一证，在辨证治本的同时，习惯配伍止血药治标，如是标本兼顾，可较快达到止血的目的。对止血药的选用，主要根据药物的寒热属性，在疗热病以寒药、疗寒病以热药的原则指导下运用。有时，也有作为反佐，或只取其止血作用而应用的。常用止血药物中，属寒（凉）性的有地榆、侧柏叶、茜草根、牛耳大黄、荠菜、胭脂花、美人蕉根，属热（温）性的有艾叶、炮干姜、三七、乌贼骨、棉籽，属平性的有阿胶、鱼鳔胶、仙鹤草、血余炭、棕榈炭、乌梅。其次是根据止血药的其他功用，结合病情来选用：如阿胶、鱼鳔胶有滋养阴血的作用，阴血虚者尤宜；三七、茜草根、血余炭等，兼有活血祛瘀之效，有止血之力，而少留邪之弊，有瘀者亦可用；乌梅、赤石脂、禹余粮等，有收涩作用，病久、无瘀者较宜。

不难看出，止血药虽属治标，但在使用时，仍没有脱离辨证施治的原则。因此，在某种意义上来说，在崩漏治疗中配伍止血药，是有助于治本的措施之一。

六、重视源与流

以上讨论了崩漏的病机和出血的治疗。需要注意的是，止血只是“塞流”，而非崩漏治疗的全部。“流塞”以后，还须“澄源复旧”，源清而后流洁，方可达到恢复健康，防止崩漏再发的目的。

澄源是对崩漏的善后处理，也是治疗崩漏的一个十分重要环节。怎样澄源？我在临床上侧重调补脾肾。出血虽止，崩漏得治，而正气未复。一方面，已失之血需后天脾胃化生补充；另一方面，病后阴阳失调尚未完全恢复平衡，须用药物继续调整，而药物作用的发挥，又必须靠中土运化。故在善后阶段，调理脾胃至关重要。李东垣强调，“下血证须用四君子补气药收功”，就是这个道理。四君子汤是补脾的主方，重在补脾气。若脾阴亦虚者，可用六神汤。

通过调理脾胃之后，肝肾阴血仍然不复，或肝肾亏损较着，而脾胃运化又较好者，则宜以滋养肝肾为主，方如归芍地黄汤、左归饮之类。若不重视肝肾阴阳的调整，常有崩漏再发的可能。因此，调补肝肾的目的，在于防止病情反复，具有治本的重要意义。至于调补脾胃与调补肝肾，何者为先，何者为后，何者为主，何者为次，或相辅并用，应视具体病情相机而行。此外，注意饮食，增强营养，保持心情舒畅，防止情绪波动以及节制房事等，对早日复原，亦属必要。

◎ 小结

崩漏的治疗，大法以止血为第一。叶天士说："留得一分自家之血，即减一分上升之火。"特别是在大出血的情况下，如不迅速止住，就有发生虚脱甚或危及生命之虞。所谓止血，非专事收涩而言，必须审证求因，去其阴血妄行之由，而血自止。从治则来讲，因于寒者，温而止之；因于热者，清而止之；因于虚者，补而止之；因于实者，泻而止之。血止之后，要审察有无离经之血留着，务使瘀血祛净。此后，还得调理脾肾，滋养气血阴精之源，促使病员早日康复。

临诊时，要四诊合参，有所侧重，全面分析。由于崩漏据已辨证的客观资料不少是通过问诊获得的，其中有些还是探求病因的重要依据，故对问诊应予足够重视。同时，对反映体内脏腑气血病变的"苗窍"情况，如目、耳、舌以及二便、月经性状等，因其在崩漏辨证中占有相当位置，应注意审察。

辨证要把握开泄过度与固摄无权两大病机提纲，以及气与血的病变先后关系。要先考虑常见多发的病证，首辨热之有无，次辨证之虚实。要按"有者求之，无者求之"的诊断原则，不要被表面假象迷惑。先求其常，觅寻热证之有无；次虑及变，在热证确实除外后，不忘有虚、有寒、有瘀血证的可能。这样才论证确凿，避免遗漏致误。

崩漏的热证，缘于阴虚，治疗要以滋养阴血为主，清热泻火为辅。血分虚寒者，则非清滋所宜，当温养之。血病及气，要辨热之有无。气病及血，要分虚实：实为肝郁化火，疏泄太过；虚为气不摄血，其中又有肺脾气虚、心脾两虚、脾虚气陷等不同。虚实之分，同中之异，当需明辨，不容混淆。此外，通瘀与涩血，为治疗崩漏之变法，虚实有着霄壤之别，若误用之，祸不旋踵。

要掌握好治本药物与治标药物的配伍关系，不可偏执一端。在辨证指导下运用止血药，也能起到一定的治本作用。或取其寒温之性，或兼用其滋补、消瘀、收涩之力，或作反佐，要权衡利弊，斟酌得宜。

血止之后，要不忘善后，扶正固本，以免功亏一篑。一般侧重调补脾肾，或益气，或养血，或滋阴，或补阳，皆当视具体病情而定。总之，以达到正气恢复，阴阳重归于平衡为目的。

再论塞流、澄源、复旧

范其情

崩漏证是妇科常见病。《医学入门》曰："凡非时血行，淋漓不已，谓之漏下，忽然暴下若山崩然，谓之崩中。"《医宗金鉴》亦说："妇人经行之后淋漓不止，名曰经漏，经血忽然大下不止，名为经崩。"可见，崩中与漏下症状并不尽同，然而两者病因相同，所以历代妇科医家都把"崩中"与"漏下"合称为"崩漏"证。临诊之时不可拘于一法，需对症索源，辨证施治，方能取效。

崩漏证的生理与病理，妇女月经来潮，是由于冲任使然。如《素问·上古天真论》有"二七而天癸至，任脉通，太冲脉盛，月事以时下，故有子"之说。冲任二脉，皆起于胞中，任脉为诸阴之会，冲脉隶于阳明，有"血海"之称，故谷气盛，则血海满，月经准时而下。又如《灵枢·决气》说："中焦受气，取汁变化而赤，是谓血。"可见，血之产生系由脾胃化生水谷，并将其纯清津液之气上归于心，变赤注入于脉而成。血注入冲任则为经水，所以历代医家多认为"脾胃为万物之母"。若脾胃失调，兼之肝肾不足，则势必影响月经，甚至导致崩漏之证。

昔贤治疗崩漏证，多推三大法则，临证治疗颇有效验。所谓三大法则，即一塞流、二澄源、三复旧三个治疗步骤。塞流，就是止血，是治疗崩漏证的重要一环。大量出血的崩证或长期淋漓不止的漏证，如不即时止血，就会导致生命危险。叶天士说："留得一分自家之血，即减得一分上升之火。"火旺则血热，血热则妄行，妄行则出血不止。由此观之，塞流是相当重要的一环。澄源，就是澄清本源的意思。因为止血是为了救急，但在止血之后，就必须澄源以治其本。至于复旧，就是调理善后的意思，宜用于澄源之后。此时病已向愈，但气血尚未恢复，故须培补气血。培补气血又以调理脾胃为主。因为脾胃功能减弱，不论饮食还是药物都不能很好地发挥应有的作用。如《沈氏女科辑要笺正》说："东垣曰：下血证，须用四君子补气药收功。"就是这个道理。当然也要重视肝肾及其他兼证如寒、热、虚、实等的调治。

遣药方面，当大出血时，最好不用或少用当归、川芎等辛温药物，以及附子、肉桂等刚燥药物，即使病情需要非用不可，也应取小剂量为宜。

笔者近五十年来，采用塞流、澄源、复旧法治之，取得满意疗效。现将近几年来，经确诊为“功能失调性子宫出血”，而单用中药治疗，资料较完整的病例介绍如下。

◎ 临证验案

案一

陈某，女，30岁，工人，1979年3月26日初诊。

患者既往月经正常。自1978年12月起经闭3月有余。8天前突然月经来潮，经血量多不止。往某医院行刮宫术，病理诊断为“子宫内膜增殖”，嘱服中药治疗。自述伴有心慌，气短，身倦无力，腰酸腿软，胃呆纳少，出虚汗，烦躁不安，面色苍白，大便干燥，小便自调。舌质暗淡微红，苔薄白，脉虚弦而芤。诊断：崩证。辨证：脾肾不足，冲任失调，肝旺血热妄行而崩。治法：塞流止血，疏泄肝郁，调理冲任，健脾益肾。处方：十灰散加减。茜草炭12g，栀子炭12g，侧柏炭20g，棕榈炭20g，大黄炭9g，茅根炭20g，地榆炭12g，荆芥炭12g，乌贼骨30g，竹茹炭24g，2剂，共碾为末，每次12g，每日四次，开水冲服。另用人参6g泡水服。

二诊（3月29日）：经前方治疗，阴道出血基本停止，其余症状稍有减轻，舌质正常，苔淡白薄，脉弦缓。拟逍遥散加沙参、熟地黄、首乌、川续断、菟丝子、女贞子、旱莲草，6剂。

三诊（4月4日）：服前方后，诸症消失，舌脉如常，再拟调气补血，以善其后。

案二

张某，女，38岁，干部，1978年10月14日初诊。

患者平素月经正常，生育三胎均健。1977年10月月经来潮期间突然阴道大量出血，入某医院住院治疗，临床诊断为“功能失调性子宫出血”。住院两月余。出院后，月经依然紊乱，周期不准，经行淋漓十余天不止。曾服中药治疗效果不显。自述患病以来，自觉心慌不宁，气短，睡眠不安，神疲，纳食不香，腹胀，矢气频频，四肢软楚，面色无华，大便稀薄，每日二次，小便如常，舌质淡红，苔薄白，脉细弦。诊断：崩漏。辨证：脾胃失司、统血无能。治法：健脾悦胃，固摄冲任。处方：归脾汤加味。党参30g，白术 12g，茯神 10g，黄芪 30g，当归 9g，枣仁 12g，远志 9g，桂圆肉 12g，木香 4.5g，炙甘草 6g，茜草根 12g，乌贼骨 30g，荆芥炭 12g，地榆炭 12g，酒醋 30g（分次兑服）。6 剂，水煎服，每日 1 剂。

二诊（10 月 21 日）：服前方，阴道出血已止，睡眠好转，纳食增加。归脾汤加熟地黄、首乌、益母草、菟丝子。服 30 剂后，诸症消失，随访一年，月经按期来潮。

案三

杨某，女，28 岁，工人，1979 年 11 月 12 日初诊。

患者 1978 年因家庭纠纷，哭闹数日，以后月经失调，超前错后已有年余。经来量时多时少，结婚三年未孕。患者平素烦躁易怒，形体消瘦，食欲不振，大便 1~2 日 1 次，燥结难行。近几月来月经每月淋漓十余日方止。某医院确诊为功能失调性子宫出血。此次经行已 12 天，但仍淋漓不尽。诊断：漏证。辨证：肝失条达，血热妄行。治法：疏肝清热，调理冲任。处方：丹栀逍遥散加味。丹皮 12g，黑栀子 12g，白芍 12g，白术 12g，茯苓 9g，薄荷 4.5g，甘草 6g，荆芥炭 12g，地榆炭 12g，竹茹 20g，益母草 15g，酒醋 30g（分次兑服）。6 剂，水煎服。

二诊（11 月 18 日）：服前方，阴道出血止，其余症状亦有减轻，仍宗前方，去荆芥炭、地榆炭、竹茹、酒醋，加熟地黄 24g、首乌 12g、香附 12g、女贞子 12g、旱莲草 30g，6 剂。

三诊：服前方，诸症消失。苔薄白，脉弦缓。拟逍遥散加香附、川续断、紫石英，嘱每月行经前后各服 3 剂，连服六个月。服至第四个月受孕，足月顺产一女婴。

原按：病案二、病案三，前者一年有余，用归脾汤加味而愈。所以然者，因病程较久，元气亏损，尤以脾胃受损较重，故用归脾加炭类药物治之。后者因病程较短，脾气受损较轻，病因肝失疏泄，郁热造成，故用丹栀逍遥散加炭类药治之。两者病虽同一，证却有别。根据各自的特点，立方施治故均获痊愈。临证实践说明，虽然治崩漏应按三大法来处理，但也不等于说非分三步走不可，而应根据病情灵活。如上述案二和案三，就是塞流和澄源同时并举，这样既达到了止血的目的，又缩短了病程。特别要提出的是，当遇到大出血的崩证时，仍须以塞流为第一步为妥，如案一就是这样，集中炭类药物并加服人参以塞流，然后澄源，复旧而逐渐康复。

崩漏治疗六法

喻定安

“崩漏”是泛指妇女不规则的阴道大量出血或持续出血。崩漏的病机在《黄帝内经》里有简要的记载：“阴虚阳搏谓之崩。”其来势急，血流如注，尤似山崩的叫“崩”；其来势缓，血量不多，如器漏淋漓的叫“漏”。二者出血都来自胞宫，但有缓急的差异。崩与漏又可互相转化，故临床上常以“崩漏”并称。据古今医家对崩漏证治的论述，结合个人的体会，归纳为“治崩漏六法”。

一、益气健脾法

此法适用于脾虚不能统血的崩漏证。症见出血量多，或淋漓不断，神疲少气，面色萎黄，浮肿，食少，便溏，心悸失眠，经色淡红，质清稀，舌质淡，苔薄白，脉缓无力。以加减归脾汤为主，药用黄芪、白术、党参、茯苓、枣仁、当归、怀山药、石莲米、仙鹤草，通过益气健脾，使脾能统血，气能摄血。

二、养阴清热法

此法适用于肝肾阴虚火旺的崩漏证。症见出血量多，血色鲜红，头晕目眩，口干心烦，手足心热，舌质偏红，少苔，脉弦细或细数，以加减二地汤为主，药用生地黄、地骨皮、麦冬、丹皮、北沙参、女贞子、旱莲草、白芍、阿胶、龟板、黄柏、知母、仙鹤草等，以滋肝肾之阴。方中知、柏兼能泻火止血。肝肾阴虚火旺之崩漏，用此法治疗有较好效果。

三、疏肝化瘀法

此法适用于肝郁血瘀崩漏证，症见出血或多或少，或淋漓不断，血色紫黑成块，两胁、两乳、少腹胀痛，血块排出后腹痛减轻，舌质暗紫，苔厚微黄，脉弦或沉涩。以桃红逍遥散为主。药用桃仁、红花、柴胡、赤芍、香附、当归、茜草、枳壳、益母草等，达到疏肝解郁、活血化瘀、行血止血的目的。

四、清热凉血法

此法适用于血热妄行的崩漏证，症见突然下血，血量多，色深红，质稠黏臭秽，烦热口渴，睡眠不安，大便燥结，小便黄，舌质红，苔黄，脉滑数。以清热固经汤为主，药用黄芩、黄柏、生地黄、地榆、地骨皮、牡蛎、龟板、阿胶、甘草、棕榈炭、藕节等，以奏清热泻火，凉血止血之效。

五、温补脾肾法

此法适用于脾肾阳虚的崩漏证，症见崩漏日久不止，血色淡或黯，少腹冷，喜热按，腰痛，形寒畏冷，四肢无力，大便稀，舌质淡，苔薄白，脉沉细或沉迟，治以淫羊巴戟汤为主，药用淫羊藿、巴戟天、补骨脂、黑姜炭、熟地黄、怀山药、白术、黄芪、川续断、鹿角霜、炒艾叶、山茱萸、炙甘草等，达到温阳补脾肾、止血的目的。

六、补气固脱法

此法适用于出血多、导致阳气虚脱的崩漏证。此乃治崩的首要方法。症见出血量多，汗出肢冷，头晕少气，面色皖白，舌质淡白，津少，脉芤或微弱。急用独参汤煎汤顿服。用人参针、生脉针注射。若阳气虚衰较重，可用加味参附汤：人参、附片、龙骨、牡蛎、黄芪、五味子、麦冬，以达回阳固脱的目的。

◎ 小结

崩漏虽分六法论治，但从临床观察，以气虚不能摄血和火热迫血妄行所致的崩漏证较为常见。因此，以益气健脾、清热凉血二法为常用。崩证虚证较多，漏证实证较多，故古代医家有“暴崩宜补”“久漏宜通”之论。本证虽分六法论治，但不可孤立对待，根据病情，可分可合，本着“急则治标，缓则治本”及“标本同治”的原则，灵活运用。

清代唐容川在《血证论》中指出，血证“气盛火旺者十居八九”“血与火原为一家”“血病即火病”“泻火即是止血”等论点，并定下“宜凉者多”的治疗原则。临床实践，崩漏证属于火热迫血妄行的较多，前已述及。因此，“清热凉血法”尤为重要。此法中的黄芩、黄柏清热泻火止血必不可少。《济阴纲目》有单用黄芩，一名简易黄芩汤，治崩中下血，一名芩心丸，治月经过期不止；《本经逢原》也提到"古方有一味子芩丸，治女人血热，经水暴下不止者最效"。黄柏能泻下焦相火，《神农本草经》说黄柏治"女子漏下赤白"。龟板滋阴固肾潜阳，对崩漏效果良好，特别是芩、柏、龟板相配伍治热性出血的止血作用甚佳。历代医家以芩、柏合用于妇科血证方中者不少，如宋代陈自应《妇人大全良方》的固经丸、明代王肯堂《证治准绳》的先期汤、清代李梃《医学入门》的固经丸等皆是。这说明不少治妇科的名方中，芩、柏是清法中的代表性药物，值得重视！

崩漏包括了妇科子宫的多种出血性疾病，其中属于"功能失调性性子宫出血"的占绝大多数。因此，在治疗时，可按辨病辨证的原则，将下列几种药物分别加入有关的治法内，能提高治疗效果：石莲子、怀山药有健脾补肾固冲脉作用，近代实验证明其有促进黄体之功能；淫羊藿、续断有补肾壮阳、祛风湿作用，近代实验证实其有调整性腺内分泌作用；覆盆子有补肝肾、缩小便、助阳固精作用，近代实验证明其具有雌激素作用；黄芪有益气固表、利水托毒作用，近代实验证明其有性激素作用，能调整内分泌失调；女贞子、旱莲草（二至丸）有养阴补肝肾作用，实验证明其能调整神经功能。此外，补骨脂有补益脾肾、止血之功；鹿角胶补阳入冲脉，龟板胶补阴入任脉，二物合用，能双补冲任，调和阴阳，对崩漏日久不止，肾阴肾阳虚衰者，加入有关方剂中，能提高疗效。

◎ 临证验案

案一

李某，40岁。月经周期紊乱，每次出血量很多，需住院治疗半月以上。最近月经又来，血量逐渐增多，心慌少气，腹不痛，头晕无力，食少，大便稀，舌质淡，苔薄，脉缓弱。

辨证：脾气虚，脾不统血。

治则：益气健脾。

方药：归脾汤加减。党参、黄芪、白术、枣仁、石莲米、怀山药、阿胶、荆芥炭、仙鹤草、艾叶炭、炙甘草。

水煎服3剂后，经量减少一半。二诊时用上方去荆芥炭加焦三仙、鸡内金开胃健脾，共服药12剂，痊愈。每次月经量基本正常。一年后复发，经再次服以上方药，3剂而愈。迄今一直正常。

案二

宋某，25 岁，未婚。十三岁月经初潮，一直正常，时值夏天农忙之际感受暑热。经来如注，出血甚多，血色鲜红，心烦易怒，头晕、口干渴，小便黄而少，大便燥，舌赤，苔黄，脉弦数。

辨证：崩漏血热妄行。

治则：清热固经汤加减。黄芩、山栀、黄柏、生地黄、地骨皮、地榆、龟板、阿胶、牡蛎、藕节、荷叶、棕榈炭、甘草。

水煎服 3 剂后，出血减少十分之八左右。二诊续用上方去山栀、牡蛎、黄柏，加酒军、扁豆，服 3 剂痊愈。

案三

唐某，30 岁。产后三天，阴道出血很多，出冷汗，面色㿠白，四肢冷。据助产医生讲，胎盘完整自下，无胎盘残留。

辨证：产后血崩，元气虚脱

方药：急用参附汤加白药精(编者按：一种化瘀止血的中成药。)服用，两小时服汤药一次，昼夜服用，很快得到缓解，继用生化汤与归芍六君汤化裁，活血化瘀，益气健脾收功。

固冲加味治崩漏

李济生

崩漏是妇女常见病、多发病，其主要原因是劳伤气血，冲任不固所致。崩漏首先要与月经过多相鉴别。崩漏是没有周期性的，子宫出血不一定在月经周期时间，而且流血量很多，不能自止或出血时间很长，甚至持续几十天不停或暂停几天又再流血，反复发作，这是崩漏的特点。此外，出血不止或经常反复出血的，应进行妇科检查，确认是否有宫颈息肉或外伤性出血。这类出血一般须用手术治疗。亦有更年期的妇女出现崩漏不止，特别是绝经以后，又再出现子宫出血，伴见白带多而且有恶臭气的，应注意是否是子宫颈、体的癌症。

崩漏临床以气虚、血热、血瘀较为常见。气虚崩漏病变在于脾经和肾经。脾主中气，主统摄血液，若脾气虚，则血外溢下流，失于控制。肾主闭藏，肾气虚则闭藏失职，冲任不固导致崩漏，亦有长期月经过多或小产及分娩时出血过多，或其他急慢性的耗血过多，形成严重的全身贫血，血耗也能使气虚，气虚则不能统摄血液，亦可导致血崩或漏下。血热崩漏者，平素阳亢体质，因过食温热、辛辣等助阳的食物或药品，或感受热邪以致热迫妄行引起崩漏。亦有阴虚体质而冲任受热，局部有炎症存在引起出血形成虚热崩漏。血瘀崩漏者，多为经期、产后(包括流产和分娩)不注意卫生调理或兼感外邪，使血液不畅，停积成瘀。“瘀血不去，新血不得归经”，以致子宫出血不止，形成崩漏。

气虚型崩漏：症见出血量多或持续不断，血色淡红，伴见面色苍白，精神疲倦，气促无力，头晕目眩，出血多时呈虚脱状，舌淡红或体胖湿润有齿痕，苔少或无苔，脉虚大无力或浮或沉细无力。

血实热型崩漏：症见出血量多，色深红或紫红，质稠浓，伴见面色红赤，烦躁，唇红，口干，易怒，胸胁痛，大便秘结，舌红苔黄或干，脉滑数有力或洪数有力。

血虚热型崩漏：症见出血持续时间长，淋漓不尽，色鲜红，质正常，伴见颧红，烦躁，失眠，多梦，心烦热，唇舌红，口干不渴，午后潮热，舌尖边鲜红，苔少或无苔，脉细数无力。

血瘀型崩漏：症见出血量多，持续不断或紫黑色血块多。伴见面色紫暗，小腹疼，拒按，按之有硬块，血块排出后，腹痛暂缓解。舌色暗紫，舌有紫黑色的斑点，脉沉、弦。

崩漏由于身体大量出血或长期出血往往导致贫血，甚至气血虚脱。故在治疗上笔者以固冲益气养血为法，常用加味固冲汤为主方治疗。加味固冲汤由白术30g，黄芪20g，煅龙骨24g，煅牡蛎24g，山萸肉24g，白芍12g，茜草10g，血余炭12g，阿胶珠12g，五倍子末15g组成，其中五倍子研磨冲服。如气虚型以固气止血为主，加党参30g，原方黄芪用量加重至30g；如血热型以凉血止血为主，原方去白术加生地黄24g，地榆18g，栀子炭12g；虚热型原方去白术加旱莲草30g，生地黄24g，地骨皮18g；如血瘀型以散血止血为主，原方去白术、山萸肉加益母草24g，蒲黄6g，五灵脂6g。本病经过治疗血止以后，继续调治，以巩固疗效，可用归脾丸作长期服用，每日1次，每次服6g。

如曾治胡某，女，45岁。主症：经行33天未止，量多如涌，经色鲜红，夹有紫块，面色皖白无华，精神萎靡，形体消瘦，口干欲饮，少腹时痛，舌质淡，苔白腻，脉细弦带数，当地医院妇科检查诊断为“功能失调性子宫出血”。

我初诊断以为阴虚内热，用滋阴清热的方法效果不显，后改用本方治疗5剂，血崩止。再改用益气养血的方法调理数剂，并常用归脾丸，每次6g，每天2次。亦可用胎盘粉，每日早晚各服3g，温汤送服，连服1个月，以后月经来潮时，经量均趋正常。

原按：患者血崩一月余，量多如涌，经色鲜红，夹有紫块，少腹时痛，为瘀血在里伴有血热。而血去过多耗伤气阴，所以出现面色皖白无华，口干，脉细弦带数等症。这是虚中夹实的现象，初用清热养阴3剂无效，后按本方去山萸肉、白术，加蒲黄6g、五灵脂6g以祛瘀；生地黄24g、地榆18g以清血热；党参30g以益气，血热除，则血自止，瘀血去，则新血自生；元气固则阴血自复，所以不但血崩止，以后月经也恢复正常。

虚热瘀郁论崩漏

谭文瑚

崩漏不是正常月经，而是阴道大量出血或持续下血，淋漓不断。《素问·阴阳别论》曰："阴虚阳搏谓之崩"。历代医家对崩漏作了较详细的论述。《诸病源候论》说："妇人月水，非时而下，淋沥不断，谓之漏下；忽然暴下，谓之崩中"。一般说，来势急，出血量多的称为"崩"，来势缓，出血量少的称为"漏"，崩和漏在病势上虽有缓急之分，但在发病过程中又可以互相转化，故习惯上统称"崩漏"。严用和云："崩漏之疾，本乎一证，轻者谓之漏下，甚者谓之崩中。"可知，崩与漏由同一病因而起，因于病势有缓急之分，故其名各异。其二者可以互相转化，久崩不止逐成漏下，久漏不止亦将成崩。崩漏轻则导致贫血，暴崩大出血，气随血脱，可发生脱虚，甚至危及生命。暴崩固然严重，久漏亦属非轻。因此，我们必须积极防治，以保护妇女健康。

崩漏的产生与肝、脾、肾三脏，以及冲任功能活动密切相关。外感六淫，内伤七情，以及心、肝、脾、肾等脏器损伤皆能引起此病。根据临床实践，崩漏主要从"脾虚""血热""肝郁""肾虚""血瘀"等几个方面进行辨证和治疗。

一、脾虚而为崩漏

脾胃为后天之本，气血生化之源，脾统血，冲脉隶于阳明，为月经之本，而脾胃之化源又为冲脉之本，化源足则冲任脉充盛，月经就正常。若脾气受损，中气虚弱，则血失所统，脾阳虚衰，则阳虚阴血失调，皆可导致崩漏的发生。如《万氏妇人科》说："妇人崩中之病，皆因中气虚不能收敛其血。"李东垣在《兰室秘藏·经漏不止有三论》中说："妇人脾胃虚损，致命门脉沉细而数疾，或沉弦而洪大有力，寸关脉亦然。皆由脾胃有亏……经漏不止。"可见，脾虚统血无权，冲任不固，是引起崩漏的重要因素。

二、血热而为崩漏

出血是络脉损伤，导致络脉损伤的机理则是“血动”和“血损”。《景岳全书》曰：“血本阴精，不宜动也，而动则为病；血主营气，不宜损也，而损则为病。盖动者多由于火，火盛则逼血妄行；损者多由于气，气动则血无以存。”

《济生方》提出：“夫血之妄行也，未有不因热之所发。”由于血分过热，则流而妄行，不循经脉而溢出络脉之外，以致崩中漏下。

三、肝郁而为崩漏

肝藏血，冲为血海，妇女以肝为先天，又当冲脉；故肝与冲脉的关系非常密切。肝的藏血功能正常，冲任脉充盛，则月经正常；肝的藏血功能失职，则冲任脉失调，则经期经量就会发生改变。肝阴不足，阴虚则生内热，热迫血妄行，因而成为崩漏。《女科经纶·崩带门》曰：“喜怒不常，大伤于肝，肝为血府，伤则不藏血而为崩中漏下。”

四、肾虚而为崩漏

肾为先天之本，元气之根，精血之海，元阴元阳之所寄，水火之宅。胞脉下通于肾，冲脉、任脉皆起于肾。肾为封藏之本，肾气有固摄冲任经血的作用，肾阳有温养胞宫血海之功，肾阴经血则藏于胞宫冲任，肾的功能活动不但在妇女生理病理中处于关键性的地位，而且在妇女月经生理和崩漏的发生中同样处于关键性地位。如肾气虚则不能固摄冲任和经血而为崩漏；而肾阳虚不能温养胞宫血海，阳虚阴血失守，肾阴虚，阴虚生内热，热迫血妄行同样也可引起崩漏。《黄帝内经》曰：“阴虚阳搏谓之崩。”

五、血瘀而为崩漏

由于经期产后余血未尽，或感外邪，或挟内伤，或因气滞郁结，血流不畅以致瘀血停滞，阻滞经脉、恶血不去，新血难安，血不归经，以致离经之血淋漓不断。《治病法轨》曰：“其血之不入于隧道者，由于瘀血所阻，犹江河之有淤沙所阻，而有决堤之害也。”

综上所述，崩漏的病因，主要表现在虚、热、肝、肾、瘀五个方面。其病机主要责之于肝、脾、肾三脏机能紊乱，冲任失调之为病。治疗崩漏，本着急则治其标，缓则治其本的精神，掌握塞流、澄源、扶正三大法则，以塞流止血为急务，以防气随血脱；澄源以消除病因，扶正以恢复健康和巩固疗效。

初崩暴崩多属阴虚血热，宜滋阴清血，凉血止血；久崩久漏多属气虚不摄，益气固肾摄血最为合拍。暴崩急证，属气虚血脱者，急宜益气固脱；属阳虚欲脱者，急宜回阳救逆。

◎ 临证验案

案一

杨某，女，43 岁，在重庆某处工作。近三年来月经量多，每月二三至，经色淡，经期小腹隐痛，眠差，动则心累心跳，气短，头昏纳差，大便稀，日 2 次。脉沉细，舌质淡苔薄白。辨证属于心脾两虚，脾不统血，经用归脾汤治疗获得满意效果。共服归脾汤 12 剂，经量减少，周期延长，第二个月只提前七天，而且其他症状均有所好转。继服归脾合剂以巩固疗效，随访近半年来月经基本正常。

案二

黄某，女，19 岁，在重庆某厂工作。近 8 个月来，月经量多，提前 10 天来潮，持续时间 8 天左右，经色鲜红，经来腹痛，口唇红，口渴心烦，脉弦数，舌质红，苔薄黄，辨证属于血热先期，治以清热凉血的清经汤加减。上方连服 6 剂。自述药后症大减，第二次月经只提前了 3~4 天，量减少，而且只有 4 天就干净了。

案三

李某，女，39 岁，在重庆某厂工作。近 10 年来，每月经期提前 1 周以上，经量多，一般在 7 天才干净，经期小腹胀痛，两胁胀，易怒，口干，口苦，牙龈出血，脉弦，舌质红苔薄黄。辨证属于肝郁化热，方用丹栀逍遥散加减治之。每次用方则经量减少，经期缩短成 4 天，口干苦、胸胁胀均减。

崩漏证治初探

段亚亭

崩漏是妇科的一种常见病、多发病。历代医家极为重视，并作了大量的临床观察，总结出许多宝贵经验。现在探讨历代医家对崩漏的病因、病机和治疗的论述，对继承祖国医学遗产和提高医疗技术水平，指导临床实践，有着一定的意义。

一、崩漏的概述

崩漏的病名早在《黄帝内经》中就提出了。《黄帝内经》说："阴虚阳博谓之崩。"历代医家对崩漏作了较详细的论述。《诸病源候论》说："妇人月水，非时而下，淋漓不断，谓之漏下"，"突然暴下，谓之崩中"。《叶天士女科诊治秘方》说："盖非时血下，淋漓不止，谓之漏下，忽然暴下若山崩然，谓之崩中。"古人对崩与漏的区别和发病阶段的程度，也作了详细的叙述。如《医理真传》说："崩症与漏症有别，漏者病之浅也，亦将崩之兆也，崩则势大而来如决堤，漏则势小而淋漓不止。"关于病势的程度，如《济生方》说："崩漏之疾，本乎一症，轻者谓之漏下，甚者谓之崩中。"《叶天士女科诊治秘方》说："重则为崩，轻则为漏。"

关于崩漏与月经周期和量的变化关系。如《血证论》说："崩漏者，非经期而下之谓也，少者名曰漏下，多则名为血崩。"他指出崩漏出现无周期的这一特征，并提出崩与漏以经量的多少作为鉴别要点。

对于崩漏总的论述，《医宗金鉴·妇科心法要诀》总结得比较全面，说："淋漓不断名为漏，忽然大下谓之崩。紫黑块痛多属热，日久行多损任冲。脾虚不摄中气陷，暴怒伤肝血妄行。临证察因须细辨，虚补瘀消热用清。"

二、崩漏的病因

1. 外因 崩漏的外因主要以寒、热、湿三个方面为多见，其中热是主要致病因素。朱丹溪认为“崩漏有挟热者”，但崩漏在发病过程中多见热中挟湿。李东垣说：“湿热下迫，经漏不止。”

2. 不内外因 古人认为崩漏的发病与房劳、劳倦、生育过多有着密切的关系，并认为损伤肾、冲任是崩漏的重要的发病机理。《医林指月》认为“若因房事太过，或生育太多”易发生崩漏。《中医各科精华》说：“由房劳过度，伤损冲任二脉之气，气虚不能约制经血。”《胎产新书》说：“房事不慎……必崩之漏。”可见，房劳伤肾是致崩漏的最重要因素。

劳倦也是引起崩漏的重要原因。《妇人大全良方》说：“若劳动过多，致脏腑俱伤，而冲任之气虚，不能约制其经血，故忽然暴下。”《寿世保元》说：“由劳伤血气，冲任之脉虚故也。”朱丹溪、俞东扶、陈自明等古医家都指出了过劳能引起脏腑气血的功能失调，冲任二脉不固，造成崩漏。

关于产后时期发生的崩漏，《女科旨要》说得比较清楚，说：“产后血崩如产后三不节者，应有此证：调理饮食不节，寒热不忌，房事不慎，此三者必崩漏。”提出产后三不节是导致崩漏的重要病因。陈无择认为，产后服断血药过早，致恶血不清，郁满作坚，亦成崩中。可见，产后过早服止血药，会造成恶血不去，郁满经道引起崩漏(属瘀血性)。

3. 内因

(1) 七情内伤：常见是伤肝和伤脾。

怒则伤肝，因怒则伤肝引起崩漏，如《叶天士女科诊治秘方》说：“妇女大怒之后，经血暴下，此暴怒伤肝，肝不藏血，而血妄行者”。严用和指出：“肝为血库，伤之则不能藏血于宫，宫不能传血于海，所以崩漏。”张洁古也指出：“喜怒不常，大伤于肝，肝为血府，伤则不藏血，而为崩中下漏。”李太素也提出了“崩必是大怒伤肝，冲动血海”。可见，怒伤肝是发生崩漏的重要因素。

思则伤脾，重点是思虑过度损伤脾脏。脾气虚弱，脾不统血，清阳下陷，冲任不固，造成崩漏。如《张氏医通》说：“脾统血，肝藏血，崩之为患。”李东垣也指出了“脾统血，肝藏血，妇人血崩，多因脾胃虚损，不能摄血归经。”可见，脾虚统血失权，冲任不固是引起崩漏的另一原因。

(2) 血热崩漏：血热是引起崩漏的一种原因，如《素问·六元正纪大论》说：“候乃大温……温病乃起……血崩”。王海藏说：“妇人血崩，来如潮涌，明是热势妄行。”张洁古说：“真阴虚不能镇守胞络相火，故血走而崩。”《医学心悟》说：“经云：阴虚阳搏谓之崩。此言热迫血而妄行也”。这都说明血热内浮迫血妄行会造成崩漏。

（3）瘀血性崩漏：瘀血也是一种致崩因素。如《千金要方》说："瘀血占据血室，而致血不归经中。"《治漏法规》说："由于瘀血所阻，犹江河之有瘀沙所阻，而有决堤之害也"。又说："血崩一证，最属危险，治不得法，生死反常。"可见，瘀血是局部病变，造成旧血不去，新血不守，阻塞经道而形成崩漏。

总之，崩漏是多种因素造成的。如《临证指南医案》指出："其致病之由，有因冲任不能摄血者；有因肝不藏血者；有因脾不统血者；有因热在下焦，迫血妄行者；有因元气大虚不能收摄其血者；又有瘀血内阻，新血不能归经而下者"。《妇科玉尺》把崩漏的原因归纳成六种："一由火热，二由虚寒，三由劳伤，四由气陷，五由血瘀，六由虚弱。"

三、崩漏的病机

古代医家对崩漏的病机论述多，从肾和冲任立论为最多。认为崩漏是由于脏腑功能失调，表现肾虚和冲任不固为多见。如《诸病源候论》说"崩中之病，是伤损冲任之脉，冲任之脉皆起于胞内，为经络之海，劳伤过度，冲任气虚，不能统制经血"，又指出"漏下者，由劳伤血气，冲任之脉虚损故也"。张锡纯指出"女子崩漏，因肾脏气不化不固，而冲任滑脱也"。由此看出肾和冲任受损，是致血崩的主要机理。

崩漏的发病与年龄有着密切的关系。不同的年龄，肾气的盛衰也是不同的，造成崩漏的病理程度也是不同的。徐春甫说"妇人崩漏，最为大病。年少之人，火炽血热，房事过多，经行交感，俱至斯疾……中年以上及高年寡妇，多是忧思过度，气血俱虚，此为难治，必须大补气血，养脾升胃固血"。《洄溪医案》说："盖崩症，往往在五十岁以前，天癸将绝之时，而冲任有火，不能摄纳，横决为害。"

脏腑功能失调和冲任不固，是致崩漏的重要机理。如《丹溪心法》说"妇人崩漏者，由脏腑伤损冲任二脉，气血虚故也，二脉为经脉之海，若劳动过极，脏腑俱伤，冲任之气虚，不能制约其经血，故忽然而下，谓之崩中暴下"。薛立斋指出"妇人冲任二脉为经之海，外循经络，内荣脏腑，若阴阳平和，经下依时，若劳伤不能制约，则忽然暴下，甚则昏闷……"《顾氏医镜》也说"崩漏之病，由冲任二脉气血两虚所致……若劳伤不能约束经血，则忽然暴下，如山崩然，故曰崩中，崩久则成漏下不止。"

关于崩与漏转化辩证关系，古代医家也指出"漏者崩之渐，崩者漏之甚"，"久崩不止，气血耗竭，必致成漏，久漏不止，病势日进，亦将成崩"。

可见崩与漏是由经量的多少而定，前者量多，后者量少，所以经量的多少决定崩漏的病势程度的不同。二者是能互相转化的，同时也是治疗的重要依据。

四、崩漏的证治原则

古人对崩漏的治疗是“治法多端，随证制宜”，本着“急则治其标，缓则治其本”的原则。徐春甫认为治疗崩漏应“视其缓急标本治之”。《洄溪医案》对于治疗崩漏提出“总不外填阴补血之法”。薛立斋在治疗崩漏主张“大法当调补脾胃为主”。李东垣提初“凡下血症，须用四君子以收功”。朱丹溪主张“血得热而散，以黄连解毒汤”。傅青主提出“滋阴降火”，叶天士提出“治宜平肝养血”。

关于瘀血崩漏的治疗原则。如《辨证录·血崩》提出“治法须行血去瘀，活血止疼，则其血自止。苟不解其瘀痛，即用补涩之品，则瘀血内攻，痛不能止，反致新血不生，旧血作祟也。”

还有许多医家提出了全面治疗办法，如《医家四要·崩漏带下》说“大凡崩漏之证，冲任损伤，以参芪术草为主……有因思虑伤脾，脾不统血者，用‘归脾汤’。有暴怒伤肝，肝不藏血者，用‘逍遥散’。有中气下陷，气不摄血者，用‘补中益气汤’。有血不归源，滴沥不断者，用‘胶艾四物汤’或‘济生归脾汤’”。《医宗金鉴·妇科心法要决》也提出了全面治疗原则“崩漏血多物胶艾，热多知柏少芩荆，漏涩香附桃红破，崩初胀痛琥珀攻。日久气血冲任损，八珍大补养荣宁，思虑伤脾归脾治，伤肝逍遥香附青”。

关于古人提出的治疗崩漏三原则，至今是中医妇科遵循的法则。如《女科经纶》说“治法，初用止血，以塞其流；中用清热凉血，以澄清其源；末用补血，以复其旧”。《胎产新书》论述更为具体，说“崩漏初起，宜先止血，所谓急则治其标也”“崩漏止后，宜服清凉之剂，以除热清源”“崩漏止后，里血已除，宜补气血以复其旧”“久崩成漏，远年不休，此中气虚下陷，下元不固，宜服补中益气汤兼鹿角霜丸”。

夫于塞流、澄源、复旧三原则，是互相配合使用的。方约之说“若止塞其流不澄其源，则滔天之势不能遏，若止澄其源，而不复其旧，则孤子之阳无以立，不可不审也”。由此看出，三原则互相结合，是不可分割的治疗整体，仅是在不同阶段，侧重某一个治疗法则，其他法则互为配合，否则就会造成治疗上的失误。

五、证型与治疗

根据历代医家对崩漏的病因、病机和治疗的论述，结合临床常见证，归纳为虚实两大类型。

(一) 实证

1. 血热型

症状：忽然阴道大量下血，或淋漓日久不止，血色深红，烦热、口渴，夜卧少寐，头眩，唇红口干，大便干，舌质红，苔黄而干，脉滑数。

病机：热盛于内，冲任热盛，血海沸溢，迫血妄行。

治法：清热凉血、止血。

处方：清热固经汤(经验方)

炙龟板 30g　牡　蛎 30g　阿　胶 6g(烊化)
生地黄 15g　地骨皮 15g　焦山栀 9g
黄　芩 9g　地　榆 12g　棕　炭 15g
藕　节 15g　甘　草 6g

2. 气郁型

症状：暴崩而下，或淋漓不止，色淡红，间有血块，少腹痛连及胸胁，性急易怒，舌苔厚，脉弦。

病机：怫郁伤肝，肝气不舒，气滞血凝，血不循经。

治法：疏肝健脾，养血调经。

处方：逍遥散(《太平惠民和剂局方》)

柴　胡 9g　白　术 15g　茯　苓 15g　当　归 12g
白　芍 12g　甘　草 6g　陈　皮 12g　薄　荷 6g
煨　姜 6g

3. 血瘀型

症状：暴崩血下，或淋漓不绝，色紫黑有块，少腹胀痛拒按，块去则痛减，头昏，心烦，多梦，四肢发胀，面色深红，舌赤，舌边有瘀点，脉沉涩有力，或弦紧。

病机：经产后，瘀血停留胞中，塞滞经道，新血不守，经血不能循经道而下。

治法：祛瘀止血。

处方：桃仁四物汤(《医宗金鉴》)

当　归 12g　川　芎 12g　白　芍 15g　地　黄 15g

桃　仁 9g　　　　红　花 9g

（二）虚证

1. 脾虚型

症状：暴崩不止，或淋漓不断，色淡质薄，面色㿠白，神疲肢倦，少气懒言，纳差，大便溏薄，舌质胖胖嫩，苔薄润或干，脉细弱。

病机：脾不统血，脾虚则清阳下陷，统摄无权，冲任不固，经血失约，离经道而行。

治法：益气固本，养血止血。

处方：固本止崩汤（《傅青主女科》）

熟地黄 30g　　白　术 15g　　当　归 15g　　黄　芪 30g
党　参 30g　　黑　姜 9g　　桑　叶 9g

2. 肾阳虚型

症状：崩漏日久不止，色淡，腰膝酸软，畏寒肢冷，舌质苔薄，脉细弱。

病机：肾气虚弱，真火不足，损伤血海，冲任不固。

治法：温肾止血。

处方：右归丸（《景岳全书》）

熟地黄 30g　　山　药 30g　　山茱萸 15g
杜　仲 15g　　菟丝子 20g　　鹿角胶 9g（烊化）
枸　杞 12g　　当　归 12g　　肉　桂 3g
附　片 9g（先煎）

3. 肾阴虚型

症状：崩漏量多，色红，身体瘦弱，头昏耳鸣，五心烦热，失眠盗汗，腰膝酸软，面部潮红，舌质红，苔少而干，脉细数。

病机：肾主藏精，肾阴不足，阴血亏虚，冲任不固。

治法：滋肾止血。

处方：六味地黄汤加减（《小儿药证直诀》）

熟地黄 30g　　山　药 30g　　山茱萸 15g　　丹　皮 12g
茯　苓 15g　　泽　泻 9g　　女贞子 15g　　龟　板 15g
枸　杞 12g

根据临床具体情况可随证加减。如气虚加党参、黄芪，血虚加当归、熟地黄、阿胶，脾虚加太子参、白术、山药，阴虚加女贞子、龟板、枸杞，阳虚加巴戟天、仙灵脾、肉苁蓉，热重加黄芩、丹皮、山栀，寒盛加干姜、肉桂、附片，血瘀加桃仁、泽兰，气滞加香附、青皮、郁金，血多加仙鹤草、三七粉、地榆、乌贼骨。

六、体会与讨论

1. 崩漏的原因是比较多的，而以血热和虚证(脾虚和肾虚)为最多。血热型多见于青、中年妇女。主要是热盛于内，迫血妄行。老年血崩多因虚，多见脾肾两虚，冲任不固。可见，崩漏的发病与年龄有关系。

2. 辨证问题。多数古代医家认为崩漏的主要病变是在肾，因为肾与冲任相通，关系密切。肾虚，功能失调，会引起冲任不固，造成崩漏。又因肾阳虚不能温润脾阳，肾与肝为母子关系，所以肾虚则会引起脾和肝的功能失调，造成脾不统血，肝不藏血，冲任不固，发生崩漏。

3. 关于崩漏的治疗。依据“急则治标，缓则治本”的原则，提出塞流、澄源、复旧三原则。这三原则，主次分明，互相配合，一般是：出血少，早期以清源为主，以止血固本为辅；出血过多时以塞流为主，以清源养血为辅。只有灵活运用，才能提高疗效。

因水平有限，以上有错误的请批评指正。

崩漏偶集

李世霖

导致崩漏的原因虽多，但归纳起来，无非热、湿、虚、瘀损伤冲任，或使经行错乱，或使血失固摄，溢泄胞宫。笔者近年来，治疗多例崩漏症，均收到了较满意的效果。其中有因热、因湿、因虚、因瘀而致漏者。现各举一例说明。

一、热者清之

冲任为经脉之海。“血行脉中”，供应人体内的正常生理需求，上则变化为乳汁，下则生化为月经。假如热迫，则血流不循故道，下注于胞宫而成崩漏。治宜凉血止血。用清热固经汤加三七、大黄粉、桑叶。

马某，女，34岁。患者最近月汛后，骤然大量下血，色深红，伴有头晕、心烦、彻夜不眠。经注射阿度那注射液、服用仙鹤草素片等均无效。舌红苔黄，脉大而数。证属血热崩漏。治宜清热止血。方用清热固经汤化裁。药用：生地黄24g，地骨皮12g，龟板15g，阿胶(另烊)12g，焦栀15g，炒地榆12g，黄芩12g，龙齿9g，侧柏叶18g。上方出入4剂后收功。

二、湿者利之

湿热之邪，其性重浊，壅滞难化，阻胞宫、损冲任，则使经来行而不畅，久而成漏成崩。治宜利湿清热育阴。方用清心莲子饮加滑石、侧柏炭、茅根、芦根。

刘某，女，37岁，教师。患者向来带下淋漓，羞于治疗。2月前经来时白带不断，赤白相间，至今未愈。症见：眼圈黧黑，心烦失眠，经色紫稠，尿短灼，舌红苔黄腻，脉滑数。证属湿热致漏。治宜利湿清热育阴。方仿清心莲子饮意。药用：石莲子(打)30g，地骨皮15g，黄芩15g，车前草15g，滑石30g，芦根30g，侧柏炭24g，银花藤30g。服药3剂后症大减，守方服6剂痊愈。

三、虚则补之

张景岳说，盖脾统血，脾气虚则不能收摄，脾化血，脾气虚则不能运化，是皆血无所主，因而脱陷妄行，下注胞宫而致崩漏。治宜补气摄血。方如补中益气汤、举元煎加阿胶、熟地黄、艾叶、菟丝子。

李某，女，38岁，技术员。患者脾胃素虚，以致前阴下血淋漓，时已三月。诊见：面黄肌瘦，气短声微，纳少便溏，漏血清稀色淡，舌淡苔白，脉细弱。证属气血虚亏，血失所统。治宜补气摄血。方用举元煎加味。药用：党参30g，黄芪60g，炙甘草15g，升麻15g，焦白术18g，阿胶(烊冲)15g，熟地黄20g，砂仁(后下)9g。守方出入服15剂愈。

四、滞者行之

瘀血不去，则血不归经，下注胞宫而致经血淋漓不尽。治宜活血化瘀。方用少腹逐瘀汤加阿胶、乌贼骨、三七。

梁某，女，30岁。因流产而行清宫术后，导致经期延至二月方来，并见少腹刺痛拒按，痛甚时下深黑血块。脉沉涩，舌尖有紫点。证属血瘀崩漏。治宜活血行瘀。方用少腹逐瘀汤化裁。药用：川芎12g，当归15g，五灵脂12g，炒蒲黄(包)12g，延胡索12g，阿胶(烊化)12g，龙骨12g，乌贼骨10g，炒大黄粉(吞服)9g，桂枝6g。服4剂即愈。

痛经辨治探讨

谢任甫

妇女在行经期间或行经前后，下腹部绵绵作痛不休或发生剧烈疼痛，有的伴有恶心、呕吐，严重时甚至昏厥。伴随月经周期而发作的称为痛经。

痛经是由于多种原因，促使气血运行不畅，致使发生疼痛，前人所谓"不通则痛"。其病机包括肝气不舒，情志失调，形成气滞，气滞则血行亦滞，致使局部瘀血作痛；经期或产后调理未善，不够注意卫生，余血未清，胞脉阻滞；有的久居阴湿之地，或在经期涉水受寒，或过食生冷，寒凝气滞而致血瘀，形成月经排出困难；平素气血亏虚，或在大病、久病之后，气血两虚，胞脉失养，绵绵作痛。

本病以下腹痛为主症。疼痛的部位，有在小腹中间，有在少腹两侧或一侧的，也有痛连胁背和腰腿的。在辨证时，根据疼痛的原因，性质和时间来辨虚实。大多痛而喜按为虚，痛而拒按为实；经期延后喜按为寒，经期超前不喜按为热；抽痛、绞痛为寒阻，阵痛、刺痛为血瘀；绵绵作痛为虚，痛而下坠为气虚，痛而兼胀为气滞。更要分辨疼痛发生的时间，有的在经前，有的在经后，有的正当行经之际。经前着重理气，经后则宜补虚，经期痛需活血化瘀。

诊查时最好做妇科检查。如痛经合并生殖道炎症应照顾到消炎（清热）处理；合并生殖器肿瘤，需考虑手术或其他放疗、化疗或中西医结合治疗问题。如由于子宫颈口狭窄引起，考虑做宫颈扩张术治疗。如痛经伴有明显的子宫后位，针灸有可能将子宫拨正。

一、虚证

1. 血虚型

症状：月经期或行经后下腹部隐痛，经行后期，得按痛减，血量少而色淡，面色苍白或萎黄，唇淡，苔薄或无苔，舌质淡红，脉象缓弱。

治法：养血益气，佐以和络。

处方：胶艾汤加味（《女科准绳》）

阿　胶（烊化兑）二钱　艾　叶三钱　熟地黄五钱

白　芍五钱　当　归三钱　川　芎三钱

黄　芪五钱　甘　草二钱

2. 气血两虚型

症状：月经多延后，经期或经后下腹部隐痛，得按痛减，经量少，色淡无块，头昏，心悸，少气懒言，舌淡苔薄，脉虚细。

治法：补益气血，佐以调经。

处方：八珍益母汤（《济生方》）或内补当归建中汤（《千金要方》）

八珍益母汤：

熟地黄三钱　白　芍二钱　当　归二钱　川　芎一钱

党　参二钱　白　术二钱　茯　苓二钱　甘　草一钱

益母草八钱

加减法：隐痛不休加延胡索；气滞纳差加砂仁、香附，减地黄；冷痛加艾叶、沉香。

内补当归建中汤：

当　归五钱　白　芍五钱　甘　草二钱　桂　枝三钱

大　枣八钱　生　姜五钱　饴　糖八钱

加减法：极度贫血可加熟地黄五钱，若畏冷怯寒加附片（打碎）三钱。

原按：本方也适用于产后下腹部拘急，痛引腰背，不能饮食。若产后失血过多，可加熟地黄五钱、阿胶（烊化兑）三钱。若无当归以川芎代，无生姜以干姜代，均宜减半量。

二、实证

1. 血瘀型

症状：经前或经期一二日，腹痛拒按，刺痛或阵痛、经色紫而量少，有血块，排出血块则痛减，苔薄白或微黄，舌质暗红，脉象沉涩。

治法：活血逐瘀。

处方：琥珀散（《济生方》）或当归丸（《千金要方》）

琥珀散：

丹　皮一两　赤　芍一两　莪　术一两　三　棱一两

刘寄奴一两　熟地黄一两　延胡索一两　当　归一两

乌　药一两　　官　桂一两

用法：前五味用黑豆三两、生姜三两（切片），米醋一斤加水适量同煮，豆熟为度、焙干，入后五味共为细末。每次二钱，每日两次，空腹温酒调下，不饮酒者用白开水调服。痛甚者用川牛膝二钱，苏木、香附各一钱，煎水吞服。

当归丸：

当　归三两　　川　芎三两　　虻　虫一两

炮乌头一两　　丹　参一两　　干　漆（炒尽烟）一两

桃　仁一两　　党　参二两　　牡　蛎二两

水　蛭二两　　土瓜根二两

用法：加蜂蜜适量。共细末，炼蜜为丸，梧桐子大。每次三丸，每日三次。酒吞下。不饮酒者白开水下。

原按：本方亦可用于血瘀经闭。

2. 气滞血瘀型

症状：经前或经期小腹胀痛，延及两胁。若胀甚于痛，时作时止，经量少，色暗红，苔腻，舌苔薄白或舌边红，脉弦，此属气滞偏重。如果经痛剧烈，拒按，下腹扪之有块，经血紫黑，舌色暗或舌有瘀点，脉沉涩，是为气滞血瘀。

治法：偏气滞则理气行滞，佐以活血；偏血瘀则活血行瘀，佐以理气。

处方：少腹逐瘀汤（《医林改错》）或术灵散（自拟方）

少腹逐瘀汤：

小茴香五分　　炮　姜五分　　玄　胡二钱　　没　药二钱

当　归三钱　　五灵脂二钱　　蒲　黄三钱　　川　芎一钱

官　桂一钱　　赤　芍二钱

用法：水煎服。每一周期，可在月经来第 24 天开始服，连服 5 剂。

加减法：偏气滞去没药加台乌三钱、香附二钱；偏血瘀原方照服 2 剂，无效时可加莪术二钱、三棱一钱；偏寒证，重用官桂再加紫苏。

术灵散：

蓬莪术五钱　　五灵脂三钱　　香　附三至五钱　　上肉桂一钱

荆三棱一钱

用法：上肉桂不见火，焙共细末。每次一钱，每日两至三次。每一周期从月经后第 21 天起服，先几天每日 2 次，来月经每日 3 次，再服 2~3 天。白开水调下。连服三个周期。

◎ 部分验方

方一 益母草一两三钱、香附二钱、红糖八钱(或不用糖换用甘草一钱),水煎服,每日 2 次。

方二 川红花、月季花各五钱、红砂糖五钱,水煎服。经来前一天起。连服三天,每日 1~2 次。

方三 香附子三钱,川芎、甘松各二钱,甘草一钱,水煎服,可连服 2~3 天,每日 1 次。

方四 蒲黄、五灵脂等份,细末。开水加米醋(少许)调下二钱,每日 2 次。

以上四方均适用于实证痛经。

方五 食盐一斤或加干姜、陈皮、枳实中任 1~2 味均 2~3 两。炒热,布包,熨下腹部每次半小时,先用布垫好。渐次取布一层。注意防烫伤。虚实证均适用。

成药

用于实证痛经的成药可选用鸡血藤胶(用桃仁、红花、川牛膝各一钱,煎水烊化鸡血藤胶服用),或吞服云南白药。

用于虚证痛经,可选用苏合香丸或八珍益母丸。

◎ 临证验案

案一

刘某,女,41 岁,居民,1974 年冬初诊。

主诉:经来腹痛难忍受已 18 年。患者月经 $13\frac{4\sim5}{27\sim30}$ 天,量少,色黑有块,剧烈刺痛难忍,这次月经甫净 5 天。21 岁结婚,婚后隔 2 年生 1 女,后未再孕。产后即经常少腹隐痛,以后每月经前几天不适,经期剧痛。月经净痛乃止。纳可、口和,二便如常。苔白腻,舌质淡。脉来弦涩。辨证:根据脉象言,脉弦肝郁,涩主血瘀;以舌苔论,舌白为寒腻属脾湿,病历多年,此肝气内郁,寒湿留恋,血瘀不能随气以流通,气滞不能附血以畅行,故而痛势非常也。治法:温经散寒,理气逐瘀。处方:术灵散加味。莪术五钱、五灵脂三钱、三棱二钱、上肉桂一钱、制香附三钱、高良姜二钱,6 剂。上药为细末,瓶装备用。服法照原方说明调服。

服药后,第一周期 28 天,行经 5 天,量中等,色乌黑无块,不痛。第二个周期 29 天,行经 4 天,量中等,色黑有小块,微痛。患者因上次未痛,遂未遵医嘱，直到月经后第25才开始服药的，第三个周期28天，行经4天，量多，色乌红无块，不痛，认真从第21日起开始服药。以后每隔6个周期又服一周期的药。一年后随访，痊愈。

案二

李某，女，35岁，职员，1960年冬初诊。

主诉：两年多来，每次经后小腹隐痛，近则渐连遍身痛、胸背腰腿皆痛已半年。月经史：12 $\frac{6\sim7}{25\sim27}$ 天，经量多，色淡红、无块，经净常流清水，下腹部隐隐作痛，日重夜轻，多方诊治无效：或以经期久且量又多，从热治；或补而清之均无效。大生三胎，流产二胎，饮食如常，二便无异。素喜游泳，形体肥胖。苔白，舌质淡。脉来洪滑无力。辨证：患者特点为日重夜轻。体胖大多气虚，喜好游泳不无寒湿之邪。且净后流清水，阳虚不能健运，凝滞而作痛也。治法：温经助阳。处方：当归补血汤加味。黄芪八钱、当归三钱、党参三钱、白术八钱、肉桂二钱、附片五钱(打碎先下)、鸡血藤胶五钱(烊化兑服)。2剂，水煎服。

复诊：脉减痛轻。原方出入5剂。以后接连两个周期用药。照此加减变化，共计服上方二十余剂痊愈。迄至月经停止，多年未复发。

针药结合治痛经

黄养民

痛经主要临床表现是疼痛，个人临床体会，首先应缓解疼痛，采用手针配合内服加味芍药甘草汤，疗效较为满意。

手针是根据经外奇穴理论而来。在临证实践中，“四缝穴”用于儿科针刺，有退热、止惊、止痛解痉挛的疗效。笔者临床中发现对痛经患者采用针刺“四缝穴”具有较好的缓痉止痛效果。

四缝穴与手太阳小肠经、手少阳三焦经、手阳明大肠经、手厥阴心胞经、手少阴心经均有联系。这说明手指掌内指节横纹的刺激，与手三阴经、手三阳经有着相互关系，是借着经络而起作用的。从生理解剖来看，手部上的组织结构是复杂的，在手部上分布着极其丰富的血管和神经，对外界刺激的感受是灵敏的，经刺激后，使得已紊乱的兴奋和抑制过程得到应有的调整，从而使机体恢复平衡。通过实践发现对痛经有缓痉止痛的功用，尤其是对痛剧采用本法疗效更为显著，但因手针刺激时疼痛较重，有些患者不愿尝试。

手针具体操作方法为：常规消毒，选用五分毫针，寻找指节横纹中的过敏点，针刺深 0.2~0.3 厘米，注意不要伤及骨膜，避开血管行针。

加味芍药甘草汤即原方加五灵脂：生白芍 30g，生甘草 30g，醋炒五灵脂 30g，共研细末，分为 12 包，在经期前一二天内冲服，一日三包，连服三天，使气血运行，控制子宫痉挛不致产生疼痛。芍药养血柔肝，缓解腹部拘挛疝痛，甘草和中能缓急止痛，配五灵脂缓解平滑肌痉挛，效力更显。如痛经剧时，可配合手针刺激，使得已紊乱的兴奋和抑制过程得到应有的调整，从而使机体恢复平衡。

根据不同类型在加味芍药甘草汤的基础上，灵活运用加减。

1. 气滞血瘀　经前或行经时小腹胀痛拒按，经量少、色紫暗、有血块，血块排出后痛减，有的伴有胁痛，乳房胀痛或情绪急躁，舌质紫赤有瘀点，两脉弦或沉涩。

手针：在疼痛时，采用手针刺激，肝点、肾点、三焦点（双侧），留针5分钟。

治法：镇痉止痛、活血行气。

药用：白芍15g，甘草15g，五灵脂15g，香附10g，川芎10g。呕吐加佩兰叶10g。

2. 寒湿凝滞 经前或行经时，小腹冷痛，喜热按，经色暗紫，量少，手足冷，疲倦，舌质淡赤，苔滑润或腻。

手针：脾点、肝点、小天心。

治法：温通散寒。

药用：桂枝10g，吴茱萸6g，白芍10g，甘草10g，干姜3g，小茴香3g，川芎10g。

3. 气血虚弱 经量少色淡，质稀薄，小腹隐隐作痛，喜按揉，疲乏无力，面色苍白，四肢冷，舌质淡，脉沉细无力。

治法：补气血，调冲任。

药用：黄芪15g，党参15g，当归10g，白芍10g，甘草10g，巴戟天10g，川芎9g。

4. 肾阳虚亏 经量少，质稀色淡，肢冷，小腹绵绵隐痛，腰酸、腿软，舌质淡，脉沉迟细。

治法：温补肾阳。

药用：肉桂6g，巴戟天15g，附片10g，熟地黄10g，白芍10g，川芎6g，甘草10g。

◎ 临证验案

案一

尹某，女，17岁，学生，1972年11月初诊。

患者14岁月经初潮，二年后每次周期经前小腹痛胀，因怕羞，忍受不治，逐渐加重难忍，感到苦闷，影响学习。经家长陪同到某医院治疗，予止痛药暂时缓解。这次正上课，突然小腹痛剧，冷汗淋漓，呻吟，四肢发冷，同学及其家长扶她来诊。查体：面呈苦闷病容，颜色苍白，呻吟不安，手肢冷，脉沉细涩。辨证：胞脉凝滞，血失运畅。治法：活血行气，调其冲任。处方：当归9g，川芎9g，白芍12g，甘草12g，五灵脂12g，香附9g，益母草

15g。手针：刺激肝点、小天心(双侧)，针15分钟，每隔3分钟捻针1次，痛渐减轻。

二诊：患者说手针后，痛渐缓解，经来色暗紫，面渐红润，脉细弦，继原方加丹皮6g。

三诊：因星期天，患者要求月经周期不痛。采用芍药30g，甘草30g，五灵脂30g(醋炒)，共研细末，分为12包。嘱其在经前三天内服，每日三包，服至经来。连服三个月，痛经未复发。

案二

刘某，女，27岁，售货员。1979年12月初诊。

患者平素月经正常，因3个月前人工流产后，月经失调，因经期感到小腹痛，腰骶胀，逐渐经前时有小腹绞痛难忍，用热水袋温罨更痛，经来紫色血块，两乳胀痛、口苦、便秘、腰部更痛。查体：舌紫苔黄，脉弦。乳房胀满及两胁痛。辨证：肝郁气滞，瘀热留滞胞宫。治法：疏肝开郁、清经化瘀。处方：柴胡6g，川芎10g，当归10g，赤芍12g，甘草6g，丹皮9g，香橼片12g，桃仁6g。手针：肝点、三焦点、小天心，双侧，留针15分钟，针2次，痛稍减轻。

复诊：经来量多，色暗有块，痛已止，继原方去桃仁，加栀子炭6g。另用芍药60g，甘草60g，五灵脂60g(醋炒)，共研细末，分24包，每日3次。在经前三四天内开始冲服，服至经来。连服2个月后，因患感冒来治疗时说，经前疼痛已没有复发，但是，经量多，7天才干净。另服八珍益母丸调理。

案三

吴某，女，20岁，社员。

患者月经16岁初潮，18岁时渐感经来小腹痛胀，坐卧不安，痛时喜按，失治。1971年春季，忙于种地，突感小腹剧痛难忍，双手捧腹呻吟，面色苍白，手肢冷，呕吐，即时来门诊。查体：面色苍白，唇舌淡红，脉迟细，小腹冷痛，用手按压。患者诉每次经来不对月，提前延后，经色先赤后淡红量少。患有慢性胃病。辨证：寒湿凝滞，经血不畅，寒邪犯胃而呕。治法：温经和胃，行气祛寒。处方：肉桂3g，吴茱萸3g，生姜6g，甘草6g，赤芍9g，白芍9g，川芎9g，玄胡6g。手针：脾点、肝点、小天心(双侧)，留针20分钟，捻针3次，痛减。

复诊：经来色紫，痛止，但腰骶痛胀时作，继原方去玄胡加狗脊，续断，连服 2 剂。另用：芍药、甘草、五灵脂各 30g，吴茱萸 6g，共研细末，分 12 包，每日 3 次，嘱其经前三四天内服，并经期暂不下田劳动。以后痛经没有复发。

妇科活血化瘀法

宛树修

瘀血证是不少疾病的常见证，而活血化瘀法是广泛用于临床的一项重要治疗法则。在妇科临床上，根据瘀血的不同病因、部位及证候，而采用不同的活血化瘀法及方药进行治疗，常用的有补气活血法、理气化瘀法、散寒化瘀法、清热化瘀法、化瘀止血法、散结软坚化瘀法等。

一、补气活血法

人之所以健康无恙，是因为血畅行于脉络，内而濡养五脏六腑，外而充达肌肤百骸。血的运行是靠气的推动，气乃血帅，气行则血行，气调则血循常道。清代王清任《医林改错》谓："元气既虚，必不能达于血管，血管无气，必停留而瘀。"说明了气虚可以导致血瘀。妇科上因气虚而致血瘀的常见病有崩漏、月经过多，当补气以行血，气足则血行，气畅则血循常道，瘀血自清，用圣愈汤(《兰室秘藏》)：当归、熟地黄、生地黄、川芎、党参、黄芪。若经量多者，另加柴胡、益母草、茜草炭。黄芪可用30~60g。若血中块多，腹痛甚者，加失笑散、延胡或加粉葛，有解痉作用。

二、理气化瘀法

妇女以肝为先天，女子多忧虑，肝气常郁结，气机不畅，血行受阻，则血涩不能畅行而致瘀，多引起月经不调、痛经、闭经、经前乳房胀痛、不孕症等。此时可用理气化瘀法。一般常选用血府逐瘀汤(《医林改错》)：当归、生地黄、桃仁、红花、枳壳、赤芍、柴胡、桔梗、川芎、牛膝、甘草；膈下逐瘀汤(《医林改错》)：当归、川芎、赤芍、桃仁、红花、枳壳、延胡、五灵脂、丹皮、乌药、制香附、甘草。偏气滞者，用柴胡疏肝散(《景岳全书》)：柴胡、白芍、枳壳、川芎、香附、甘草、陈皮；偏血瘀者，用四物汤合失笑散，或逍遥散随证加减。

三、散寒化瘀法

中医学认为，因寒可致血瘀。《素问·调经论》说："寒独留，则血凝注，凝则脉不通。"《医林改错》亦说："血受寒则凝结成块。"常见月经不调、痛经、不孕症等。因寒所致之瘀血可用散寒化瘀法。常用少腹逐瘀汤(《医林改错》)：小茴香、干姜、延胡、没药、当归、川芎、肉桂、赤芍、五灵脂、蒲黄。温经汤(《金匮要略》)：吴茱萸、当归、白芍、川芎、党参、桂枝、阿胶、丹皮、生姜、半夏、麦冬、甘草。或用蜕膜散(原南京中医学院附属医院方)：三七粉、莪术粉、延胡粉、木香粉、五灵脂粉、肉桂粉各 10g 于行经期服，每日 3 次，每次 3g。

四、清热化瘀法

热毒蕴结亦可煎熬血液成块而致瘀，正如《医林改错》云："血受热则煎熬成块。"一般多见于急性盆腔炎、急性阴道炎或盆腔炎性包块。因热所致的瘀血用清热化瘀法：常用丹参、丹皮、赤芍、银花、连翘、蒲公英、夏枯草、紫花地丁、红藤、土茯苓、黄柏、川牛膝等。若有包块者加三棱、莪术、鳖甲、海藻、昆布、浙贝等软坚散结之品。

五、化瘀止血法

在妇科，有些出血性疾病是由于瘀血所致。中医谓："瘀血不去，血不归经。""瘀血不去，新血不生。"阐明了瘀血阻滞脉络，使血流不能循经而行，成为离经之血。唐容川《血证论》谓："吐、衄、便、漏，其血无不离经。"常见于崩漏、产后恶露不尽、月经过多等，症见时崩时止，或月经淋漓不尽，或挟有瘀块，或腹痛拒按，均可采用化瘀止血法而奏效。笔者采用山西中医研究所经验方：当归、赤芍、刘寄奴、香附、血竭(另包先煎)、茜草、生蒲黄、五灵脂、益母草。若气虚者，加黄芪、党参、升麻，屡用屡效。

六、散结软坚化瘀法

瘀血为有形之物，久留则变成癥积、肿块。《妇人良方大全》云："妇人腹中瘀血者，由月经闭积，或产后余血未尽，或风寒滞瘀，久而不消，则为积聚癥瘕矣。"临床上常见于子宫肌瘤、卵巢囊肿、陈旧性宫外孕包块等。单用活血化瘀药效近嫌缓，尚须加入软坚散结药，如牡蛎、花蕊石、三棱、莪术、五灵脂、苏木、生蒲黄等活血散瘀破结之品。

◎ 小结

1. 活血化瘀法是治疗血证的基本法则，在临床上已被广泛运用，最早源于《黄帝内经》。东汉张仲景在《伤寒论》《金匮要略》中有多处记载血证的辨证论治，并创立了活血化瘀十一方，如桃仁承气汤、桂枝茯苓丸、大黄䗪虫丸等，很多有应用价值。至清代，王清任结合前人及自己的临床经验，总结出一套完整的活血化瘀理论，并拟定了多首活血化瘀有效方剂，沿用至今。

2. 血证在妇科中常见的特征如下。

（1）痛：唐容川《血证论》中谓："凡是疼痛皆瘀血。"因瘀血而致的疼痛有久痛、剧痛、刺痛、痛有定处、痛而拒按等，如实证之痛经。

（2）肿块：王清任谓："结块者必有形之血也。"瘀血为有形之物，特别是瘀血久留，气血积滞形成肿块，其特点是固定不移，按之痛。如子宫肌瘤，盆腔炎性包块，卵巢囊肿，陈旧性宫外孕包块。

（3）出血：瘀血可致出血性疾病，所谓"瘀血不去，血不归经"。因瘀血阻滞脉络，使血流不能循经而行成为出血性疾病。其特点是血色紫暗、挟有血块，常见于崩漏、月经过多、产后恶露不尽、人工流产后阴道流血久等病症。

3. 现代医学对活血化瘀法的认识：目前国内许多医院用活血化瘀法，治疗多种疾病，尤其是用活血化瘀法治疗妇科疾病，确实值得推广。通过药理实验证实，活血化瘀药具有舒张血管，增加血流量，降低血管阻力，使心肌舒张完全，心肌收缩增强，改善血循环作用，亦有改善微循环、结缔组织代谢，抑制肿瘤细胞生成，改变机体免疫反应，改变血液状态及降低血小板表面活性与凝集性的作用。根据实验及临床观察推测，其作用包括消肿、镇痛、抗炎、改善器官血液循环和毛细血管通透性、抑制结缔组织生成和促进结缔组织分解、改善细胞免疫功能。同时对血栓形成，或其他因素而致管腔闭塞所产生的瘀血本身以及由此发生的水肿、出血、渗出、血管狭窄及闭塞等，都具有治疗作用。由此可知，活血化瘀法，可起到改善或纠正血液循环障碍的作用，活血化瘀药可起到解痉、消肿、抗炎、止血之功。

产后感冒漫谈

熊寥笙

产后感冒与一般感冒有同有不同。所谓同者，就现象说，同是叫感冒；所谓不同者，因产后患者亡血体虚，和一般感冒有本质上的不同。妇人产后感冒，世俗呼为月后寒，妇产患者，对月后寒真是谈虎色变。历代医家对产后外感也很重视，但因囿于胎前宜清，产后宜温之论，加之世俗有“胎前一笼火，产后一盆冰”之说，于是温补之说，印入后医耳目。

对于产后感冒，究宜如何施治，很少论及。查《金匮要略·妇人产后病脉证治》，其中第八条：“产后风，续之数十日不解，头微痛，恶寒，时时有热，心下闷，干呕汗出。虽久，阳旦证续在耳，可与阳旦汤。”论产后中风持久不愈的证治，用桂枝汤解散表邪，调和荣卫，可见表证仍用解表的治疗法则。谁都知道，邪之所凑，其气必虚，产后气血两虚，容易感受外邪。因此在治疗上，根据产后亡血伤津的特点，采用各种不同的治法，都必须照顾到津液，这是一个总的原则。

由于妇人亡血体虚，汗、吐、下三法均在所禁。因为亡血家不可发汗，产后妇人汗多，不可再汗伤卫气；产后气血虚，胃气弱，不可吐、下伤正气。但这些禁忌，都是就机体一方面而言。结合发病情况和具体体质条件，又不可守成而不知变。如《金匮要略·妇人产后病脉证治》第三条：“病解能食，七八日更发热者，此为胃实，大承气汤主之。”此为未尽的余邪与食相结合，因而成为腹满痛，不大便的胃家实，不可拘于产后血虚，当用大承气汤攻下而不用，因循而贻误病机。于此可见，有是病即可用是药，所谓有病则病受。只要正邪两个方面的矛盾处理适当，辨证论治不误。在产后，汗下虽属禁忌，医生根据具体情况分析研究，仍可灵活应用汗法和下法。第八条用桂枝汤解肌发汗，第三条用大承气汤荡涤实邪，便是产后汗下的一个例证。

后医泥于产后宜温之说，死于句下，不能活看，对产后外感如何施治，不敢正视，大都闪烁其词，说来说去，多在生化汤一方上加减取舍兜圈子，少有从正面提出具体的治法。自《金匮要略》后，只有孙思邈在《备急千金要方》中提出："治妇人在蓐得风，盖四肢苦烦热，皆自发露所为。若头不痛但烦热，与三物黄芩汤，头痛与小柴胡汤方。"《妇人大全良方》又云："治妇人产后虚羸，发寒热，饮食少，腹胀等疾，宜增损柴胡汤。"此说出后，对于产后外感的治法，才有了比较明确的认识。

但不少的人，仍死抱产后宜温之说不放，治疗产后外感，仍多袭用三阳发表的败毒散辛温刚剂，或用加味生化汤以求立于不败之地，医病不好还原病，以图寡过。又或认为产后气血两虚，辛温发表有耗气阴，用银翘辛凉轻取，冀图幸中，往往将表邪郁遏，久而难解。这是以药试病的办法，其结果均不能解决问题。下面我想就临证的四个病例，来说明产后感冒的治法和方剂。

◎ 临证验案

案一

刘姓妇，产后感冒发热，遂经用中西医药治疗无效，已延三十余日，一直发热不解，头痛恶风，厌油纳呆，精神倦怠，四肢乏力，每热退之前，面微汗出，汗后热退身适，夜寐较差，二便正常，舌质淡，苔薄白，脉微而缓。

此产后体虚外感，延久失治，外邪拂郁于表不解之故，宜解表祛邪，调和营卫为治，以桂枝麻黄各半汤主之。处方：桂枝一钱半(炒)、白芍一钱半、生姜一钱、炙甘草一钱、麻黄一钱、大枣四钱、杏仁一钱。水煎服。

原按：本案原曾服用荆防败毒散、逍遥散、当归补血汤、四君子汤等方，俱罔效。实以产后气血两虚，百脉空虚，最易感受风寒之邪，而荆、防辛温，刚燥伤正。逍遥散、补血汤、四君子汤又过深，均无补于解肌祛邪。桂枝麻黄汤各半，出自《伤寒论》太阳篇第 23 条，原文云："太阳病，得之八九日，如疟状，发热恶寒，热多寒少，其人不呕，清便欲自可，一日二三度发，脉微缓者，为欲愈也；脉微而恶寒者，此阴阳俱虚，不可更发汗，更下，更吐也；面色反有热色者，未欲解也，以其不能得小汗出，身必痒，宜桂枝麻黄各半汤。"本案虽非太阳之桂枝变证，但其病机相通，汗出热退，病欲外出，因势利导，故借本方扶正祛邪，小发其汗，而三十余日之病，一剂而愈。

案二

别姓妇，体素弱，产后十余日，衣着单薄，不胜风寒，感冒风邪，头痛发热，恶风汗出，厌油食减，舌质淡，苔薄白，脉浮缓。先是，医用银翘散辛凉轻解，一二剂病无进退，某医认为病重药轻，第三剂遂加重剂量，至夜汗出不止，病益加剧。余诊之，脉证如上述，谓曰：此本桂枝证，产后得此，亦可用桂枝汤解肌发汗，幸勿拘于产后禁用麻黄、桂枝！须知桂枝汤乃调和营卫，有桂枝之发，即有白芍之敛，何用禁为？遂以桂枝汤原方治之。处方：桂枝三钱、白芍三钱、炙甘草二钱、生姜三片、大枣六钱。水煎温服。药进一剂，即汗止热解，二剂外感痊愈。

原按：银翘散为辛凉平剂，轻用则拂郁阳气，风寒无由外泄；重用则伤卫气而汗出不止。幸卫阳未亡，桂枝证仍在，故用桂枝汤治之。

案三

龚姓妇，初产后旬日间，时值夏月，炎威逼人，贪凉感冒，头痛，背项痛，上肢冷痛，发冷发热，阵阵发作，胸胁胀满，厌油不欲饮食，微呕，口苦，苔薄白，脉浮弦。此产后太阳少阳合病，治宜两阳并解，宜柴胡桂枝汤主之。处方：柴胡三钱、白芍四钱、桂枝四钱、党参四钱、酒炒黄芩三钱、甘草一钱、法半夏三钱、生姜三片、大枣三钱。水煎服。本方连进三剂，外感及身痛俱解，饮食如常。

原按：按小柴胡汤为和解之剂，对气血虚弱之人，颇为适宜。所谓血弱气尽，腠理开，邪气因入，实不失为产妇外感写照。孙思邈从正面提出用小柴胡汤治疗妇人产后外感，这完全是正确的，而且在临证实践中也是屡用有效的。用小柴胡汤治疗产后感冒，其实在《金匮要略·妇人产后病脉证治》篇中第 2 条已启其端，不过那是用以治产后病郁冒，大便坚，呕不能食，症状有所不同；但从整个小柴胡汤的功效来讲，在于上焦得通，津液得下，胃气因和，身濈然汗出而解，完全适用于产后感冒，这是可以理解的。

案四

宋姓妇，生产第二胎，气体素弱，胃纳欠旺，产后半月，忽外感发热，乍冷乍热，阵阵发作，头角痛，胸胁胀闷不舒，厌油，口微苦，苔薄白，脉弦。此产后气血两虚，腠理不固，外邪乘虚而入，治宜小柴胡汤加减以和解之。处方：柴胡三钱、党参三钱、当归四钱、川芎二钱、法半夏二钱、酒芩三钱、甘草一钱、生姜三片。水煎服。本方连服三剂，诸恙尽解。

原按：用小柴胡汤治疗产妇外感，在一般正常情况下，脉证合参，确系小柴胡汤证，就可以放手应用。但必须牢记，有是证才可用是方。本方用柴胡透半表半里之邪以解热，配黄芩以清里，解热之功更强。半夏、生姜和胃降逆。党参、当归、川芎补气血，增强机体抵抗力。甘草和中，调和诸药，共奏扶正祛邪之功。

◎ **小结**

从以上四个病例的治则和处方来看，产后感冒，仍不出八纲辨证论治的范围。毛主席教导我们："我们看事情必须要看它的实质，而把它的现象只看作入门的向导，一进了门就要抓住它的实质，这才是可靠的科学的分析方法。"对疾病的处理，也是这样。

临证主要用辨证的方法，把四诊所得的证候(材料)，连贯起来思索，进行分析、归纳，认识疾病发生、发展、变化的本质，从而根据病变的部位，疾病的性质，病情的进退，体质的强弱，致病因素的盛衰等来分类归纳，概括为表、里、寒、热、虚、实、阴、阳八纲。这就是中医理论体系的八纲辨证。产后外感病，也要进行八纲辨证，抓住主要矛盾，进行解决。所谓治病求本，就是这个道理。如果我们离开了辨证论治，面对每一个疾病就都心中无数，就会无的放矢，以药试病，纵记多方，也难治好一病。因此，需要掌握好辨证论治，这是中医临证治疗各科疾病的关键。

第三章　儿科医论医话

小儿肺炎简述

邓仲瑜　口述　唐忠意　整理

小儿肺炎属中医学温热病范畴中的"风温犯肺""肺热咳喘"。其特点为发病急、变化快、邪热容易由卫气转入营血，并易合并其他病症。

根据临床特点，分为高热型、上盛下虚型、肺胃型和气阴两伤型。临证以麻杏石甘汤为基础方，加减应用，收到了一定的疗效。

1. 高热型　多见于麻疹合并肺炎，症见高热、颜面潮红、咳喘较剧、头痛、抽搐、眼红、眼屎多、小便短赤、舌质红、苔黄。方用麻杏石甘汤合三黄石膏汤(黄芩、黄连、黄柏、知母、石膏)。

2. 上盛下虚型　症见高热、气急咳喘、哭无眼泪，面色㿠白、小便清、大便稀、舌质淡。方用麻杏石甘汤合参附龙牡汤。

3. 肺胃型　症见高热、气急鼻煽、咳甚、大便特臭。方用麻杏石甘汤加葛根芩连汤。

4. 气阴两伤型　症见发热，汗出而黏，声微气急、口干、脉弱、舌质红。方用生脉散合参附龙牡汤。

百日咳探析

谢任甫

百日咳，是由疫疠之气引起的小儿常见的急性呼吸道传染病。本病多发生于冬春两季，其临床特点为病程长和阵咳，末了伴随着鸡鸣样深吸气声。故中医文籍称为“顿咳”，亦称“痉咳”，因有传染性，故又称“疫咳”。

新生儿与乳幼儿易并发肺炎，典型的百日咳，可分为初、中、末三个阶段或分为三期：初咳期、痉咳期和减退期。

一、病因病理

疫疠之邪从鼻而入，郁阻于肺致病。由于疫邪易于化火伤肺，炼液成痰而为痰火，壅阻气道，致使肺不肃降，痰涎随气上逆，出现阵发性咳嗽，不时作咳，甚至咳呕痰泡；如痰热内蕴，灼伤血络，可伴发咯血，衄血或眼结膜出血等症，如果久延不愈，邪气虽渐减退，肺脏气阴已伤，病到后期，常见虚象；又如疫毒深重或患儿正气不足，病中加感外邪，闭遏肺脏，易于并发肺炎等，可出现高热喘咳之症。

二、临床要点

1. 接触史 发病前1~3周内有百日咳接触史可帮助诊断，特别是对初咳期、轻型及新生儿的诊断更有意义。

2. 辨证论治 临证时首先应根据病期和临床症状以辨别虚实、痰火（炎症）。痉咳多属实证，注重考虑祛邪，后则清肺化痰降气。恢复阶段虚证为多，治当养阴或益气。

（1）初咳期：7~10天，偏于风热的多见面赤唇红，咳嗽痰黏，口干喉燥，苔黄色，舌质红，指纹浮紫，脉浮数。偏于风寒的多见面白唇淡，咳嗽痰稀，苔白色，舌质淡，指纹青而紫，脉浮无力。

治法：宣肺降气，化痰止咳。

处方：止嗽散（《医学心悟》）。

加减法：偏于风寒的加麻黄或苏叶；偏于风热的去陈皮加连翘、知母、川贝、车前草；喉痛加重桔梗，并加牛蒡子；高热不退，可肌内注射柴胡注射液或穿心莲注射液。每次2毫升，每日2~3次。又可外用膏药贴大椎、肺俞，24~36小时取下，清洁皮肤，隔12小时再贴。

（2）痉咳期：约4周，以阵发性、痉挛性咳嗽为主要症状。每次阵咳十余声，末了发出吸气性鸡鸣样声音，如此反复发作，直至呕吐，剧咳时，可见咯血，衄血，目赤，面色青紫，手足抽搐等症，舌苔干燥，脉滑数。

治法：清肺、化痰、降气、活血。

处方：麻杏甘石汤（《伤寒论》）或部杏天冬汤（经验方）。

部杏天冬汤（经验方）：炙百部、光杏仁、天冬、矮茶风、吉祥草。

加减法：痰多加川贝；便秘加蜂蜜分冲；咳血、衄血加侧柏叶、茅根、藕节；肺热加桑白皮、马兜铃、侧耳根；阵咳剧烈加茯苓、北辛、白前；面色青紫，加川红花、益母草；呕吐以开水浸泡苏叶、黄连汁加入上方药汁内分服。膏药外贴大椎、肺俞，用法同前。

（3）减退期：2~3周，末期症见气短声低，眼睑微肿，唇色淡白，纳差，颧红，或多汗，苔薄或无苔，舌质淡，脉细弱，指纹青而淡。

治法：补肺养阴，健脾和胃。

处方：四君子汤加沙参、麦冬、百合、红枣、炙百部。

加减法：阴虚发热，症见潮热、口干、脉细数者，去白术加知母、地骨皮；气虚明显，症见自汗、气短、舌质淡者加五味子、黄芪；纳差加谷芽、冬瓜子。

3. 简易方

（1）侧耳根8份（后下），侧柏叶5份，生甘草1份。

（2）大桉叶8份，生甘草1份。

（3）黄药子3份，生甘草1份。

以上三方，既可作治疗用，又可加大剂量，集体服药作预防用。

（4）吉祥草5份，矮茶风3份，冰糖1份。痉咳期效果较好。

（5）鸡胆（牛胆、猪胆）撕破胆囊，将胆汁焙干研末，加糖，2岁患儿每天服6g，连服7天。照年龄增减（下同）。

（6）独头蒜3个加白糖100g，放入新砂锅煎，2岁患儿分3份，每日服3次，连服7天。

（7）鸬鹚涎丸（成药）每服1丸，每日2次，研化服。

（8）拔火罐或贴膏药，取大椎、肺俞、风门穴。严格控制一定时间，不能过久，注意轮换选穴。

三、预防

1. 隔离患儿，隔离期约 40 天。

2. 托幼单位中接触的易感儿可留查 8 周，对密切接触的易感儿，可用本篇简易方（1）~（3）方中任选一方煎服，每日 3 次，每次 5~10 毫升，连续用 7 天。

3. 接种百日咳疫苗。

◎ 临证验案

案一

吕某，男，2 岁。

患儿父亲代诉：患儿咳嗽 20 余天，加重近半个月。每次连续咳嗽 10~20 声不等，末后发出吸气性鸡鸣声，咳时面红流泪，弯腰俯首，满身大汗，在某医院被确诊为百日咳，治疗多次，每夜给适量氯丙嗪均无法镇咳，故转请中医治疗。检查：苔薄，舌干燥，脉来滑数，体温 37.4℃。治法：清肺化痰，活血降气。处方：炙百部 6g，光杏仁 5g，天冬 6g，六神曲 6g，矮茶风 9g，吉祥草 15g，红花 3g，益母草 15g，糯稻根 15g。5 剂，水煎，日夜服 6 次。

复诊：患儿服药第三天，咳已着显减轻，饮食略佳，5 剂服完，咳嗽明显减轻，不出汗，无苔，舌质红，脉细数。原方化裁：炙百部 6g，光杏仁 5g，天冬 6g，六神曲 6g，生谷芽 6g，竹茹 3g，冬瓜仁 9g，吉祥草 15g，冰糖 6g。5 剂，煎服。

三诊：病已基本治愈。但因久病体弱，饮食尚未复原。故予补肺健脾之剂：北沙参 9g，麦冬 6g，山药 6g，茯苓 6g，炙甘草 3g，冬瓜仁 15g，大枣 6g。煎服 5 剂告愈，随访 10 个月未再咳嗽。

案二

杨某，女，1 岁。

患儿父亲代诉：每次咳嗽连声不断，每咳 10 余声后，涕泪双流，直咳至呕吐痰涎或呕出食物方停片刻，日夜不休，夜间尤甚，饮食少，曾在某院儿科被诊断为百日咳，经多种镇咳方法治疗未效，转请中医治疗。检查：面色浮亮而晦，苔白腻、舌质淡，脉滑数，指纹青而淡，体温 37.6℃。治法：除饮止咳，佐以清肺降气。处方：五饮汤加味。白术 6g，苍术 4g，法半夏

6g，茯苓 6g，陈皮 4g，川朴 4g，猪苓 3g，泽泻 9g，桂枝 2g，枳实 3g，前胡 6g，泡参 6g，旋覆花 6g（纱布包），丹参 6g，甘草 2g。4 剂，水煎服，每 1~2 小时服 1 次。配合伤湿止痛膏外贴肺俞、大椎穴，贴法见前。

复诊：患儿服药第 2 日呕吐减轻，4 剂后偶尔干呕两次。阵咳略减，面色稍红润，气渐恢复。守方去丹参加车前草 9g，续进 3 剂，水煎服，每 4 小时服 1 次。

三诊：呕吐停止，咳嗽减轻 2/3，饮食正常，因煎药不便，改用黄药子 9g，冰糖 3g，煎 15 分钟，取汁内服，药渣再加糖适量，用鲜开水泡服，每日 1 剂，连服 7 天，后服健脾膏片（市售）一盒而愈。8 个月后随访未再发病。

经方加挑刺治百日咳

易仲辅

百日咳以阵发性痉咳，咳后带哮鸣，顽固难愈为特点，中医称为“顿咳”“天哮咳”“鹭鸶咳”等，是婴幼儿一种常见的呼吸道传染病，多发于冬春季节。

本病初起与感冒症状相似，治以疏解表邪，清化痰热即愈。若治疗过迟，护理不当，或治疗失宜发展为痉挛期，咳嗽阵作，咳时面赤，弯腰曲背，涕泪俱出，阵咳以后，吸气时，喉有哮鸣，咳甚，呕吐黏痰或有食物，吐后才能停止，眼睑可以浮肿，甚至眼结膜出血，衄血，苔厚黄腻舌质淡红，脉滑。治法：清热化痰，降逆和胃。

因百日咳痉挛期较难控制，病程长，如治疗不如法全病程甚至会达百天，所以称为百日咳。笔者在疾病初期用千金苇茎汤合麦门冬汤加银花、连翘、杏仁、贝母等，一般服 3~5 剂即可缓解。后期运用旋复代赭石汤加减（玄参 9g，麦冬 12g，黄芩 6g，芦根 15g，京半夏 6g，赭石 15g，山药 31g，甘草 6g）能取得较好疗效。重者加用三棱针挑刺风门、肺俞附近红点，一两次，轻挤出血效果更快。这是师传验方。

痄腮治疗分阴阳

赵竟成

我在临床实践中，采用单纯内服中药治疗痄腮(流行性腮腺炎)取得较好疗效，在治疗上我将其分为阴阳两证，分别治之。

阳证期，症见发热，一侧或两侧腮腺红肿胀痛，拒按，咀嚼困难，口渴、尿黄、怕冷、舌尖红、苔黄、脉滑数。以自拟的“阳证方”治之。方由银花12g，夏枯草24g，芦根9g，桔梗9g，天葵子9g，板蓝根12g，大力子9g，射干9g，豆根9g，荆芥9g，薄荷9g，玄参9g，花粉9g，甘草3g组成。本方用银花、夏枯草、芦根、桔梗清解上焦风热，重用夏枯草以泻火散结，板蓝根、天葵子、大力子、射干、豆根以清热解毒，消肿散结。因“衬耳寒”有寒，故用荆芥、薄荷以解表散寒，再伍玄参、花粉以养阴生津，以救热盛伤津之弊，甘草调和诸药。综观全方，具有疏风散寒、清热解毒、消肿散结之功。同时内服夏枯草膏。

阴证期，症见烧退，肿消，但漫肿而硬，不红，以自拟的“阴证方”治之。方由夏枯草24g，海藻24g，昆布24g，板蓝根12g，天葵子12g，大力子12g，射干12g，豆根12g，银花12g，花粉12g组成。本方重用夏枯草、海藻、昆布以软坚散结，板蓝根、天葵子、大力子、射干、豆根、银花清热解毒，又消肿散结，花粉生津止渴。全方合用，具有清热解毒、软坚散结之功。

痄腮治验

龚志贤

痄腮是一种急性传染性疾病，以腮部肿胀疼痛为主要特征。民间俗称“趁耳寒”“颊耳寒”，中医称“痄腮”“温毒发颐”“蛤蟆瘟”，西医称“流行性腮腺炎”。

痄腮是因风温病毒之邪由口鼻而入所致。四季均可发生，以冬春两季较为多见。多发于幼儿，两岁以下的小儿少见、十二岁以上的个别儿童可伴有睾丸红肿作痛，并可引起终生不育。本病预后良好，可获得终身免疫。也有极个别病例可因温毒内陷而发生痉厥昏厥。痄腮可发于一侧或两侧，患处逐渐肿大，拒按。其化脓者称为发颐，但少见。治疗以疏风解毒，软坚消肿为大法。

1. 临床症状　初时腮部一侧或两侧发酸肿胀，咀嚼食物不利。如治不及时，1~2 天后腮部逐渐肿大坚硬，胀痛拒按，并伴有壮热寒战，头痛，周身疼痛，倦怠，或食欲减退，呕吐，或间有耳聋，咽部红肿，口渴烦躁，吞咽和咀嚼困难，舌尖红苔黄，脉象滑数。

2. 病因病机　本病为感受风温病毒之邪而成。邪毒从口鼻侵犯机体，壅阻少阳之络，故腮肿坚硬；风为阳邪，温亦为阳邪，故见壮热、寒战、头痛、身痛、倦怠等症；因温毒炽盛，故壮热、昏迷、痉厥，少阳与厥阴互为表里，足厥阴之脉绕阴器，故见痄腮发病之时可伴有睾丸红肿疼痛之症。

治则：疏风清热，软坚消肿。

处方：

连　翘 15g　　升　麻 12g　　夏枯草 30g　　柴　胡 25g
黄　芩 12g　　蒲公英 30g　　大青叶 30g　　薄　荷 10g
大力子 10g　　银花藤 30g　　车前草 30g

用法：水煎服。同时可用仙人掌冲绒外敷患处，每日更换一二次。

加减法：已化脓者加挖耳草 30g（即天名精）。

方解：方中连翘、蒲公英、夏枯草清热解毒，消痈散结；薄荷、大力子疏散风热，利咽散结；升麻发表解毒；银花藤、车前草清热解毒；柴胡和解退热；黄芩清热燥湿；大青叶清热解毒凉血。全方共奏清热解毒，疏风散结之功。

若并发睾丸红肿疼痛者，用下方治之：

龙胆草 10g	黄　芩 10g	柴　胡 15g	木　通 12g
蒲公英 30g	银花藤 30g	车前草 30g	葎　草 30g
橘　核 12g	荔枝核 12g	台　乌 10g	

用法：水煎服。

方解：方中柴胡和解退热，疏肝；黄芩苦寒清热燥湿；龙胆草清泄肝胆之热；银花藤、车前草、葎草、蒲公英清热解毒，散结；木通利水降火；荔枝核、橘核、台乌行气止痛，散寒消结。全方共奏清热解毒，利水降火，行气消结之功。

◎ 临证验案

李某，男，7岁，小学生。1963年2月诊治。

其父带其来院。诉曰："吾儿前天开始感到周身不舒，不发热，以为感受风寒之故，未加注意。昨天突见其左腮较右腮为大，且感轻度作痛。今天左腮肿痛剧烈，咽痛，发热，畏寒，倦怠，纳食不佳。"余审其脉证，断为"痄腮"，投以：连翘 10g，升麻 6g，夏枯草 15g，柴胡 10g，黄芩 10g，大青叶 15g，蒲公英 15g，薄荷 3g，大力子 10g，银花藤 15g，车前草 15g。3剂，水煎服。

二诊：述服1剂症有所减，2剂症去其大半，3剂诸症若失。今药已对症，效不更方，再进2剂以祛其余毒。

补肾平肝治脑瘫

史方奇

脑性瘫痪简称脑瘫，是小儿时期多种原因所引起的严重致残性疾病，诸如出生前后的脑发育障碍、早产、难产或缺氧等因素损伤了脑细胞，智力、语言发生障碍，失去站坐行走的自主能力，日常生活全靠父母照顾。目前尚无有效疗法，被列为不治之症之一。

的确，患儿父母渴望瘫儿能多站一分，多走一步，手能握，语能畅，于是走遍全国，寻医求药。历时数载，耗资上万不可得，使患儿饱受折磨痛苦，给社会及家长增加了经济负担。可见，本病实为一重大的社会性医疗问题。希海内外各界仁人志士为拯救脑瘫小儿，出资出力奉献爱心。

作为行医六十余年的一名老中医来讲，应该为肩负起挽救小儿致残痛苦，减轻社会家庭经济负担重担而有所作为，为脑瘫患儿奉献爱心。为此，近年来博览群书，刻苦钻研，终于从祖国医学的“五迟五软”等中得到启迪，从病机上探索本病当为先天禀赋肾脑不足，肾(含脑)肝脾受损所致。因肾主骨，骨生髓，髓生脑，脑髓不足，故不能站立行走；肝主筋，肝旺则肢体强直，运动不遂；脾主肌肉，脾虚则肌肉松弛无力。从这些中医对脑瘫病机病理的认识悟出应以补肾平肝调脾论治，较为得法。

患者证属先天禀赋不足，气血虚损，用调气和血汤：党参 15g，丹参 15g，赤芍、白芍各 12g，三七粉(兑服) 1.5g，当归 9g。若属肾虚肝旺证，用补肾平肝汤：龟板 10g，枸杞子 12g，巴戟天 12g，桑寄生 12g，杜仲 12g，天竺黄 10g，石菖蒲 6g，白芍 12g，生石决明 15g，天麻 9g，钩藤 12g，炒枣仁 12g，蝉蜕 10g。若属肾脑虚损者，用补肾益脑汤：枸杞子 15g，猪脊髓半条，兔脑髓 1 个，熟地黄 9g，龟板(先煎) 10g，鹿角霜 12g，虎骨(酥炙细末兑服，现禁用) 1g，海马(炒制研细兑服) 1g。若属脾肾两虚者，用脾肾双补汤：党参 15g，丹参 16g，白术 6g，茯苓 10g，枸杞子 10g，怀山药 12g，龟胶、鹿胶(化后兑服)各 3g。用法均以汤剂为主，每日服 1 剂，并随证加减或交替使用。6 个月为 1 个疗程，连续治疗 2 个疗程。

如治罗某，男，5 岁。出生时羊水早破，用吸引器吸出，当时右头上部有一血包，经治疗遗留瘢痕，5 个月后发现颈软，举头乏力，当时以缺钙治疗，无效。1 岁时小孩不能站坐行走，去上海某医院被诊为“脑瘫”，作气功治疗无效。2 岁时去佳木斯脑瘫防治中心被诊为“脑瘫”，治疗数月无效，又转到北京各大医院按“脑瘫”用中西药物治疗均无效。3 岁时仍不会走路，又去南京、上海等地求治。真是可怜天下父母心！历时 3 载耗资 6 万余元，治疗未得一效。到 5 岁时，仍不能自己行动，须扶持方能行走和上下楼，遂于 1992 年来我处求治。

诊视：患儿形体消瘦，面黄，精神委顿，头向后仰，语言謇涩，四肢无力，右手执筷不稳，握力松弛，扶持行走，步态蹒跚，膝腱反射迟钝，放手即倒，不能上下楼，食欲、大小便尚可，智商中等。舌质红，脉沉细。此乃肾虚肝旺之候，先以补肾平肝汤主之，后以补肾益脑汤加减投服，治疗 1 个疗程便获奇效。患儿手能握笔写字，自己能站立行走、上下楼，语言清楚，生活自理如常儿。

至此，昔日愁容苦脸的家长已显现笑容满面，称奇感谢；昔日的跛行患儿已变得蹦蹦跳跳，行走自如。小儿频频“谢谢爷爷救了我”。家长称谢，小儿感恩，真令我心情十分喜悦，似乎焕发了青春五十年，故定继续探索脑瘫治则，破除其不治之秘，为拯救下一代作出贡献。

原按：用本法治疗小儿脑瘫有一定效果。中医传统理论辨证论治理法方药，确有其客观规律，指导临床简便实用。运用本法治疗医疗费用低廉。文中罗某来诊前半月耗资 3 千元未效，而本法每剂药费平均 8 元，1 个疗程约 800 元便获显效。本病被列为不治之症，似已有所突破。

小儿脑积水探治

史方奇

脑积水是由于脑脊液分泌与循环失去平衡，以致脑积液量过多所引起，常伴有脑室扩大及颅内压增高。临床上根据脑积液循环障碍的部位，将本病分为交通性脑积水与非交通性脑积水 2 型。前者为分泌过多与收回不足，或蛛网膜下腔病变。后者为第 4 脑室或蛛网膜下腔之间的通路阻塞。重者需手术治疗，但后遗症多，预后亦不良，属难治之症。笔者经过多年刻苦钻研，从中医学的“解颅”“萎证”等中得到启发：此病属脾肾两虚，升降失调；应以温补脾肾，升清降浊论治。因“脑为髓海”，靠脾主运化水谷精微化生精气，精之清者上升于脑，故有“五脏六脏之精气，皆上升于头，以成七窍（五官）之用，故头为精明（感知）之府”。这一过程是靠肾藏精主髓，司开阖，主二便和脾的运化正常功能来完成。若肾虚不能藏精主髓，脾虚不能升清降浊，以致精升髓满而浊湿不降，潴留脑部而形成积水。出现头大，囟门难合，骨缝分裂积液压迫运动神经，故颈软，坐站行走无力。

若患者头大囟门突起，眼呈落日状，颈软肌肉松弛者，舌质淡脉细，属脾虚水湿不降之证，治宜温脾健运，升清降浊，以党参、丹参、砂仁、升麻、泽泻等药主之。若患者头大囟门微突，眼微突，不能站立行走者，属肾虚萎证，应补肾壮骨，以党参、丹参、巴戟天、枸杞、龟板等药主之。若两证具备属脾肾两虚证，应脾肾双补，以党参、焦白术、茯苓、龟板等药主之，交替使用或随证加减。若头围稳定，小便清长臭气不大者，用补脾益肾膏善后，方药：党参、巴戟天、黄芪、茯苓、龟板、鹿角霜、赤芍、白芍、枸杞各 30g，茯神 12g，焦白术、升麻各 15g，三七粉（后下）9g，虎骨（酥炙后细末兑服，现禁用）10g，上药 3 剂，共煎汁去渣，加蜂糖 200g 收膏。每服 10 毫升，每日 3 次。以 6 个月为 1 个疗程，随访一年。

如治余某，男，1 岁。1990 年 4 月 26 日初诊。出生后头部增大，与身体不相称。经重庆医科大学某医院诊为：先天性中度脑积水。4 月 29 日某研究所放射科CT检查报告：各脑室对称性增宽，双侧额骨内板内缘可见弧形水样密度影，并深入到纵裂前部，脑实质未见明显异常，前囟稍膨隆，颅骨未见明显骨折。意见：1. 脑积水，2. 考虑硬膜下积液。视诊：患儿发育中等，面色苍白，精神委顿，头大，囟门突起宽约2指未合，骨缝分裂、颈软，坐站无力，尿少，舌苔白垢，脉弦，属脾肾两虚之候，当以温脾健化，升清降浊治之。先服升清降浊汤：党参20g，丹参20g，寸冬12g，升麻9g，泽泻15g，砂仁6g，五加皮15g，黄芪、通花根各15g。连服30剂，每日1剂，水煎服。继服补肾健骨汤：党参、丹参、赤芍、白芍、续断、杜仲、茯苓、龟板（先煎）、兔脑髓、猪脊髓各15g，枸杞、巴戟天、泽泻各12g，服30剂，间日1剂，水煎服。

3个月后复诊，家长述患儿服药后小便量增多、黄臭，智力提高，能站立行走，食欲增加，说话清楚，囟门已合，精神转佳，与正常小儿无异，续用补脾益肾膏善后。方药：党参、丹参、赤芍、白芍、巴戟天、黄芪、茯苓、龟板、鹿角霜、枸杞各30g，三七粉（后下）9g，焦白术、升麻、五加皮、通花根各15g，黑芝麻50g，虎骨（酥炙后细末兑服，现禁用）10g，上药3剂，共煎汁去渣，浓缩后加蜂糖2 000g收膏，每服10毫升，每日3次。

经治两个疗程后，于1991年3月来复诊时，身高增加，头围未大，头部与身躯相称，精神食欲均佳，语言清楚，能背诵唐诗十余首，行走、智力、体力如常儿。

婴幼儿期重补脑

史方奇

《素问·脉要精微论》说："头者，精明之腑。""夫精明者，所以视万物，别黑白，审长短……""精明"应属脑神经功能活动范畴。《医林改错·脑髓》说："灵机记性在脑者，因饮食生气血，长肌肉，精汁之清者，化而为脑，名曰脑髓。"脑之所以具有机智敏感、应急万变的本领，在于脑是摄取饮食营养的精华部分而化生，并不断在与外界事物接触实感中发展完善。因此，要使婴幼儿聪敏，健康发育，一要营养滋补脑，二靠感观勤用脑。

《素问·五常政大论》说："谷肉果菜，食尽养之，无使过之伤其正也。"也就是食物要多样化。谷，即粗细粮搭配；肉，鸡鸭鱼肉轮换吃；水果、蔬菜每天不可缺，鸡蛋牛奶要每天补充。这样，才能"平衡营养"。此外，还须做到五不宜，即：不宜暴饮暴食，不宜偏嗜少食，不宜过食生冷，不宜过食甜咸，不宜吃高脂肪饮食。

◎ 补脑膳食和验方

桃豆花生浆：核桃肉 1 个，花生粒 20 粒，黄豆 20 粒。晚上清水润透，晨捣烂加水滤过，煮沸加糖适量即成。

银耳樱桃汤：银耳 3g，晚上煮透装入保温瓶内，晨起煮 10 分钟加蜜樱桃 10 粒，白糖适量即成。

芝麻黄豆糊：黑芝麻 100g，黄豆 50g，糯米蒸熟阴干 50g，各炒熟共研末即成。每晨 50g 开水调散加糖稍煮即可服用。

兔脑猪髓汤：兔脑髓 2 个，猪脊髓 50g，洗净，同煮熟，加盐、葱、姜、味精调味。

补脑益髓验方：熟地黄、茯苓、山茱萸、枸杞、巴戟天、制首乌、制黄精、杜仲、猪脊髓、兔脑髓、党参各 30g，黑芝麻、核桃肉各 60g，砂仁末 12g（后下），龟板 30g，厚朴 15g，共煎汁去渣，浓缩，加冰糖、蜂糖各 350g，收膏。每服一小匙，每日 3 次。

小儿暑热证治

史方奇

小儿高热四季皆有，原因较多。特别是每年6~8月盛夏季节烈日酷暑，6个月~2岁的婴幼儿，稚阴稚阳之体，体温调节中枢难于适应，稍有不慎，即易发生高热，一般称暑热证。本文对此证作一介绍。

临床表现：起病急骤，体温常在38~40℃之间，多为稽留热，少数为弛张热，病程可持续整个暑热季节。由于久热高热，致使患儿气阴两虚，出现食欲减退，面色苍白，口渴消瘦，慢性病容等。小儿备受痛苦，父母甚为担忧。

1958年秋，重庆气候炎热，高温持续39~40℃的时间过久，小儿患病较多，呈小流行之势。患儿高热月余不退，故称“重庆热”“暑热证”。经研究，多为腺病毒感染，用抗感染及抗病毒等药，效果不佳。当时同重庆市医学会儿科学分会组成中西医结合研究治疗组，笔者负责中医治疗，认为本症属暑气伤阴，分阴暑证、阳暑证和暑热挟食证三型论治，较为得手。

一、阴暑证

1. 临床表现 高热无汗，烦躁形寒，四肢困倦或酸痛，舌边微黄，脉浮弦。

2. 治法 清暑解表。

3. 处方 银翘香薷汤。

银　花10g　　连　翘6g　　香　薷6g　　青　蒿6g

厚　朴6g　　六一散6g　　北沙参9g　　鲜荷叶9g

4. 用法 水煎服，每日1剂。待汗出热退则停服，改服清暑参麦汤。

二、阳暑证

1. 临床表现 高热烦渴，汗多，气粗，烦躁不安，小便黄、量少，苔黄燥，脉浮数。

2. 治法　清暑益气，养阴生津。

3. 处方　清暑参麦汤。

南沙参 9g　银　花 9g　连　翘 6g　青　蒿 6g
黄　芩 6g　六一散 6g　鲜荷叶 10g　西瓜皮 30g
生石膏 12g

4. 用法　水煎分 4 次服，病重者日服 2 剂，再结合输液补充水，连服 3 日，即可获热退病减之效。

三、暑热挟食证

1. 临床表现　高热口渴心烦，全身倦怠乏力，手心热，腹胀微痛，大便结，小便黄，舌苔黄垢，脉弦。

2. 治法　清暑消积。

3. 处方　清暑消积汤。

泡　参 10g　金银花 9g　荷　叶 9g　麦　冬 6g
连　翘 6g　山　楂 6g　建　曲 6g　厚　朴 6g
六一散 6g　青　蒿 3g

4. 加减法　若大便 2 天以上未解者，加生大黄 1.5g，泡水兑服，便后停。多数大便通烧退，病解。

经以上治疗 110 例，一般均在服药 5~7 天退热。如无汗者，只要汗出高热即可下降，继服清暑益气参麦汤数剂，便能恢复正常。经统计有效率约达 90%。自此每年盛夏季节均用此法治疗小儿暑热证数十例，收到同样效果。

初生儿不乳

邓仲瑜　讲述　唐忠意　整理

初生儿不乳，有虚实之分。实证中又有寒热之别，故临床中常有以下几种情况。

实证不乳，又有寒热之分。

热证，症见胎粪不下，小便不利，哭声洪亮者，其辨证关键为腹胀、胎粪燥结不下。治以清热泻脾法，药用钩藤、菊花、大黄、黄连、石膏、茯苓、生地黄、灯心草等。

寒证，症见哭声绵绵不休，口吐涎沫，大便稀溏，扪腹部有冷感者，皆因母体分娩，胎儿受凉所致。其辨证关键为腹部有冷感。治以温中散寒法，药用砂仁、陈皮、木香、桔梗、小茴香、钩藤等。

虚证不乳，症见面色皖白，四肢不温，气息微弱，唇淡无华，多见于早产儿。可先用独参汤大补元气，再用四君子汤善后。

若寒、热、虚、实不明显者，可用六神丸一粒。

小儿厌食症的治疗

张锡君　讲述　余朋千　整理

小儿厌食症是指纳呆、食欲减退，甚至不食而言。病在脾胃，病机不外虚实两端。根据小儿脾胃的生理病理特点，我常用开胃进食汤：藿香、佩兰、厚朴、陈皮、甘草、鱼鳅串、侧耳根、炒山楂、神曲、麦芽。以该方为基础，加减应用，同时配合中成药，多获效益。

乳食积滞者，加莱菔子；伴腹痛便结者加大黄；呕吐甚加白豆蔻、苏梗。中成药可选消食冲剂、一厘金、小儿化食丸、大山楂丸等配合。

禀赋不足，脾胃虚弱者，用开胃进食汤去厚朴、陈皮、炒山楂、神曲、麦芽，加党参、白术、茯苓。畏寒加制附片、干姜；乏力加黄芪。中成药可配胚宝片、党参马蹄冲剂、参芪蜂王浆等同服。

外邪犯胃，胃纳受阻者，用开胃进食汤去炒山楂、神曲、麦芽，加紫苏叶。呕吐加生姜、法半夏；腹泻加炒白术、荷叶；身痛加葛根；伤暑加香薷、厚朴。中成药可配藿香正气水、小儿四症丸，夏季配香苏正胃丸等同服。

惊恐气逆，脾胃失调者，用开胃进食汤去藿香、佩兰、陈皮，加钩藤、朱砂、灯心草、茯苓；惊惕加蝉蜕、僵蚕；呕吐加生牡蛎。中成药可配合沉香化气丸、大山楂丸同服。

胃阴受伤者，用开胃进食汤去藿香、佩兰、厚朴、山楂、神曲、陈皮，加沙参、麦冬、玉竹、石斛，炒麦芽改用生麦芽。便结数日不行加玄参、生地黄、制大黄；呕吐加藿香。中成药可配石斛露、玉桔冲剂同服。

久病不愈，脾胃虚弱用开胃进食汤去陈皮、厚朴，加党参、山药、扁豆、茯苓。呕吐加苏梗、白豆蔻；湿甚加薏苡仁、苍术；畏寒肢冷加附片、肉桂。中成药可配合附子理中丸、党参马蹄冲剂、小儿健脾丸、健脾糕片等同服。

此外，还应加强预防和护理。要时时注意饥饱适宜，寒暖适时，“乳贵有时，食贵有节”，一切生、冷、硬、滑之物均非所宜。饮食以清、淡、软，易于消化而富有营养为好。切忌强制进食，包括诱而食之，骂而食之，打而食之和强行灌之等。

小儿泄泻证治

汪鑫涛

泄泻是以大便次数增多，粪质稀薄或如水样为特征的一种小儿常见病。轻度泄泻可见大便次数增加，排出蛋花水样或稀薄粪便，夹有不消化的食物残渣及乳块；严重者大便次数频繁，伴有呕吐、发热、前囟及眼眶明显下陷，皮肤弹性减退，甚至出现脱水、酸中毒、电解质紊乱等。

中医幼科文献中记载了多种“泄泻”，如“伤食泻”“积泻”“水泻”“热泻”“吐泻”“惊泻”“脏寒泻”等病的范围，多见于夏、秋季节，两岁以下的小儿发病率较高，尤其在乳幼儿时期中，具有特殊的重要性，如治疗不当或不及时，均可造成恶劣的后果。因小儿属于“稚阴”“稚阳”之体，兼之“发病容易，变化迅速”的病理特点，常在吐泻的病程中出现“亡阴”“亡阳”的危象。

小儿泄泻在儿科临床实践中最常见者为“伤食泻”“湿热泻”“脾虚泻”等三型，今分述如下。

一、病因病机

1. 内伤乳食 乳幼儿脾胃嫩弱，脾胃功能尚未发育完善，其耐受力很小，如乳食突然改变，喂不定时，或杂食过多与年龄不相适应等，均可致泄泻。

2. 暑热湿邪 小儿感受暑热湿邪，引起脾胃功能障碍，升降失调，可致呕吐、泄泻。

3. 脾失健运 先天禀赋不足的幼儿，平素脾胃俱虚，如长期恣食生冷肥甘，喂养不当，乳食杂投，损伤脾胃，乳食滞留不化，因而清浊不分，而成泄泻。

二、辨证论治

患儿大便稀薄带水，兼有白色或黄色小块，有酸臭气，嗳气腐臭，肠鸣腹胀，阵阵啼哭，不思乳食，始因伤食，舌质淡红，苔白或厚腻，脉沉缓，指纹紫滞。此乃伤食泄泻之候。

患儿泻下黄色稀水样便，身热或壮热，烦躁口渴，面赤，唇红，小便黄而少，舌质红，苔黄腻，脉滑数或濡数，指纹色紫。此为湿热泄泻。

患儿泄泻反复发作，食后即泻，大便稀薄，乳食不化，食少，倦怠，面色㿠白，形体消瘦，舌质淡，苔白，脉缓或细，指纹淡红。此为脾虚泄泻之症。

小儿泄泻的治疗应遵循“急则治其标，缓则治其本”的原则，必须“审证求因”，辨识疾病的主要病因和证候，决定治疗方法。因于乳食积滞者治宜消食和中；因于湿热者治宜清热利湿；因于脾虚者治宜健脾养胃；正虚邪实者，应扶正以祛邪。如患儿体质素虚，病情较重，突然病情恶化，出现“亡阴”“亡阳”之危候，则应中西医结合治疗，及时纠正脱水和电解质紊乱，使病情转危为安。

1. 伤食泻

主症：微热或不热，嗳气食臭，恶心呕吐，腹胀时痛，大便稀溏，兼见泡沫，其色灰白或青绿，含有不消化食物及乳块，有酸臭味。舌淡红，苔白或厚腻，指纹紫滞。

治法：消导化食。

方药：保和丸加减。外感加葛根；腹泻兼有黏液或坠胀感者，加黄连；腹痛较甚者，加广木香、广藿香；泻下稀水，小便黄少者，加泽泻、车前仁；食积兼脾虚者，加白术；苔厚腻，加苍术。

如食滞已消，不思乳食，面色苍白者，为脾气已虚，可用五味异功散，调补脾胃。伤食吐泻，腹中肠鸣，脾胃虚寒而兼有热者，可用生姜泻心汤，温中散寒，清热止泻。泄泻次数增多，口渴思饮者，宜口服糖盐水，补充丧失的水分，纠正水、钠平衡的失调。

2. 湿热泻

主症：泻下黄色稀水，伴有呕吐，微热或壮热，烦躁口渴，口唇干燥，神情倦怠，囟门及目眶下陷，小便黄少。舌质红，苔黄或腻，脉滑数，指纹沉紫。

治法：清热利湿

方药：葛根黄芩黄连汤加味。暑热吐泻，壮热烦渴，治宜清暑利湿，清热解毒，可用连朴饮加减。发热、烦躁不安，或昏迷、惊厥者，加服琥珀抱龙丸，以清热解毒，镇惊安神。

葛根黄芩黄连汤加味：葛根 9g，黄芩 9g，黄连 3g，生甘草 3g，银花

12g，木通 6g，车前草 12g。腹痛或胀，加广木香 6g，白芍 6g；乳食积滞，加神曲 9g，生麦芽 12g；舌红少津，加花粉 9g，麦冬 9g，玉竹 9g；呕吐加法半夏曲 9g，竹茹 9g。

连朴饮加减：黄连 3g，厚朴 6g，栀子 6g，淡豆豉 6g，竹茹 9g，法半夏 9g，银花 12g，连翘 9g，鲜芦根 15g，益元散 9g。精神萎靡，苔黄而燥，脉细数无力者，加红参 6g，煎汤当茶饮。如口干烦渴，囟门及眼眶凹陷，皮肤干燥，舌质红而干，此为阴液耗伤之象，宜去厚朴、法半夏之辛燥，酌加麦冬、花粉、鲜石斛、玉竹、五味子等养阴生津之品。神昏惊啼，痉挛抽搐，加服琥珀抱龙丸，两岁以下每次服三分之一粒，2~3 岁每次服二分之一粒，四小时服一次。

3. 脾虚泻

主症：泄泻反复发作，常食后即泻，大便稀薄，乳食不化，面色淡白，肢体消瘦，精神萎靡，四肢欠温，夜则汗出，睡卧露睛，苔薄白，舌质淡，脉缓而弱。

治法：补脾健胃。

方药：人参启脾丸。气阴两伤，不思乳食，手足冷，睡卧露睛，口渴不止者用白术散。面色苍白，唇色淡，神疲、自汗或四肢厥冷，神志呆滞，为脾肾虚寒，阳虚欲脱之症，急宜温补回阳，用附子理中汤。

人参启脾丸（《医宗金鉴》）：党参 12g，炒白术 9g，茯苓 9g，炙甘草 6g，山药 9g，扁豆 9g，陈皮 6g，广木香 6g，神曲 9g，炒谷芽 12g。阳虚自汗者，加黄芪 9g、浮小麦 12g；久泻不止，加罂粟壳 1.5g；或用肉桂末 0.6g，胡椒末 0.6g，和匀，放肚脐内，用纱布盖上胶布固定。

白术散（《小儿药证直诀》）：红参 4.5g，炒白术 9g，茯苓 9g，炙甘草 3g，葛根 9g，煨木香 6g，广藿香叶 6g。发热、口渴者去木香，加乌梅 6g；腹痛者加白芍 9g；睡眠不安，加酸枣仁 6g、珍珠母 9g。

小儿腹泻临床体会

孙志坚

小儿腹泻，为临床上常见病。一年四季都有发生，以夏季为多见。泄泻过多，津液耗伤太甚，甚至引起死亡。

小儿腹泻的病因是小儿稚体未充，脾胃薄弱，健运失职，最易感寒、受暑、伤食、惊吓等。这些因素均易引起腹泻。

各家论小儿腹泻的病症，多谓吐者伤胃，泻者伤脾，吐泻俱发，脾胃两伤。以上病变，查其原因或因调护失宜，饮食所伤(如饮食所伤，过冷不洁或乳母过食生冷寒凉等)或由寒温不适，外邪所感(包括季节性流行或细菌感染等)以至发生腹泻。王肯堂云："凡小儿吐泻皆因六气未完，六淫易侵，兼以调护失宜，乳食不节遂使脾胃虚弱，清浊相干，蕴作而然。"春季腹泻多因于风，夏季腹泻多因于热，秋季腹泻多因于凉，冬季腹泻多因于寒等。据此发病虽有内因、外因之不同，但总的在于，消化功能失常或营养代谢紊乱，或由气候环境不适宜，因而引起发病。

因小儿年幼，不会讲话，不能尽其所诉，对小儿腹泻的诊断，大部分靠临床表现，依靠医生收集到的信息，经过综合分析，以决定其治疗方案。

钱氏所云，腹泻黄色，是伤热乳；腹泻青色，是伤冷乳；腹泻昏睡，睡不露睛，是脾有实热；腹泻绿水者，是脾胃虚冷；泻乳腹痛，按之而哭者，是食积痛也；按之不哭者，脾胃俱虚也；腹泻乳食不化，便有酸臭气者，伤食腹泻也。说明，根据患儿腹泻的排出物，可以查知其致病的原因。如能参兼舌脉，腹部及四肢的征象，那么对患儿腹泻的诊断是不难的，如王肯堂在《证治准绳》载："吐泻身热，泻黄多渴，作热病治……肢冷泻青不渴为寒"。

此外，还有小儿腹泻不治之症，如面黑色，气喘者，不治；遗泄不觉者不治；小儿泻不定，精神好者，脾败也；大渴不定，止之又渴者不治，肾败也；腹泻唇深红者，内热故也，不退必死。这些所谓不治之症，多由于腹泻后，心力衰竭，已达到不可挽救的程度或者由于治疗失当，功能丧失。都可作为诊断上的参考。

至于临床所见，不外是腹泻后，津液大伤，是重性脱水现象，如口渴，尿少，皮肤失去弹性，黏膜干燥，舌苔增厚，前囟低落，眼部凹状等外观面貌。若是其身体功能，已出现一定障碍，则可引起患儿呼吸急促、发绀、脉搏减弱等症状。笔者在临床中辨证及治疗如下。

1. 脾虚久泻者

症状：食欲不振，食后又泻，泻出物不消化，面黄肌瘦，现浮肿，精神疲倦，四肢乏力，腹部膨胀，舌苔薄白，脉象沉缓。

治法：以健脾为主，健脾利湿。

处方：党参、黄芪、焦白术、陈皮、扁豆、怀山药、莲米、砂仁、甘草。

2. 气虚下陷，时现脱肛不收者

治法：以补中益气为主。

处方：党参、黄芪、焦白术、升麻、柴胡、陈皮、当归、甘草。

3. 脾阳虚者

症状：面色苍白，手足现冷，恶寒喜暖，腹泻水食不化，食减神疲，小便清长，舌苔薄白，体温低于35~36℃。

治法：温中健脾。

处方：党参、黄芪、焦白术、茯苓、豆蔻、生姜、甘草。

加减法：阳虚明显者加附子、桂枝。

4. 脾虚兼滞者（脾不健运，谷停为滞）

症状：善食肌瘦，大便黏臭，腹胀满硬，舌厚或垢腻。

治法与方药：健脾化滞，以健脾为主（党参、茯苓、炙草）或以化滞为主（神曲、山楂、麦芽、莱菔子）或攻补兼施，清热加黄连、黄芩。

5. 脾虚腹泻伤阴者

症状：腹泻，口干，午后低热，五心烦热，唇舌略红，舌中光剥，舌深及肌肤甲错，发枯，指纹紫红。

治法：先以养阴清热为主，待热退后，仍以健脾为主。

处方：青蒿、玉竹、石斛、白薇、地骨皮、粳米、怀山药、扁豆。

兼风寒或风热，如外感证候较重者，以急则治其标的原则，先以辛温或辛凉解表，待外感痊愈后，再转向健脾；如脾虚症状明显，外感症状较重者，则标本兼治为原则，常以健脾为主，少佐以祛风寒之品，如苏叶、防风等，或用健脾而不温燥之剂，少佐辛凉解表，如薄荷、桑叶、芦根等。

6. 脾虚兼浮肿者

症状：面色苍白，四肢沉重较凉，沉重无力，腹胀，脉沉弱无力。

处方：茯苓、薏苡仁、泽泻、车前仁等。加桂枝、生姜、附子，以利湿为主。

7. 暑热泄泻者

如偏于湿的，宜化湿利水兼解暑热。用四物香薷饮（香薷、厚朴、炒扁豆、黄连）。小便短少加五苓散、通草、车前子等味。如偏于热的，宜清解暑热，并化湿邪，用葛根芩连汤调服益元散。如暑热过盛，泻下伤津，烦、渴饮引，用清暑益气汤、白虎加人参汤，以清暑益气生津。

8. 虚寒腹泻者

如属于脾虚的，以健脾益胃为主，用参苓白术散或七味白术散。属于脾肾虚寒的，扶阳散寒为主，用附子理中汤（附子、干姜、白术、人参、甘草）。如滑泻不止，用四神丸（肉豆蔻、吴茱萸、五味子、破故纸）；或赤石脂禹余粮汤（赤石脂、禹余粮、生姜、大枣）。

9. 伤乳食腹泻者

治法：以行气化滞，化湿为主。

处方：保和丸（山楂、神曲、麦芽、橘红、茯苓、连翘、莱菔子、黄连）。

挟热而便闭的，用枳实导滞丸（枳实、白术、茯苓、泽泻、大黄、神曲）。

10. 惊泻患者

治法：以理脾镇惊为主。

处方：益脾镇惊散（人参、白术、茯苓、朱砂、钩藤、甘草）。

◎ 小结

中医学理论中，有“湿多成五泻”之说。小儿腹泻多湿。由于体内中下焦阳虚，脾不健运，或肾不化气，特别是脾主运化，脾主湿，说明五脏中脾的运化功能与泄泻的关系最为密切。若脾的功能紊乱，运化失司，不能升清降浊，就会发生泄泻。体内之湿，多是脾功能失常的产物，而湿盛更影响脾的功能，二者可互为因果，造成恶性循环。上述脾虚而产生体内湿邪过盛，实为小儿泄泻主要的发病机制，因此，必须从脾着手，以健脾为总的治疗原则，在健脾的基础上，适当加淡渗利湿之剂。因脾虚患儿常有中气下陷的证候，虽有泄泻、浮肿等湿盛之症，若单用淡渗利湿，则更降其气，气愈虚，则病愈重。患儿腹泻大多责之脾，且大多属虚，故治疗多以扶正健脾为主。

五脏疳积治验

史方奇

《临证指南医案》指出："疳者，干也。小儿肠胃柔嫩，若乳食失调，甘肥不节，运化不及，停积发热，热久津干，此因积成疳也。或五脏偏热，或因病后，或医药误下，致亡津液，脾不输化，积滞不行，此因疳致积者也，故五疳不离乎脾胃"。前者是说成疳之因，是由喂养不当，乳食未定时定量，饥饱无常，消化障碍，积热津干，营养不良所致的肌瘦干枯症状；后者阐明因疳致积，在于积久传之余脏，或病后药误，亡其津液，并发全身营养不良，使干之更干，出现生长发育停滞重病。说明"津干"是致疳之因，"津亡"是疳极之由。但无论是"疳因""疳极"，总不外乎食积伤脾耗津所致。因而本人治疳经验以补脾消积、健化生津为主。为了弘扬祖国医学，救治小儿疑难，特将本人行医60余年的具体经验奉献育儿父母及医者们参考。

疳积是危害小儿生长发育的重病。古人认为：16岁以前，其病为疳；16岁以后，其病为痨，皆真元(抗病力)怯弱，气血衰亡所致。古人分五疳二十四候，但总体主症为：厌食少吃，面黄肌瘦，头大发焦，颈小耳薄，鸡胸龟背，肋骨外翻，腹大脐突，腿细脚小，汗出，便结或便溏，舌质红，苔黄燥，手心热，甚至有的以揉眉挖鼻，咬指磨牙，吃泥沙等动作异常为其特征。现将其防治验方介绍如下。

对本病，防重于治。防疳要法，是平衡营养的科学喂养。即在婴儿时期，无论是母乳或人工喂养，须按每公斤体重每日给以热量100~110千卡，定时定量给食，切忌一哭即喂，喜吃过饱，厌食过少，饥饱无常。4~6个月可加菜汤米汁，7~9个月可加蒸鸡蛋、肉末。若是母乳应断奶。断奶后要注意谷肉果菜样样都吃，但不要过饱。忌睡前夜半饮食而损伤胃气。

笔者在临床上从五脏论治疳积的辨证治疗经验如下：

1. 心疳证

症状：头大颈小，面红颊赤，腹胀烦满，心烦虚惊，口疮舌烂，睡眠不安，便结或便溏，手心热，舌质红，脉虚。

辨证：多由脾虚食积，气血化源力薄，心血不足所致。

处方：补脾养心汤。

泡　参 15g	麦　冬 12g	莲子心 12g	炒枣仁 12g
鸡内金 10g	山　楂 6g	神　曲 6g	厚　朴 9g
麦　芽 15g	鱼腥草 12g	鸡屎藤 15g	

水煎服。

2. 肝积证

症状：厌食少吃，面色赤黄，头摇发立，眉皱揉眼，性急烦躁，咬指磨牙，颈小腹大，肋骨外翻，厌食便结，苔黄，脉弦。

辨证：由食积伤脾，传之于肝而成。

处方：消积疏肝汤。

泡　参 15g	焦白术 6g	青　皮 9g	陈　皮 9g
白　芍 12g	枳　壳 6g	麦　芽 15g	鱼鳅串 15g
鸡屎藤 15g			

水煎服。病减后，服壮儿灵 1 个月。

3. 脾疳证

症状：厌食少吃，爱吃杂食，或有喜食泥沙者，头大颈小，面黄肌瘦，腹胀脐突，鸡胸肋骨外翻，脊弯脚小，手心热，便结或溏泻，舌苔薄黄或燥，脉弦。

辨证：多因喂养不当，乳食杂投，饥饱无常，直伤脾胃。

治法：治宜消积理滞，益气生津。

处方：先用消积润燥汤，至病情稳定，用补脾生津汤；至病情转佳时，用补脾健儿灵。

消积润燥汤：泡参 10g，麦冬 12g，楂曲各 6g，厚朴 12g，麦芽 15g，火麻仁 10g，鱼腥草 15g，鸡屎藤 15g，水煎服。

补脾生津汤：苏条参 12g，麦冬 12g，薏苡仁 15g，白术 6g，天花粉 6g，生地黄 9g，砂仁 3g，陈皮 10g，楂曲各 9g，使君子 12g，麦芽 15g，鱼鳅串 15g，水煎服。

补脾健儿灵：党参 30g，苏条参 30g，楂曲各 15g，麦芽 30g，鸡内金 30g，使君子 30g，怀山药 30g，砂仁 12g，玉竹 30g，共为细末，每服 3g，糖水下。或用以蒸鸡蛋、鸡肝末、猪肉吃均可。

脾疳是五疳之中最多见者，集 60 余年经验，用以上方法治愈千余人，均健如常儿。

4. 肺疳证

症状：厌食少吃，头大颈小，面白肌瘦，经常咳嗽，揉鼻咬牙，腹大鸡胸，肋骨外翻，潮热汗多，大便结，舌苔白，脉虚。

处方：清肺健胃汤。

土明参 15g	麦　冬 12g	百　合 12g	甜杏仁 12g
鸡内金 10g	山　楂 6g	神　曲 6g	陈　皮 6g
麦　芽 10g	玉　竹 10g	鱼腥草 10g	鸡屎藤 10g

水煎服。

此方甚效，曾收治 46 例肺疳患儿，有效率达 80% 以上。

5. 肾疳证

症状：头大颈小，面黄肌瘦，鸡胸肚高，大便结，全身疮疥，齿肿根烂，甚则齿龈溃脱，口臭，舌苔黄，脉细。此为五疳中极重败者，应及时全面救治，需中西医结合治疗。

治法：治宜扶正祛邪法。

处方：扶正解毒汤或清补参生汤。

扶正解毒汤：西洋参（泡水兑服）3g，泡参 30g，麦冬 15g，金银花 15g，黄连 6g，紫花地丁 15g，野菊花 15g，板蓝根 15g，炒侧柏叶 15g，炒荆芥 12g，地骨皮 12g，水煎服。

清补参生汤：西洋参（泡水兑服）3g，党参 30g，生地黄 12g，金银花 15g，黄柏 12g，地骨皮 12g，粉丹皮 12g，野菊花 12g，楂曲各 6g，鸡内金 10g，麦芽 15g，鱼腥草 12g，水煎服。

牙龈溃烂需至牙科就诊，疮疥至皮肤科就诊。

以上治疗的方药剂量，系 1~2 岁的剂量，如稍大应随年龄而增大剂量为宜。

寒热虚实论疳积

范其情

疳积是儿科临床常见较为难治的一种病症，病程往往绵绵不已，即使辨证正确，处方适当，仍然康复较慢，对患儿体质影响较大，因此，是属于儿科难证之一。中医学对于疳积的证治，也和其他疾病证治一样，积累了丰富的临床经验。历代儿科医家，对疳积的分类方法，常用的有以下三种。

以五脏分类：心疳、肝疳、脾疳、肺疳、肾疳。

以临床主要症状分类：疳渴、疳热、疳泻、疳痢、疳肿胀、蛔疳等。

以病变侵犯部位分类：胸疳、眼疳、鼻疳、牙疳、脊疳等。

笔者认为以上的分类方法较好，细致醒目，但是仍要依据寒、热、虚、实来辨证施治，故在以上分类的基础上，归纳为寒、热、虚、实四型。病实者治其实，同时顾其虚；病虚者则治其虚，同时消其积。灵活辨证施治，方可得到满意的疗效。

兹将小儿疳积的辨证施治简介于下。

1. 寒型　形寒畏冷，精神不振，面色苍白，口唇少华，四肢欠温，能食善饥，不思饮水，腹痛绵绵不已，得热痛减，大便稀溏，小便清长，舌质淡苔薄白，脉象沉细。

如治李某，男，4岁。病史与症状：半年前患痢疾之后，未曾善后调养，身体遂出现衰弱象征，如面色苍白，四肢欠暖，胃纳尚克，常喜热饮而量不多，精神萎靡，腹部隆起，绵绵作痛，大便溏泻，无黏液，无里急后重，每天二至三次，小便清长，舌质淡苔白厚而腻，脉象沉细。治法：温中理脾，逐寒祛疳。处方：附子理中汤加味。制附子6g，干姜6g，党参9g，白术6g，茯苓6g，怀山药10g，炙干蟾4.5g，大腹皮6g，草豆蔻6g，甘草3g，白胡椒1g，上方服30余剂而愈。

2. 热型　不欲衣被，手足心烦热，口渴冷饮，常卧阴湿之地，且爱啼哭，鼻孔红烂，口唇焦干，口气臭，大便干燥，隔一两日一次，小便黄，舌质红苔黄厚，脉象弦数。

如治陈某，男，5岁。病史与症状：四肢消瘦，腹部隆起，时有潮热，喜卧阴湿之地，目赤多眵，云翳遮睛，鼻孔红烂，烦渴饮冷，口唇深红，大便干如羊粪，小便黄，舌质红苔黄厚，脉洪数。治法：清热疏肝，散翳明目。处方：青蒿鳖甲汤化裁。青蒿6g，鳖甲9g，丹皮6g，芦荟1.5g，胡黄连4.5g，银柴胡4.5g，蝉蜕3g，密蒙花8g，木贼草6g，干蟾4.5g，夜明砂6g，石燕9g，刺蒺藜6g。上方适当加减，连服36剂，诸症消失，后服鸡肝散一料，巩固疗效。

3. 虚型 言语低微，行动缓慢，饥不择食，腹部膨胀，青筋曲张，面色无华，口唇苍白，五心潮热，骨蒸盗汗，舌质淡苔白薄，脉象小弦无力。

如治黄某，女，3岁半。病史与症状：曾患连日咳后，未得到适当调养，逐渐面黄肌瘦，毛发脱落，神情憔悴，状若痴呆，但思维正常，腹大肢小，五心烦热，骨蒸盗汗，大便稀溏，小便如常，舌质少荣，苔薄白。治法：益气健脾，除蒸消疳。处方：异功散加味。党参9g，白术6g，茯苓6g，陈皮6g，怀山药9g，干蟾4.5g，胡黄连4g，银柴胡4g，青皮6g，甘草3g，鸡内金6g，黄芪9g。上方连服26剂而痊愈。

4. 实型 腹部膨胀，痞满拒按，腹痛时作时止，身热烦渴，口鼻咽干，喜食香类食物，食不知饱足，大便酸臭，小便如柏汁，舌苔黄厚，脉象弦实有力。

如治陈某，男，4岁。病史与症状：其母代述，患儿平素不洗手乱抓食物吃，常不知饱足，肢瘦腹大拒按，腹部时痛时止，口常吐白色泡沫，两侧面颊有蛔虫斑，巩膜亦有紫斑小点，大便干燥，小便深黄，舌苔黄厚，脉象弦滑。治法：驱蛔导滞，健脾悦胃。处方：梅连四逆散加味。乌梅9g，胡黄连6g，银柴胡6g，白芍6g，枳实6g，甘草3g，干蟾6g，雷丸6g，使君子6g，槟榔片6g，芦荟1g，芜荑6g，苦楝根白皮6g。服上方3剂后，下蛔虫20余条，病情大有好转，继用香砂六子汤，以善其后而愈。

◎ 小结

疳积是儿科四大证之一。所谓四大证，即痘（天花），麻（麻疹），惊（惊风），疳（疳积）。疳积的病因，常因调护无方，饮食失节，乳食无度，或嗜食肥甘生冷和零杂食物，积郁既久，则脾胃受损。或小儿已长，犹恋乳食，母乳不充，生养不足，故脾胃之气暗耗，或病吐泻之后，妄施攻伐。尤以病后失调，津液将竭，脾胃虚弱。正如《小儿药证直诀》："疳皆脾胃病，亡津液之所作也。”是有一定的道理。

治疗小儿疳积用药方面，小儿科医家用干蟾、石燕、胡黄连、银柴胡等药，往往获得明显效果。考干蟾，根据《名医别录》，本品性凉有毒，虽然有毒，只要严格把握剂量，对疳积有特殊效果。石燕性甘凉无毒，有利湿消热疏肝明目，若目翳遮睛，配合其他药物有良好的疗效。胡黄连性凉味苦无毒，有清热除蒸消疳作用。银柴胡性甘微寒无毒，有退骨蒸潮热的作用。据《本草纲目拾遗》载其能治“小儿五疳羸热”，疗效显著。

小儿疳积，在过去以五脏、病位、症状来分类，但决不能脱离寒、热、虚、实来辨证施治。寒热虚实也不可能单独出现，往往是虚中夹实，寒中有热错综复杂地出现。如果正确地辨证，立方遣药，适当地加入以上对疳积有效的药物，也可获得一定的疗效。

儿科扶正培本法

汪鑫涛

扶正培本法是儿科临床中常用的治疗法则之一。小儿脏腑娇嫩形气未充，各脏腑功能尚未发育完善，卫外功能还未巩固，抵抗疾病的能力薄弱，如护理不周，寒暖失调，最易遭到六淫邪气的侵袭，发生风邪上犯的肺系疾病；小儿脾胃嫩弱，如乳食过饱，杂食过多，喂不定时，又可引起胃肠道疾病。此均为儿科临床中常见的疾患。为了增强患儿抗病能力，降低发病率，曾在“急则治其标，缓则治其本”的基础上，采用扶正培本法收到了良好的效果，今初步探讨如下。

一、正气内虚与发病的关系

《素问·评热病论》云：“邪之所凑，其气必虚”。《素问·刺法论》谓：“正气存内，邪不可干”。《灵枢·百病始生》说：“风雨寒热，不得虚，邪不能独伤人，卒然逢疾风暴雨而不病者，盖无虚，故邪不能独伤人。”上述的“邪”概括了外感六淫邪气和致病因素，这是发病的外在条件。“虚”即正气虚弱，使机体的抗病能力降低，因而病邪通过正气内虚而发病。此为致病的内在因素。临床上常见到面色少华、体质消瘦的正虚患儿，抵抗病邪的能力均较薄弱，偶遇气候突变，衣被厚薄不相适应等，常易感受外邪，反复发生感冒。正气愈虚，患病的机会越多，显著影响小儿的生长发育和健康成长。因此，小儿正气虚衰对其发病具有重要的临床意义。

二、脾胃虚弱是致病的内在因素

在儿科临床实践中，观察到小儿疾病的发生和发展都与脾胃虚弱有密切的关系。《幼科发挥》云：“胃者主受纳，脾者主运化，脾胃壮实，四肢安宁，脾胃虚弱，百病蜂起。”《奇效良方》说：“脾胃一伤，则真元之气败坏，致生诸虚百疾而夭人寿。”此说明了脾胃强弱与发病的关系甚为重要。因“脾胃为后天之本，是气血、营卫生化之源”，小儿在出生以后完全依赖于脾胃功能的健全，把消化、吸收的乳食精华，输布到各脏腑以化生气血、津液，供全身各脏腑组织营养的需要，促进生长发育，使之健康成长。如小儿脾胃虚弱，胃纳减少，营养来源缺乏，脾失健运、消化、吸收的功能减退，可导致正气内虚，使机体防御病邪的能力下降，常易反复发生感冒或易患传染性疾病等。此为儿科临床中较为常见的情况。

三、脾肾俱虚对小儿生长发育的影响

“肾为先天之本”。肾是人体生命的根源和生命活动、生长发育的动力。肾主骨、藏精、精能生髓，肾精旺盛，骨髓才能得到正常的生长发育，促进骨质坚固壮实。如先天禀赋不足或后天久病体虚，肾精亏损，骨髓生化之源不充，滋养骨骼的髓液减少，可致骨质疏松，骨软无力，严重影响小儿骨骼的生长，甚至发生骨骼的病变。临床中最常见者为婴幼儿时期的解颅，即颅骨软化，顶骨和枕骨之缝裂开，囟门宽大，常在一岁以上不能闭合，两侧额及顶骨向外凸出，形成方颅。“齿为骨之余”。牙齿亦需赖肾精以滋长，肾精不足，则出牙迟缓，齿形细小，稀密不匀。

“脾为后天之本”。必须依赖肾阳以温养，脾才能充分发挥生化气血作用。肾更需要脾的水谷精微以滋养，肾精才能旺盛充沛。因此，脾肾两脏的相互关系最为密切。如脾肾两虚，后天的气血虚少，先天胎禀不足，严重影响骨髓生长不充，骨质软弱，轻则在肋骨和软骨相接处膨胀增大，形成肋骨串珠，重则胸骨向外隆起，状如鸡胸，下肢畸形，呈现膝内翻（X 型腿）或膝外翻（O 型腿）。此均为脾肾俱虚，先后天不足，气血虚少，精髓不充，骨骼失养所致。

四、治法举例

《素问·三部九候论》云：“虚者补之。”《素问·阴阳应象大论》谓：“形不足者温之以气。”“精不足者补之以味。”患儿体质虚弱，宜用甘温益气之品，补中益气，增强脾的运化功能，使气血来源充足，正气旺盛，体质健强。如阴精不足，精髓空虚，要用滋阴厚味之药，滋补肾阴，使精髓充足，骨质坚固。《幼科发挥》云：“小儿久病，只以补脾胃为主，补其正气，则病自愈。”

1. 脾胃虚弱 小儿脾胃娇嫩，乳食稍有不节，就会发生脾胃病，治疗不当或治不及时，脾胃日益虚弱，气血虚少，出现面色㿠白或萎黄，形体消瘦，精神疲乏，食欲减退，稍多食则大便溏薄，或反复腹泻，伴有不消化的乳食残渣，舌质淡苔白，指纹淡红等。

治法：扶正培本，补脾健肾。

处方：异功散加味

党　参 9g	白　术 9g	茯　苓 9g	炙甘草 3g
陈　皮 6g	黄　芪 9g	黄　精 12g	制首乌 12g

加减法：睡眠不安加酸枣仁，珍珠母；出汗多加五味子、浮小麦；大便秘结加肉苁蓉、当归；尿多或尿频加补骨脂、覆盆子；乳食积滞加神曲、麦芽。

原按：本方为 2~3 岁小儿用量。脾胃虚弱兼感新病或邪气实者，应急则治其标，以祛邪除病为主；正气虚衰而邪气不盛者，可用扶正以祛邪；邪去正虚或久病体弱者，则以扶正培本为主；权衡正邪之盛衰，有得心应手之妙。

2. 脾肾俱虚　在脾胃虚弱的基础上，小儿乳食不足，营养失调，气血虚弱，必然响及肾，故有“久病者多肾虚”“久病必及于肾”的论点。肾之精气俱虚，骨髓不充，有碍骨骼的生长发育，出现立迟、行迟、齿迟，头部可见头缝开张，囟门迟闭等症状。脾肾亏损，气虚血少，则见面色㿠白，毛发稀疏，色枯黄，易脱落，纳呆，厌食，大便秘结或稀溏，乳食不化，肌肉松弛，四肢消瘦，胸肋突露，腹部膨大，状如蛙腹，青筋怒张，夜间尿多或尿白而浑浊，舌质淡，苔白，脉细弱，指纹色淡或延伸至气关等。

治法：补脾益气，以培后天之本；培元补肾，以固先天之本。

处方：滋补脾肾散(笔者常用方)。

党　参 60g	茯　苓 40g	山　药 40g	莲米(去芯) 40g
黄　精 40g	炙甘草 15g	炙黄芪 60g	当　归 30g
制首乌 40g	熟地黄 40g	五味子 20g	枸　杞 50g
菟丝子 30g	补骨脂 50g	肉苁蓉 40g	怀牛膝 15g
炒黑芝麻 100g			

制用法：①将上药微火烘燥，磨成粉末，用 80 孔箩筛过筛，再将药烘燥磨粉，直至药渣磨尽筛完为止。②黑芝麻 100g，放纱布袋内在水中淘净泥沙，在锅内炒香，捣碎。③加入与药粉等量的白糖，和匀，装瓶内贮存。

服法：6 个月至 1 岁，每次服 4~5g；2~3 岁，每次服 7~9g；4~7 岁，每次服 10~12g；9 岁以上，每次服 12~15g。微火煮沸，每日服 3 次，感冒停服。

◎ 临证验案

案一

将某，5岁，1978年6月17日初诊。

患儿从1岁多至今一直食欲不振，每餐只能食一两粮，晚上睡眠不安，易惊醒，常自汗或多汗，大便结燥，2~3天1次。近四年来每遇气候转变，寒温失调常突然感冒发热，体温升到39℃以上即发生惊厥昏迷，每月发热3~4次。患儿足月顺产，出生后母乳喂养，纳呆，吮乳量较少，以致身体日渐虚弱。诊查所见：面色无华，肢体消瘦，精神不振。胸部透视：心、肺无异常发现，肝、脾未及。舌质淡，苔薄白，脉象细弱。辨证：脾胃虚弱，气血不足。治法：补脾健胃，滋养化源；扶正培本，增强机体抗病能力。处方：党参12g，白术12g，茯苓9g，炙甘草3g，陈皮6g，炙黄芪12g，当归6g，黄精12g，肉苁蓉12g，炒麦芽9g。每日服1剂，连服10天，感冒停服。

二诊（1978年6月29日）上方服10剂后，食欲略增，出汗减少，大便已正常，未发生感冒，宗上方去肉苁蓉，继服10剂。

三诊（1978年7月12日）服上方已20天，未感冒发热，继用参术合剂（党参、白术、茯苓、炙甘草）500ml，每次服10ml，每日服3次，以补脾益气，巩固疗效。

治疗结果：经上方治疗后，随访1年。1978年冬季未发生感冒。1979年3至8月感冒发热计2次，其中一次感冒发热，体温39.5℃，尚未出现惊厥昏迷现象。

此例采用异功散和调元汤（炙黄芪、党参、炙甘草），补脾健胃，扶正固本。加用当归配黄芪，补血益气，固表敛汗；黄精益脾胃，补诸虚，加强补脾的作用；佐以肉苁蓉滋肾润肠，润燥通便；辅用炒麦芽，健脾开胃，使脾胃功能恢复正常，增强了防御疾病的能力，减少了感冒的发生。

案二

王某，男，2岁，1979年2月14日初诊。

患儿食欲低下，不思进食，精神萎靡，烦躁易怒，夜卧不宁。有时吵闹惊啼，易患感冒或腹泻。每月发生感冒次数5~6次。患儿8个月早产，出生后母乳缺乏，用牛奶或代乳粉喂养，11个月开始出牙，脚膝软弱无力。诊查所见：面色皖白，形体消瘦，体重9.3公斤，前囟宽约1厘米，头发稀疏、萎黄，齿形细小，有龋齿，手指不温，胸肋骨显露，可扪到肋骨串珠，腹部膨大如蛙腹，两下肢呈现膝外翻（O型腿），舌质淡苔薄白，指纹色淡而细，脉细弱。实验室检查：红细胞330万，血红蛋白8.4g，白细胞5 200每立方毫米，中性粒细胞 35%，淋巴细胞 58%，嗜酸粒细胞 2%，单核细胞 4%。血清免疫球蛋白 IgA79u/ml）血清钙：8mg/dL，血清无机磷 3mg/dL。X 线检查：腕部骨干端有不规则状态，显示轻度肿大。辨证：脾肾俱虚，气血虚衰。治法：培补脾肾，益气养血。处方：炙黄芪 60g，党参 60g，炙甘草 15g，白术 60g，黄精 40g，枸杞 50g，熟地黄 40g，制首乌 40g，菟丝子 40g，当归 30g，怀牛膝 15g，补骨脂 50g，生龙齿 20g，黑芝麻（炒香，捣粉）60g。

服用法：将上药烘燥，研末，加入芝麻粉，再加入与药末等量的白糖，和匀，每次服 7g，煮沸，每日服 3 次。

二诊（1979 年 4 月 22 日）服上药后，食欲及精神均好转，出汗减少，睡眠较佳。烦躁、惊啼等症状亦较前减轻，仍宗原方继续治疗。

三诊（1979 年 7 月 6 日）经四月余的持续治疗，食欲恢复正常，面色微红润，精神佳，能安眠，烦躁、惊啼现象已消失。每月发生感冒次数已减少到 2~3 次。于原方中去龙齿，继续配服，以善其后。

治疗结果：8 个月后随访，患儿身体已康复，抗病能力增强，感冒次数较前减少，嘱来院复查：体重 12.5 公斤，前囟已闭合，红细胞 440 万，血红蛋白 12g，白细胞计数 8 800/mm^3，血清免疫球蛋白 156u/ml，血清钙：9.8mg/dL。血清磷 4.5mg/dL。X 线检查：腕部骨干端呈现正常状态。双下肢膝外翻现象已显著好转。

原按：本病选用调元汤及芪术膏（黄芪、白术）益气、补脾、健胃，恢复其受纳、运化、吸收的功能。调元汤中的党参、黄芪益气补脾，扶正培元，能提高机体非特异性免疫功能，对正虚体弱、免疫反应低下的患儿，似有促进免疫球蛋白上升的效果；何首乌丸（制首乌、菟丝子、当归、怀牛膝、补骨脂）与黄精汤（黄精、枸杞、熟地黄、黄芪、党参）补肾阳，益精髓，使肾之气阴充足，促进骨骼的正常生长发育；辅以生龙齿、黑芝麻，滋养肝肾，镇惊安神。诸药合用，有补脾胃，生精血，温肾阳，填骨髓的功效。经治疗后，免疫球蛋白由 79u/ml 升高到 156u/ml 增强了患儿的抵抗力，减少了发生感冒的次数。

◎ **小结**

小儿脾胃虚弱、气血生化之源不足，正气虚衰，不能防御六淫邪气的侵袭，最易反复感冒或诱发其他传染性疾病，因而在临床实践中应用扶正培本法，调补脾胃，增进食欲，使气血旺盛，正气充足，增强防御疾病的能力，减少感冒的发生，颇具有重要的临床意义。

扶正培本法中的补脾胃及培元补肾法，用于脾胃虚弱与脾肾俱虚的患儿，不但能增进食欲，旺盛气血，消失临床症状，而且有增强免疫力，促进骨骼生长的效果。从儿科临床观察到凡属正气虚衰和脾虚、肾虚的患儿，其机体免疫功能大多低下，每在应用益气扶正，补脾、补肾的药物后，机体免疫功能都可得到提高。由于患儿抗御疾病的能力增强，发生感冒的次数相对地减少，因此，扶正培本法似有提高免疫球蛋白，增强机体免疫功能，抗御外邪侵袭，减少感冒发生的效果。

平调脏腑小儿安

史方奇

人先天禀赋的强弱，取决于父母精血的盛衰；出生以后发育的正常与否，则决定于脏腑气血的平和。因为小儿年龄越小，生长越快，所需气血的营养相对比成人为高。但小儿脏腑气弱，机能未臻完善，对气血的生成与转化，常感不足，致使脏腑气血难于平衡和稳定。

随着小儿的不断生长发育，脏腑功能渐趋完善，气血的生成与供养身体的需要相对平衡，使小儿得以健康成长。反之，则脏腑气血逆乱，疾病易生而影响发育。所以夏禹铸说，小儿病有百端，逃不去五脏六腑气血，证虽多怪，怪不去虚实寒热风痰，病纵难知，瞒不过颜色苗窍。可见，脏腑气血的平乱，贯穿着小儿生长发育、疾病、诊治等过程。现结合临床实践讨论如下。

一、初生防病

胎儿与母同体，只要孕妇无病，脏腑气血亦相安而顺。一旦出生，骤离母体，环境乳食卒然剧变，倘将息失宜，往往多病而影响成长。历代医家对初生婴儿的摄护，极为重视，如婴儿初生的拭口、熏洗等。

（一）清毒防病宁脏腑

处方：银花 6g，菊花 3g，蝉蜕 1.5g，僵蚕 1.5g，钩藤 3g，楂曲各 3g，生军 0.9g。

煎三分钟或开水泡；每服小匙，每日 2~3 次，即生后服 1 剂。

（二）洁身和卫气

处方：陈艾 31g，石菖蒲 15g，野花椒 15g，水黄连 15g，野菊花 15g，大蒜梗 31g。

生后三天煎水洗全身。

（三）节乳食适寒暖

谚云：“要得小儿安，常带三分饥与寒。”此说为历代医家所推重，个人用之亦验。

节乳食要诀

小儿脏腑气血弱，乳食营养精细作。
喂量只宜七分饱，过量粗糙胃病多。

寒暖适宜要诀

小儿肌肤娇嫩多，衬衣细软旧棉作。
着衣常带二分凉，背暖手温最适合。

二、生理病理及诊断治疗特点

调整小儿脏腑气血的平衡协调，莫过于未病重防，定要调脾保肾，使营卫精气不乱，脏腑气血自然相安。已病重诊，全赖望色切按辨别寒热虚实，对症用药病亦易解。二者为儿科要法，以此保赤则得其法，以之治病则应其效，实践如下。

生 理 特 点

小儿脏腑娇又弱，形体气血更未充。
生理功能未完善，应急抗病力难从。
生机蓬勃阳常旺，营养须多阴不足。
"稚阳""稚阴"难平衡，全赖医护调整功。

病 理 特 点

只因儿体功能差，抗病力弱疾易沾。
六淫伤正食伤脾，寒热虚实易传变。
肝常有余肾常虚，病易火化惊风痫。
正邪相争气血败，内闭外脱证象险。

诊 治 要 诀

小儿脏肺气血平，神清气和是其征。
五官端正色泽润，肢体无畸健寿形。
耳肉厚软肾气旺，食香便畅脾胃平。
小儿病健在胃脾，调整气血脾先行。
倘若囟解发稀枯，耳薄瘦削肾气虚。
食少腹胀脾胃弱，脾肾气败病遂生。
指纹青紫辨寒热，沉浮淡滞虚实分。
面色明晦新旧判，沉暗枯槁气血倾。
内虚五软重补肾，外感解表调胃清。
望色切按诊哑病，辨证求因治如神。

用 药 要 诀

小儿体阳多病热，用药常带三分清。
辛温峻毒要慎用，攻伐太过损真阴。
消导苦寒中病已，过伤脾肾气难生。
寒热攻补妙配用，药简直取医中精。

三、脏腑气血逆乱所致的疾病和治疗

(一) 小儿鹅口疮

主症：初起发热，继则烦躁啼哭不安。口舌出现苔膜白屑，似凝固牛奶，白屑周围露出赤红色底。逐渐蔓延，形如鹅口。重者蔓延全口及咽喉，引起吮乳困难，吞吐呼吸不利，甚至引起全身恶化。一岁以内小儿较为多见。纹赤或沉淡。

治法：宜调脾益肾，脾阳正而湿邪自去，肾阴足而火邪制，脾肾气血不乱，诸症悉解。

处方：

1. 邪起实证，解毒宣湿汤

银　花 6g　　连　翘 6g　　大青叶 6g　　黄　连 3g
酒　军 1.5g　　薄　荷 1.5g　　薏苡仁 6g　　佩　兰 3g
山　楂 3g　　神　曲 3g

用法：水煎服。

加减法：重者加生石斛 6g、生石膏 9g，去佩兰加地骨皮 6g、蒲公英 6g。

2. 外治黛黄散

青　黛 3g　　人工牛黄 1.5g　　苦瓜霜 3g　　黄连粉 1.5g
冰　片 0.3g

用法：共研细末搽口舌。

原按：苦瓜霜：夏月将苦瓜去心填入玄明粉悬挂风处，待瓜皮出现白色如霜者即是。

3. 久病正虚，益脾宣湿汤

北沙参 9g　　茯　苓 6g　　苍　术 3g　　黄　柏 6g
蒲公英 9g　　佩　兰 3g　　侧耳根 6g

用法：水煎服。

加减法：口干津少可加西洋参 3g、麦冬 6g、金石斛 6g。

4. 补脾益肾，壮水制火

南沙参 6g　　茯　苓 3g　　苍　术 3g　　生地黄 3g
熟地黄 3g　　粉　丹 6g　　山茱萸 6g　　泽　泻 6g
黄　柏 6g　　知　母 6g　　野菊花 6g　　地骨皮 6g

用法：水煎服。

原按：用上法治疗小儿鹅口诸多获效，曾在临床上治过重者 4 例，系用补脾益肾方并真犀牛黄粉，搽口治愈。

（二）湿疹（奶癣）

主症：小儿头面部及胸背出现小疹，瘙痒，皮破后浸溢出黄色分泌物，往往随着分泌浸溢蔓延，甚至遍及全身，衣衫难着，啼哭不安，面色赤红，指纹青滞。

治法：宜理脾宣肺，清热解毒。

处方：

1. 清血解毒汤

银　花 6g　　连　翘 6g　　炒侧柏 6g　　黑　芥 4.5g
苦　参 6g　　黄　连 3g　　粉　丹 6g

加减法：分泌物多者，加薏苡仁 6g，便秘者加酒军 1.5g。

2. 清湿止痒丹（外搽）

制用法：花椒 9g、煅石膏粉 9g 入小锅内文火炒，待花椒枯时去椒待冷，加煅龙骨 6g，枯矾 3g，冰片 3g，黄柏粉 6g 共研细末即成。

一般湿疹用上法即可获效。曾治顽固湿疹 2 例，用清湿止痒丹 3g 加犀牛黄 0.3g、熊胆 0.6g，外搽治愈。

（三）脑积水治验

曾治脑积水患者 2 例，均系男性，年龄 1 岁 ~2 岁。临床主症：头颅迅速增大，骨缝分离，囟门宽大连额，（一例人称陈大脑壳），按之陷指，头皮脉络怒张、颈软不能支持，眼球外突呈斜视，智力迟钝，食欲一般，肢体消瘦，经兄弟医院诊为梗塞性脑积水，治疗月余未效，认为预后不良。

治法：宜温肾培脾，益气行水。

方一：补脾益气行水汤。

党　参 6g　　茯　苓 6g　　升　麻 3g　　泽　泻 3g
黄　芪 6g　　砂　仁 3g　　牛　膝 3g　　五加皮 6g
通花根 6g　　车前仁 6g

用法：水煎服，每日 1 剂。

方二：补肾温下利水汤

枸　杞 6g	山茱萸 6g	茯　苓 6g	泽　泻 9g
上　桂 0.9g	牛　膝 6g	党　参 6g	黄　芪 4.5g
车前仁 6g	核桃肉 6g	砂　仁 6g	

用法：水煎服，每日 1 剂。

加减法：水重者加猪苓 6g、通花根 6g。

上二例均先服一方十余剂后，即小便增多，头大停止，继服二方约五剂后，囟闭颈软稳定，以后二方交替服用约各三十余剂后，脑积水渐消，头围缩小，囟门渐合，颈亦能支持。遂只用二方去桂加熟地黄等继服三十余剂后，逐渐恢复正常。于 1978 年 10 月随访，两患者智力发育正常，其中一例为知识青年，连续多年荣获省县表彰，另一例尚在读初中，智力稍逊。

（四）泄泻

泄泻是指小儿大便稀薄或呈水样夹杂乳食不化，次数增多的一种常见胃肠病。以 1~2 岁的小儿较为多见，年龄越小，发病率越高，预后也越差，重者可导致死亡。

发病因素较多，不论外感六淫，或内伤乳食生冷杂物，均能损伤脾阳胃气。引起消化功能紊乱发生泄泻。现结合小儿慢性腹泻与中毒性腹泻两种典型病例予以探讨。

1. 脾虚久泻治验

曾治脾虚久泻 4 例。临床资料为：男性 2 例，女性 2 例，年龄 1 岁半 3 例，1 岁 1 例。病程 1 年 3 例，半年 1 例，曾长期用各种抗菌素治疗未效。4 例均有大便稀水或鸭溏黏液，每日 4~6 次，呈黄绿色。食欲不振，形体消瘦，面色无华，精神倦怠，纳差，舌质淡，苔薄白，脉沉纹淡。

治法：宜补脾益气，调整运化。

处方：益气参连汤。

党　参 6g	黄　连 3g	黄　芩 6g	干　姜 1.5g
法半夏 3g	大　枣 6g	炙甘草 3g	楂曲各 3g
莱菔头 3g	生扁豆 6g	泽　泻 6g	

用法：水煎服，日 1 剂。

加减法：本方重点在参，系人参泻心汤化裁，病重者党参加重，甚重者改用红参，久泻虚极者改用西洋参，不能口服者，可用人参注射液静脉滴注；其次是黄连、干姜的加减，如脾虚热重者，黄连加重，虚而寒重者，干姜加重，二药决不能随意更改代用。如数剂未效，可去莱菔头、车前仁，加莲米、升麻。

4例中服药十余剂后腹泻停止，大便正常者2例，二十余剂而愈1例，改用西洋参治愈者1例。

2. 中毒性小儿腹泻治验

曾治中毒性小儿腹泻2例，均为一岁半女孩，有腹泻史三月，1例加重一天，1例加重二天住院。主要症状为大便稀水，混有黏液，呈黄绿色，日二十余次，重者大便失禁，并呕吐频作，发热，迅速出现血压下降，水电解质紊乱的症状。诊断为中毒性小儿腹泻。采用各种抗菌素及纠正酸中毒，输液、输血等治疗三天未效。会诊时见病儿形体消瘦，精神萎靡，1例烦躁不安，面色苍白，嗜睡露睛，唇青肢冷，舌绛红，苔薄黄干燥，纹伏色淡，脉沉细。是脾肾阳衰，气血逆乱虚极之危候。

治法：宜温肾补脾，升清降浊。

处方：

（1）参附汤

西洋参6g　　制附片6g（先熬2小时）

温时频服。

（2）参连汤

西洋参6g（另煎）　黄　连4.5g　黄　芩6g
干　姜3g　法半夏6g　大　枣6g
炙甘草3g　升　麻6g　泽　泻6g
生扁豆9g

用灶心土62g，煎汤代水煎药，浓缩后小量频喂，开始随喂随吐，吐后又喂，4~5次后，胃气渐复，便吃药不吐，约3小时后，呕吐减，血压渐升。6小时后，呕止便次亦渐稀，12小时后，病情好转，腹泻减至3小时1次，续进2剂后，体征、症状改善，水电解质紊乱纠正后，停参附汤，单用参连汤2剂后，恢复正常，1例用六君汤2剂巩固出院。

事后有感

医老方知儿泻顽，用过多方一效难。
只因脾虚气难复，惟有参连调气还。
参附温运脾与肾，连姜相配平逆乱。
升麻升清泽降浊，气复升降吐泻痊。

（五）小儿遗尿治验

小儿遗尿，常在10岁以内多见，亦有因禀赋不足，肾气虚损，久治不愈，年在十余岁尚在遗尿者。笔者曾治 4 例年龄在十岁以上的患者，其中男性 1 例，女性 3 例。用以下 2 方治愈。

1. 猪胞枸杞汤

党　参 24g	枸　杞 24g	怀山药 24g	芡　实 24g
黑芝麻 31g	益智仁 31g	黑　豆 60g	糯　米 120g

猪膀胱（俗名尿胞）1 个

用法：将药和糯米装入猪膀胱内，用线缝合，放入砂锅内，再放益智仁与黑豆，微火炖半日，取出猪膀胱切片，分 3 次吃，汤亦分次吃，一个月可吃 2 个，连吃三个月。

2. 益肾丸

生地黄 62g	熟地黄 62g	怀山药 60g	茯　苓 45g
山茱萸 60g	粉　丹 45g	山　楂 18g	桑螵蛸 45g
党　参 6g	黄　芪 45g	枸　杞 60g	益智仁 50g
砂　仁 3g	炙甘草 15g	芡　实 60g	制附片 18g

用法：上药共研细末，用金樱子 500g 煎汁去渣浓缩，加蜂糖 500g 收膏入上药粉为丸。每丸 10g，每服 1 丸，每日 2~3 服，连服 3~6 月，即可获效。其中 2 例服药一年治愈，常用此法治疗遗尿，亦多获效。

胎黄证治

邓仲瑜　讲述　唐忠意　整理

在胎期，胎儿兼受来自母体的湿热之邪，蕴郁不解。湿热交蒸，则外溢发黄，属阳黄；若小儿先天元气不足，脾气虚弱，脾虚不化湿，郁久而发黄者，属阴黄。

生下后，婴儿大便正常，小便无特殊而皮肤、巩膜黄者属正常；如时间较长，黄疸不退者，属病态。临床常见有湿热证、热伤营阴证、寒湿证三类，具体治疗如下。

1. 湿热证　症见面目四肢，躯干皮肤发黄，不思奶，疲倦，大便干燥，小便黄赤，苔黄、舌质黄，脉数。以清热利湿法，方用茵陈蒿汤。若湿重于热，用茵陈五苓散。

2. 热伤营阴证　症见壮热，烦躁，皮肤深黄并发斑疹，舌质绛、苔黄而干。以清热凉血法，药如犀角（现禁用）、胆草、花粉、生地黄、升麻、甘草、茵陈。

3. 寒湿证　症见皮肤黄而无泽，困倦，不思食，大便稀溏，腹微胀，舌质淡。用茵陈理中汤温中化湿。

鸡胸龟背治疗经验

郑本良　口述　彭万元　整理

鸡胸、龟胸、龟背都是以病的形状命名。其临床表现常见咳嗽气喘，甚则呼吸牵引肩背，身体瘦弱，面色不华，胸部突起，形如鸡胸或龟胸、龟背，多数背部左面稍高，或两面突起成为弯形。

本病属于慢性疾病，应连续不间断服药，使其慢慢康复。在治疗初或治疗中如有感冒者，首先去感冒，再治本病。治疗选用古方百合丹加减，原方去木通加威灵仙、防风、当归、黄芩。具体药物组成：百合一两、天冬八钱、葶苈子四钱、桑白皮四钱、杏仁三钱、石膏四钱、大黄二钱、黄芩二钱、当归二钱、威灵仙二钱、防风二钱、甘草二钱。煎一次服一天，一剂服三天，以生蜂糖二两兑药服。

◎ 临证验案

案一

孟某，男，12 岁，本院职工子女，于 1967 年 1 月来院门诊。症见咳嗽哮喘，呼吸牵引肩背，身体瘦弱而矮小，颜面苍白，胸肋全部突起，形如鸡胸，背肋两面稍弯。诊断：鸡胸伴感冒。首用柴胡麻杏方一剂，感冒已去，继用加味百合丹连服十四个月而愈。现在能做重体力劳动。

案二

唐某，男，12 岁，重庆某厂职工子女，于 1974 年 2 月来门诊。症见咳嗽哮喘，呼吸牵引肩背，身体瘦弱而矮小，颜面苍白，前面胸部突起，后面背肋弯曲成鸡胸龟背，用加味百合丹连续服药十二个月痊愈。

案三

付某，女，6 岁，于 1976 年 9 月初诊。症见咳嗽哮喘，呼吸牵引肩背，颜面苍白，身形矮小，胸部稍高，形似龟胸，背之左面稍弯曲，连续用药一年，龟胸消失。

原按：笔者历年来治愈本病二十余例，初诊症状都大同小异，治疗后症状基本消失。有如下几点体会：①年龄大疗程就长，年龄小疗程就短。②本病用加味百合丹，单枪直入，少数病例服药后有轻微腹泻，应坚持服药，不另改方，一经治愈并无后遗症。③年龄在 13~14 岁治疗困难，15 岁以上儿童，骨骼定形，难以治疗。④本病治疗前，首先向家属说明，决定治疗时间，坚持不断服药。⑤服药时必须用生蜂糖。

第四章　外科医论医话

烧伤的中草药治疗

萧芳培

烧伤，是由于沸水(油)、烈火、电、放射线、化学物质等引起的体表组织损伤，轻者仅及皮肉，重则热毒攻里，损伤脏腑，危及生命。治疗主要包括局部治疗和全身治疗。

一、局部治疗

局部治疗需要用生理盐水清洁创面。强酸、强碱的烧伤先用冷开水冲洗。有水疱则用无菌的粗针头从基底刺入抽去水液，再将秋叶膏摊于纱布上约 2 厘米厚，面积要大于创面，贴于伤处，包扎，绷带下面垫一层棉花，以免血循环受阻。三天之后换药，有的创面即已愈合。若有感染化脓现象，也可用抗菌素配合治疗。

秋叶膏：马桑叶、地榆各三两，白蜡、秋石各二两，麻油一斤。

制用法：先将马桑叶、地榆浸入麻油内，三天后，用细火煎熬，使药物微枯，用纱布滤去药渣，再将油熬滚，加入白蜡溶化。然后将油倾入大碗内冷一刻钟，将研细的秋石投下搅匀，冷放两天以后方可应用。

二、全身治疗

烧伤后立即喝淡盐水一碗，严重的可服玉真散一钱以防破伤风。发热昏迷可服牛黄清心丸。必须注意补充水分，增加营养。若有发热、烦渴、便秘、尿少，可内服五味消毒饮、增液汤。高热烦渴、神昏谵语，可内服五味消毒饮、黄连解毒汤。肢冷，神疲，呼吸短促，脉细数无力可酌用生脉散、参附汤等。

◎ 临证验案

南坪公社某办公室旁边的居民家中一小孩，六岁，用手去取桌上的一盆稀饭，不慎将满盆烫稀饭打翻，撒在他身上。小孩当即倒地，剧痛号叫，胸腹红肿起疱。其母将小孩抱起惊呼。适逢我巡回医疗路过该处，立即按照以上所述方法，将药膏（秋叶膏）敷上，即刻止痛。小孩停止啼哭。隔三天后，本准备换药，但拆开绷带检查，创面已告愈合。

乳疬点滴体会

杨国忠

乳疬多发于男女青春发育期，也偶发于中、老年男子，也是一种常见病，多发病。中、老年患者患此病时往往在思想上造成一些不必要的负担，严重影响情绪和健康。

1. 病因 由于冲任不调，气滞痰郁而成。

2. 辨证 本病多发于一侧乳晕部，两侧乳房亦偶有同时发病。初起乳晕中央发现一扁圆形肿块，形如棋子，质不坚，边界清楚，触之有轻微痛感，肿块起初较小，逐渐增大，始终不溃破，亦无任何全身症状。

3. 治法 调理冲任，开郁化痰，软坚散结。

（1）内治：以加味消瘰汤主之。

处方：

玄　参 12g	浙　贝 9g	牡　蛎 15g	昆　布 18g
海　藻 15g	橘　核 12g	荔　核 12g	川　楝 12g
夏枯草 31g	青　皮 12g		

用法：每日 1 剂，水煎服。

（2）外治：以清凉丹、铁箍膏外敷患处，每日或间日换药 1 次。

清凉丹

煅石膏 313g	红　丹 9g	麝　香 15g	冰　片 18g

制法：共研为极细末，撒布。

铁箍膏

五倍子	白　及	大　黄	芙蓉叶
黄　柏	各等份		

制法：共研极细末，加 30%~50% 凡士林调匀即成。

用法：将此油膏摊在纱布上，在油膏上面撒上一薄层清凉丹贴患处，每日或间日换药 1 次。

◎ 临证验案

案一

刘某，男，74岁，退休工人。初诊日期：1978年5月8日。

主诉：左侧乳晕部肿块痛半月余。现病史：半月前突然发现左侧乳头皮下有一肿块约橘子大，胀痛不适，余无特殊。检查：左侧乳晕皮下发现一扁圆形肿块，直径约4厘米，皮色如常，质地不坚，推之稍有移动，与皮肤无粘连，有轻度压痛存在。脉弦微数，舌质红润，苔薄黄。辨证：气滞痰郁。治法：行气化痰，活血软坚。内服处方：柴胡12g，赤芍12g，当归12g，香附9g，陈皮12g，川楝15g，橘核9g，昆布12g，海藻24g，夏枯草31g，煎水服，每日1剂。外用处方：清凉丹、铁箍膏，局部外敷，每日或间日换药1次。

二诊（1978年6月2日）：服上药15剂后，左侧乳房肿块有所缩小，但仍胀痛。脉弦，舌红，苔薄黄。玄参12g，浙贝9g，牡蛎15g，昆布15g，海藻15g，橘核12g，荔核12g，川楝12g，青皮12g，赤芍9g，当归12g，夏枯草31g，水煎服，每日1剂。局部外敷：清凉丹、铁箍膏，间日换药1次。

三诊（1978年7月12日）：服上药15剂，左侧乳房肿块及胀痛基本消失。再继服上方3剂，以巩固疗效。经随访，左侧乳房肿块治愈后，一直未复发。

案二

陈某，男，51岁，农民。

主诉：右乳发现肿块四个月。现症：四个月前，发现右乳乳晕部皮下长一扁圆形肿块一枚，直径约1厘米，有压痛感，肿块渐增大，压痛较明显，余无不适。检查：右侧乳晕部皮下发现一扁圆形肿块，直径约3厘米，质半软，能移动，与皮肤无粘连，皮色不变，有明显压痛。脉缓，舌淡，苔薄黄。辨病：乳疬。治法：开郁化痰，软坚散结。内服加味消瘰汤：玄参12g，浙贝9g，牡蛎15g，昆布15g，海藻15g，橘核12g，荔核12g，川楝12g，夏枯草31g，丝瓜络12g，青皮12g，6剂，每日1剂，煎水服。外用处方：清凉丹、铁箍膏，外敷局部，每日或间日换药1次。

二诊：服前药后，右乳晕部扁圆形肿块显著消散，压痛消失，余无不适。继服前方12剂而愈。

案三

白某，女，47岁，于1978年7月13日来我院门诊。

主诉：左侧乳晕部长肿块半个月。现症：半个月前发现左侧乳晕部有如指头大的扁圆形肿块一枚，触之疼痛。检查：左侧乳晕部发现如五分钱币大的扁圆形肿块一枚，能移动，皮色不变，与皮肤无粘连，有压痛。脉浮数，舌淡红，苔薄白滑。辨病：乳疬。治法：调理冲任，开郁散结。内服加味消瘰汤：玄参 12g，浙贝 9g，牡蛎 15g，昆布 15g，海藻 15g，橘核 12g，荔核 12g，川楝 12g，夏枯草 31g，丝瓜络 12g，青皮 12g，6 剂，每日 1 剂，水煎服。外用处方：清凉丹、铁箍膏，外敷局部，每日或间日换药 1 次。

二诊：服前药后，左乳晕部扁圆形肿块显著消散，压痛消失，余无不适。继服前方 6 剂而痊愈，随访未复发。

蛔虫病治疗思考

龚志贤

蛔虫病是一种比较常见的疾病，多见于儿童。古代文献中已有详细的记载，如《素问·咳论》："胃咳之状，咳而呕，呕甚则长虫出。"《灵枢·厥病》篇曰："肠中有虫瘕及蛟蛕……心肠痛，侬作痛，肿聚往来上下行，痛有休止，腹热喜渴，涎出者，是蛟蛕也。"《伤寒论》厥阴篇："食则吐蛔"。《金匮要略》曰："病腹痛有虫……腹中痛，其脉当沉，若弦，反洪大，故有蛔虫""蛔虫之为病，令人吐涎，心痛，发作有时，毒药不止""蛔厥者，乌梅丸主之"等。以下就蛔虫病之证治论之。

一、临床症状

少量蛔虫寄生于人体，可无任何症状，或只有轻微腹痛。蛔虫较多时，则常见上腹或脐周疼痛阵作，可伴有恶心呕吐，或呕蛔，或便蛔。儿童常见夜间烦躁不安，吵闹磨牙，梦中流涎，甚则抽搐。或见面黄肌瘦，肚腹膨大，衰弱无力，日久可影响小儿的正常发育。若蛔虫很多，常因饮食不节，发热或其他因素刺激，使蛔虫扭结成团而导致肠梗阻；或上窜胆道，引起恶心呕吐，上腹剧痛阵作，并放射到右肩部，甚则出现恶寒发热或黄疸。如上窜入胃则呕蛔。在脸颊部、眼结膜、下唇黏膜常可见虫斑，大便镜检可发现蛔虫卵。

二、病因病机

因误食不洁之生冷瓜果蔬菜及食物，或手指甲被附虫卵，虫卵随饮食入口而发病。加之饮食不节，损伤脾胃，湿热内蕴，为蛔虫在肠内生长所宜。正如《奇效良方·诸虫门》所说："九虫皆由脏腑不实，脾胃俱虚，杂食生冷甘肥油腻咸藏等物……或食瓜果与畜兽内藏遗留诸虫子类而生。"

三、治则

肠蛔虫和胆道蛔虫，以温脏安蛔为主（方一、方二）；蛔虫性肠梗阻以通下杀虫为主（方三、方四、方五）。

四、处方

方一：乌梅丸，早晚空腹各6g，开水送下。

方二：乌梅12g，黄连6g，炒川椒10g，干姜6g，广木香10g，水煎服。

方解：蛔虫病，中医认为虫性喜温而恶寒，得酸即止，得苦即定，辛则伏头而下，因而在治疗中将酸、苦、辛等不同药味来配伍应用。因此，对肠蛔虫和胆道蛔虫均可用乌梅丸为主方。乌梅味酸以安蛔，黄连味苦以下蛔，川椒味辛以驱蛔，干姜辛热以温脏祛寒安蛔，广木香性味辛苦温以行气止痛。五药共奏温脏安蛔，驱虫止痛之效。以上两方同时适用于胆道蛔虫，但乌梅丸方应改为煎剂，疗效较丸剂为好。方二广木香改用青藤香四钱亦可（青藤香俗名蛇参）。

方三：生大黄15g（后下），芒硝10g（化服），厚朴25g，枳壳12g，桃仁12g，槟榔20g。水煎服，服后以大便通利为好，若一服大便仍不畅，可再服。

方解：大黄苦寒荡涤肠胃，芒硝咸寒软坚润肠，枳壳、厚朴苦温行气，破结除满，桃仁苦甘润肠杀虫，槟榔辛苦温杀虫消积利气，共奏通下止痛杀虫之功。

方四：用麻油或烧熟的菜油、豆油口服或灌肠。每次口服30~50毫升。根据病情每天可服二三次。

方解：麻油甘凉润肠通便，解毒杀虫；菜油润肠通便；豆油甘辛温微毒，有驱虫润肠之功。

方五：用蜂蜜一瓢羹，煎起大泡（以滴水成珠为度），然后捏成青果大小，纳入肛门内，以达到通便的目的。若一次不通，可重复应用二三次。

方解：蜂蜜甘平而滋润，能滑利大肠，故纳入肛门中能导大便。

◎ 临证验案

案一

肖某，男，12岁，学生。1965年9月5日就诊。

患儿近半月来脐周反复阵发性疼痛，甚则恶心呕吐，平时喜食生冷瓜果之物，饮食尚可，小便正常，大便不爽，有时自便蛔。近二天来腹痛剧烈，故前来求治。患者呻吟不已，面色少华，两面颊有白色虫斑各一块，脐周有块，脉细弦，舌质淡苔薄黄。大便镜检可见蛔虫卵 1~3 个。余断为蛔虫病，处方：乌梅 12g，黄连 6g，炒川椒 10g，干姜 6g，广木香 10g，川楝子 10g，2 剂，水煎服。并嘱其母，日夜进 2 剂 4 服，次日来复诊。

第二天，其母带儿复诊。母曰："昨天服 1 剂痛大减，大便下蛔十余条；进 2 剂，腹痛消失，大便又下蛔数条。昨夜能安静入睡。"余见腹痛已除，蛔虫已下，遂用六君子汤加味调理，善其后。

案二

张某，男，25 岁，工人。1966 年 11 月 12 日诊。

患者由同事陪同来诊。病者面色发青，呻吟不已。自诉今早上班时微觉腹痛，饮食正常，已二天未解大便，小便色黄。九时许，突然脐腹痛大作，难以忍受。余见其腹部膨胀，脉弦有力，舌苔黄厚，且二天未解大便，曾大便镜检发现蛔虫卵，未驱过虫。诊为"急性蛔虫性肠梗阻"，遂投以大承气汤加味治之。处方：生大黄 15g（后下），芒硝 12g（化服），厚朴 25g，枳壳 12g，桃仁 12g，槟榔 20g，2 剂，水煎服。

一服肠中鸣响，再服解大便一次，下燥屎数枚，后稀便中夹蛔虫数条而下，腹痛若失而后愈。

附　蛲虫病治疗

蛲虫病是由蛲虫寄生人体而引起，小儿多见。蛲虫寄生在大肠内，雌虫在夜间爬出肛门，在肛门附近产卵，导致肛周皮肤瘙痒，虫卵附着于抓搔的手上，通过饮食经口进入人体而感染。

症状：肛门剧痒，睡眠不安，夜惊，烦躁，食欲减退，咬指甲，尿频或遗尿，消瘦。女孩有阴道部瘙痒及分泌物。在大便时或夜间睡眠时可在肛门口发现白色线样的蛲虫。

治疗：①每晚用六神丸一粒塞入肛门内，连续用一个星期。②苦参一两，雄黄五钱，消毒药棉一两，共煮两小时，然后将药棉烘干，再用雄黄末二钱拌和，做成棉球，每晚用棉球塞入肛门内，共享 10~20 次。剩余的苦参、雄黄可再煎汤，在肛门剧痒时用来洗涤。

预防：需注意饭前便后洗手，勤剪指甲；被褥、内裤常洗涤，最好煮沸消毒。

乳痈证治

龚志贤

乳痈，常见于产后哺乳期，尤以初产妇为多见。中医认为由于肝气郁结，阳明经瘀热壅滞，或乳儿口热，致使乳汁凝滞而发病。也有因寒凝气滞而发病者。

古人对乳痈的病因、发病经过、症状以及预后有详尽之描述。如隋代巢氏《诸病源候论》中云："足阳明之经脉，有从缺盆下于乳者，劳伤血气，其脉虚，腠理虚，寒客于经络，寒搏于血，则血涩不通，其气又归之，气积不散，故结聚成痈者。痈气不宣，与血相搏，则生热，热盛乘于血，血化成脓。亦有因乳汁蓄结，与血相搏，蕴积生热，结聚而成乳痈。年四十已还，治之多愈。年五十已上，慎，不当治之，多死……盖怀胎之痈，病起阳明，阳明胃之脉也，主肌肉，不伤脏，故无害。诊其右手关上脉，沉则为阴。虚者则病乳痈，乳痈久不瘥，因变为瘘。"《养生方》云："热食汗出，露乳伤风，喜发乳肿，名吹乳，因喜作痈。"《医学心悟·乳痈乳岩》："乳痈者，乳房肿痛，数日之外，掀肿而溃，稠脓涌出，脓尽而愈。"

一、临床症状

患侧乳房红肿胀痛，局部变硬，有压痛，乳汁流通不畅，恶寒发热，头痛头晕，浑身酸痛。若发热不退，肿块增大发红，疼痛阵作，常短期内化脓，则见肿块中央变软，久而不愈可发而成瘘。其痈肿可为一侧，也可两乳先后发病。舌苔白薄或黄腻，脉象浮弦而数。

二、病因病机

因肝气郁结，阳明经瘀热壅滞，或寒凝气滞，或乳儿口热，致使乳头皲裂，乳汁流通不畅而发生淤积，或乳房不洁，热毒乘机侵袭人体而发为乳痈。

三、治则

属热证者，宜清热解毒、活血通络；属寒证者，则解表散寒。

四、处方

方一

当归尾 10g　　赤　芍 10g　　浙　贝 12g　　天花粉 12g
白　芷 10g　　防　风 10g　　穿山甲 10g　　制乳香 6g
制没药 6g　　银　花 12g　　陈　皮 10g　　甘草梢 6g
炮皂角刺 10g　　紫花地丁 15g　　丝瓜络 6g

用法：酒 50g，同水煎服。

加减法：如已化脓去白芷、防风，加黄芪 20g。

方解：此方为《医宗金鉴·外科心法要诀》仙方活命饮加味而成。方中金银花、紫花地丁清热解毒，防风、白芷散风消肿，当归活血，陈皮行气，浙贝利痰散结，天花粉清痰降火，甘草化毒和中，乳香调气托毒外透，没药、赤芍、白芍散瘀消肿定痛，再加穿山甲、皂角刺贯穿经络，溃壅破坚，引药直达病所，丝瓜络祛风行血通络，更用酒性走散，通行周身，使药力迅速发挥。《医宗金鉴》仙方活命饮只适宜于阳证、热证。

方二

天花粉 12g　　白　芷 10g　　败酱草 30g　　鸡血藤 15g
泽兰叶 15g　　制香附 12g　　赤　芍 12g　　银花藤 30g
蒲公英 30g　　甘草梢 6g　　炮皂角刺 12g

用法：水煎服。

外用：可用鲜地柏枝叶冲绒，热敷患处，每日更换一两次。

方解：银花藤、蒲公英、败酱草清热解毒，白芷散风消肿，鸡血藤补血活血，赤芍、泽兰活血祛瘀，天花粉清热降火，甘草和中解毒，皂角刺通络溃壅破坚，香附疏肝理气，共奏清热解毒散结之功。

方三

葛　根 25g　　麻　黄 10g　　桂　枝 10g　　白　芍 10g
细　辛 3g　　甘　草 6g　　大　枣 10g　　生　姜 10g

用法：水煎服。

加减法：若肝气郁结，胁肋疼痛者加吴茱萸 3g；体弱者麻黄减为 6g。

方解：此为《伤寒论》葛根汤加细辛而成。方中葛根升阳发表，通阳明胃经；麻黄为辛温发表之主药；配桂枝、细辛、生姜以增强解表散寒之功力；白芍、大枣调和营卫；甘草调和诸药。共奏解表散寒，通络消痈之效。

◎ 临证验案

案一

李某，女，23 岁，昆曲演员，1959 年秋诊。

患者初产一女孩，月后左乳生痈，乳房红肿掀热疼痛，遂住院治疗。西医检查脓已形成，即行切开引流术，术后左乳尚没痊愈，右乳又红肿硬痛，西医谓待脓成再予切开引流。因患者畏之，自动出院，求余诊治。述左乳尚没完全收口，右乳疼痛剧烈，畏寒头痛，不思饮食。查右乳红肿硬痛，舌质红苔黄滑，脉象弦数。辨为阳证、热证，乃因肝气郁结，热毒侵入阳明，致使经络瘀热壅滞而发病。遂投以《医宗金鉴》仙方活命饮加减，处方：白芷 10g，荆芥穗 12g，银花藤 30g，当归 10g，白芍 18g，天花粉 25g，浙贝母 12g，制乳香 6g，制没药 6g，炮穿山甲 10g，甘草 6g，皂角刺 12g，水酒各半煎服。1 剂痛减，3 剂红肿见消，疼痛大减，5 剂红肿尽退，诸症全除。

案二

聂某，女，24 岁，工人。1963 年 7 月诊治。

初产之妇，产后正值炎热之季，天气闷热，始觉周身不适，后发现右乳内有一结节，稍硬不大，未引起注意。今因结节逐渐增大，局部红肿疼痛，恶寒发热，头痛，口干口苦，来门诊求治。查其右乳红肿焮热，内有一硬结，脉象洪数，舌苔黄腻。余辨为风热毒邪客于经络，阻滞气机，致使乳汁流通不畅而发为“乳痈”。拟以清热解毒，消肿散结之剂。处方：天花粉 18g，白芷 10g，败酱草 30g，鸡血藤 25g，香附 12g，赤芍 12g，连翘 15g，丹皮 10g，蒲公英 30g，银花 15g，炮皂角刺 15g，甘草 6g，水煎服。服 1 剂症有所减，2 剂寒热退，口干口苦、局部疼痛等症均减，服 3 剂病愈。

案三

宋某，女，26 岁，某院妇产科医生。1976 年 5 月 12 日诊。

患者自述产后半月，突觉右乳红肿作痛剧烈，且恶寒发热，无汗，头疼身痛，口淡无味，饮食不佳，二便尚调。余查其右乳内有一硬结，红肿，脉象浮紧，舌苔白滑。辨为外感风寒之邪，阻滞经络而发为“乳痈”，拟葛根汤加味治之。处方：葛根 25g，麻黄 10g，白芍 10g，桂枝 10g，细辛 5g，甘草 6g，大枣 12g，生姜 12g，吴茱萸 5g，2 剂，水煎服。服 1 剂寒热解除，红肿稍退，服 2 剂诸症悉愈。

说明：因外感风寒所致的乳痈较风热所致者疼痛更为剧烈。因寒为阴邪，其性收引，凝滞气血，致脉络不通，故痛剧烈也。见有寒邪外证者用葛根汤加细辛、吴茱萸；若无外证，而有内寒，疼痛剧烈，脉沉者，可用仲景白通汤加吴茱萸、细辛，奏效更速，一般可二三剂而获痊愈。

注：乳痈之患以风热毒邪所致者为多，用“仙方活命饮”治疗效如桴鼓。未溃者数剂即消，已溃者十余剂亦可告愈，均不必外用敷药。但事物总是一分为二的，有热必有寒，乳痈属热性的为多见，属寒者亦有。上述用葛根汤治愈病例，则说明临床上确有“因寒”致发乳痈者，值得引起医者注意。

乳痈治验

杨国忠

乳痈是乳房部位的急性化脓性疾病，分为内吹乳痈、外吹乳痈、一般乳痈。内吹乳痈，发于妊娠期妇女，多发于怀孕后5~8个月之间；外吹乳痈，发于哺乳期妇女，产后一月内发病者较多，尤以初产妇最多见；一般乳痈，无论男女老幼均可发病。

一、外吹乳痈

(一) 病因

1. 乳汁积滞，不能外流

（1）乳儿吮乳吹风；

（2）乳头挛缩，吮乳困难；

（3）乳头破裂，外结黄痂阻塞乳汁外流；

（4）乳母乳多，乳儿纳少或少吮乳；

（5）断乳后乳汁壅滞。

2. 产后血虚、外感风寒热邪。

3. 产后情志失调，肝气郁结，气机失于疏泄，邪热内蕴，以致结肿成痈。

4. 胃热壅滞，饮食不节，脾胃运化失调，湿热浊气蕴结而成。

(二) 症状

1. 全身症状 初起病轻者，全身症状不明确；重者形寒壮热，头痛身痛，有汗或无汗，口渴或不渴，恶心呕吐，咳嗽，纳差，二便利，或大便秘，小便黄，脉弦数，苔薄白或黄腻。

2. 局部症状 初起乳房肿痛，不能进衣，皮色不变，无硬结或有硬结。若出现硬结可发于单侧或双侧乳房，初起一枚或数枚，有的此消彼起，此愈彼溃，边缘界线清楚，未溃前无疮头出现。

（三）辨证施治

1. 内治法

（1）产后血虚，外感风寒热型

症状：头痛身痛，恶寒发热，有汗或无汗，口渴或不渴，恶心呕吐，乳房胀满，触痛敏感，无红肿包块，苔薄白或薄黄。

治法：理气解表，解毒通乳。

处方：紫苏散加味。

香　附四钱　　苏　叶三钱　　陈　皮四钱　　甘　草一钱
浙　贝三钱　　全瓜蒌六钱　　丝瓜络四钱　　蒲公英一两

加减法：寒热往来者加银花四钱、连翘四钱、炒大力三钱；口渴者加花粉四钱；呕吐者加藿香四钱；疼痛剧烈者加制乳没各三钱；乳汁不通者加甲珠三钱、通草二钱、王不留行三钱；汗多者加浮小麦二钱；咳嗽者加枇杷叶四钱；有包块者加归尾三钱、赤芍三钱；小便黄者加前仁四钱、苞谷须六钱；大便秘者，另用番泻叶二至三钱泡开水服。

（2）肝郁气滞型

症状：乳汁不通，乳房肿胀，硬结初起皮色不变。

治法：疏肝理气，通乳和营。

处方：柴胡疏肝汤加减。

柴　胡五钱　　生地黄三钱　　当　归三钱　　赤　芍二钱
川　芎二钱　　防　风二钱　　连　翘四钱　　炒大力三钱
黄　芩三钱　　蒲公英一两　　甘　草二钱

（3）胃热壅滞型

症状：恶寒发热，口渴，食少，乳汁不通，乳房结硬，皮红灼热，剧痛。

治法：清热和营通乳。

处方：瓜蒌牛蒡汤加减。

柴　胡三钱　　银　花四钱　　连　翘四钱　　陈　皮四钱
黄　芩三钱　　栀　子四钱　　全瓜蒌六钱　　炒大力三钱
蒲公英一两　　甘　草二钱

（4）脓成期

治法：透脓托毒。

处方：透脓散加减。

银　花四钱　　连　翘四钱　　当　归三钱　　川　芎二钱
黄　芪六钱　　甲　珠二钱　　皂　刺三钱　　制乳没各三钱

甘草一钱

（5）脓后气血俱虚或疮口久不收口者

处方：十全大补汤加减。

党　参五钱	白　术四钱	云　苓三钱	当　归四钱
川　芎二钱	白　芍三钱	熟地黄四钱	肉　桂一钱
黄　芪六钱	炙甘草一钱	生　姜一钱	大　枣四枚

2. 外治法

（1）初期：外敷清凉丹、消肿膏。

（2）脓成期：外敷清凉丹、铁箍膏或抽脓、切开。

（3）溃后：用五五丹、九一丹、清凉丹、铁箍膏以化腐提脓，生肌收敛。

3. 附方

（1）清凉丹：煅石膏四两、红丹一钱、冰片三钱、麝香一分，共为极细粉末，撒布疮面。

（2）消肿膏：凉丹（去麝香）四两、芙蓉叶粉四两，以凡士林配成20%~30%油膏。

（3）铁箍膏：五倍子、白及、大黄、黄柏、芙蓉叶，各等分为末，以凡士林调成20%~30%软膏。

（4）九一丹：清凉丹九两、红升丹一两。

（5）五五丹：清凉丹五两、红升丹五两。

二、内吹乳痈

多发在5~8个月的孕妇。

（一）病因

胎气旺盛，胃热壅滞。

（二）症状

初起恶寒发热，头痛身痛，乳房结块肿痛，皮色不变，以后皮色渐红，化脓而溃。

（三）治法

1. 内治　疏肝，清胃，安胎。

处方

橘　叶二钱	柴　胡二钱	银　花四钱	连　翘四钱
陈　皮三钱	黄　芩三钱	栀　子三钱	苏　梗三钱
甘　草一钱			

2. 外治　与外吹乳痈同。

三、一般乳痈

（一）病因

胃热炽盛，壅于乳房而生。

（二）症状

全身及局部症状均与外吹乳痈同。

（三）治疗

1. 初期　服消疮饮加减。

2. 脓成期　用透脓散。

3. 溃后气血俱虚者，服十全大补汤。

4. 外治同外吹乳痈。

骨折治疗经验

虞尚仁

骨折是常见的外伤疾患。中医传统的处理原则：一是，早期正骨手法复位。二是，妥善合理的夹板固定。三是，适时的药物治疗。四是，正确的功能锻炼。这四者，紧密配合，环环相扣，是治疗骨折的成功要素。

中医骨伤科，历史悠久。历代正骨医家长期以来，在直接对人体的反复实践中，对骨折损伤的治疗，积累了丰富的经验与有效方剂，发明了关节脱位、骨折的复位手法，创造了合理的固定工具，适合肢体功能锻炼的动作。尤其是应用中草药治疗骨伤，自古以来就极为重视。在正骨著作中有关治疗骨折的单方验方，记载甚多。这部分资料，如果不通过临床实践，不加以发掘、整理、筛选、总结，而是听而任之，任其湮没，是祖国医药的一种损失。

为了提高骨折的医疗质量，发挥中草药的治疗作用，征集全国各家流派的用药经验，在中西医的协作下，进行有计划有方案的临床科学实践及药理研究，探索中草药对骨折的治疗，究竟是否具有促进血肿机化，骨痂形成的作用。这是个值得研究的课题。

基于以上心愿，将家传治疗骨折的常用方剂，依据骨折愈合过程，分为早、中、后三个阶段的用药经验，扼要介绍如下。

一、早期

由于暴力造成骨折损伤，势必引起骨骼及软组织的挫伤，血管破裂，皮下溢血，形成血肿瘀斑。古代正骨医家云："跌打损伤疮，皆瘀血在内而不散也，血不活则瘀不能去，瘀不去则折不能续"（《洞天奥旨·跌打损伤疮》）。这就是中医治疗骨折用药的指导理论。所以在早期阶段，除手法复位，夹板固定，抬高伤肢外，以活血化瘀、行气通络、消肿镇痛为主。家传外用药有挫伤软膏、活血化瘀软膏、消肿镇痛软膏。内治则应用复元活血汤、活血止痛汤等煎剂，按病者体质，辨证加减施治。

二、中期

中期一般指 10 天以后，伤肢血肿瘀斑消退，疼痛缓解，软组织损伤已基本恢复。治疗重点转移为以益气养血、滋补肝肾的药剂来促进骨的愈合，输送骨痂形成所必需的原料。此期常用方以接骨伤膏，一号接骨丹、二号接骨丹为主。

三、后期

后期为骨折已初步接续，但尚未坚硬的阶段。换言之，即由原始骨痂演变为骨性骨痂，逐步接近恢复原来正常骨骼的过程。在此阶段，仍继续外贴接骨伤膏，内服二号接骨丹。直至伤肢可以载重或步行，即停止药物治疗。之后加强肢体锻炼，应用熏洗热熨剂理疗，促使功能的完全恢复。

四、家传常用方剂

（一）挫伤软膏

红　花 20g　苏　木 20g　血　竭 20g　栀　子 30g

紫荆皮 20g　石菖蒲 15g　白　芷 20g

适应证：扭伤、挫伤、骨折、脱位、皮下出血，瘀肿紫斑。

制用法：上药研成极细粉末，其基质可用蜂蜜或饴糖或植物油加黄白蜡或凡士林，调成 15%~20% 软膏。

（二）活血化瘀软膏

无名异 20g　归　尾 20g　细　辛 10g　肉　桂 10g

姜　黄 20g　公丁香 10g　皂　角 12g

适应证：血肿紫黯，以寒凝气滞为主证，有温运血行促进吸收的作用。

制用法：同上。

（三）消肿镇痛软膏

生川乌 20g　生草乌 20g　干　姜 10g　生大黄 30g

栀　子 30g　乳　香 15g　没　药 15g　明　矾 10g

适应证：扭挫伤、骨折。此方有镇痛，消炎，退肿的功效。

制用法：同上。

说明：以上外敷软膏三方，适用于骨折初期的 1~2 星期间。以软组织扭挫伤，皮下出血，紫斑血肿，局部疼痛为适应证。一方挫伤软膏以活血通络逐瘀见长。二方活血化瘀软膏，有温通化瘀祛伤功效。三方消肿镇痛软膏，是以镇痛药物配生军、栀子等消炎清热药组成，如此，可以减轻药物刺激，不至于引起过敏性皮炎等疾患。其中皂角、明矾二药，对消肿软坚的效果，作用显著。上三方均有活血、化瘀、消肿、镇痛的效果。临床上视症状变化，灵活掌握，交替应用。

（四）接骨伤膏

处方一

生川乌	生草乌	生南星	生半夏
生麻黄	川桂枝	赤　芍	宣木瓜
白芥子	京三棱	蓬莪术	荜　茇
花槟榔			

以上各120g。

处方二

樟　脑	官　桂	辛　夷	甘　松
川　椒	制乳没	公丁香	急性子

以上各30g，研成极细粉末。

制用法：用麻油10斤（或其他植物油均可），将处方一的药物倒入油锅，浸泡3~5天，煎熬，去渣，滤净。再倒入锅内用文火继续加热，然后加黄丹2 400g，熬成膏药。待稍凉，将处方二的药物粉剂加入，搅匀融化溶解。熬成的膏药需要倾入冷水内半月，退去火毒后才能应用。

说明：用时先熬化或隔水炖化，按伤肢大小及长短，将药膏摊在长方形的布上，要求药膏摊得厚薄均匀，敷贴在骨折部周围，每星期换药一次。适用于软组织挫伤，血肿瘀斑消退时。接骨伤膏，不但具有温运血行，促进骨愈合的作用，冷却后还有固定肢体的副木（夹板）作用。

（五）一号接骨丹

制马钱子120g	三七45g	地鳖虫24	煅自然铜20g
血　竭50g	合欢皮15g	枳　壳15g	公丁香15g

制用法：上药共研极细粉末，要密封贮存。成人用量每次1.5~1.8g，小儿减半，每日2次，用黄酒或开水送服。

说明：一号接骨丹，民间称跳骨丹，是流传古方枳马金钱散逐步修正发展而来的。该方主药马钱子务必要精制，以减轻其毒性。近代药理分析，其含番木鳖硷（士的宁），是一种强壮剂，少量为健胃药。掌握用量，一般是安全的。应用于骨折、脱臼、挫扭损伤疗效显著。

（六）二号接骨丹

早公牛角 1 只　鹿角胶 60g　龟板胶 60g　骨碎补 30g
大熟地黄 60g　绵黄芪 60g　当　归 60g　制乳香 30g
制没药 30g　广木香 20g

制用法：鹿龟二胶加黄酒烊化，大熟地黄捣烂，公牛角火上炙一层刮一层，与其他药物共研成极细粉末、蜜丸。成人每日服 3 次，每次 2 粒。儿童每次半粒，每粒重二钱。

说明：专治骨折，适用于后期。具有补养气血，壮骨接骨的作用。

疤骨流痰治疗经验

杨亚华

“疤骨流痰”又名“附骨疽”“附骨痰”，西南地区一般称为“疤骨流痰”。相当于西医的骨结核。市中区骨科联合医院自 1958 年至 1975 年，治疗“疤骨流痰”共计 800 余例，取得较好疗效，现将治疗经验介绍如下。

一、病因病机

本病多因先天不足，后天失养，三阴亏损，慢性劳损，伤及筋骨，肾水干涸，真阴不足，经血枯闭而发。或因“寒邪客于经络之中则血泣，血泣则不通……寒气化为热，热胜则腐肉，肉腐则为脓，脓不泻则烂筋，筋烂则伤骨，骨伤则髓消……”。

二、分期治疗

共分初期、中期、晚期三期。

（一）初期

证候：患病部位肿胀不显，不红不热，轻度疼痛，日轻夜重，动则加重。生于腰者，不得弯腰，生于髋膝，走路跛行。

治疗：内服疗骨膏，外用化坚膏。

疗骨膏

牛　膝三斤　　威灵仙三斤　　萆　薢十斤　　小血藤三斤

鲜猪骨头五斤

煎成膏剂。成人每次一两，一日二次。小儿减半。本方能通十二经络，滋养肝肾，利湿解毒，强壮筋骨。

化坚膏

干　蝉八两　　肉　桂二两　　鹿角霜二两　　甘　遂二两

大　戟二两　　昆　布二两　　海　藻四两　　五灵脂二两

牡　蛎二两　　白　芥二两　　夏枯草四两　　雄　黄二两

砒　霜二两　　　麝　香六钱

以上为膏，外贴患处。本方能软坚散结，温通经络，解凝化核，行血止痛。

（二）中期

证候：患处骨痛，久坐不宁，夜间加重，关节漫肿，肌肉萎缩，脓肿形成，不红不热，皮色如常，按之微软，活动受限，乍热乍寒，低热神倦。

治疗：内服加味阳和汤、骨结核散，外用化坚膏掺活络镇痛粉贴患处，如有孔、溃口者，外用解骨丹，外贴玉红膏。

加味阳和汤

熟地黄十两　　麻　黄三钱　　肉　桂三钱　　炮　姜六钱

当　归五两　　黄　芪五两　　白　芥一两　　龟　胶一两

鹿　胶一两　　甘　草五钱

炼蜜为丸，每丸一钱，每次一丸，一日三次，极量四次，同时可服骨结核散。加味阳和汤能托里排脓，化阴解凝，扶正托邪，逐寒止痛。

骨结核散

全当归四两　　　五灵脂二两　　　苍　术二两

制川乌二两　　　煅自然铜二两　　制马钱子一两半

研末为散，每服五分，一日二次，小儿减半，白开水送下。本方能扶虚益损，逐瘀生新，行血解痛，健脾滋壮。

活络镇痛粉

麻　黄五钱　　桂　皮五钱　　草　乌五钱　　川　乌五钱

甘　松五钱　　白附子五钱　　干　姜五两

研末为粉，用粉剂少许外撒患处，外贴化坚膏。本方能宣通痹阻，活络温经。

解骨丹

羌　螂（瓦上焙枯）　　象牙末各一钱　　雄　黄一钱

麝　香一钱

上四味，忌火，研极细末，用炼蜜捻成药条，塞入孔口内，外贴玉红膏。

（三）晚期

证候：脓肿破溃，淋漓如漏，疮口凹陷，皮色紫暗，形成瘘孔，久不收口，形身消瘦，面色苍白，食少神倦，失眠盗汗，午后潮热，舌红苔少，脉象细数。

治疗：内服骨痨丸，溃口不收外用化管丹药捻，塞入瘘管内，再贴玉红膏。

骨痨丸

熟地黄八两　　山茱萸四两　　怀山药四两　　云　苓四两

五味子一两半　丹　皮四两　　泽　泻四两　　鹿　胶一两

肉　桂五钱

以上为丸，每丸二钱五分重，每服一丸，一日两次，小儿减半。本方能补肾培元，养血益精，强壮筋骨。

化管丹

白降丹一两　　地牯牛一钱

研末，外用。

附骨疽证治

张荣辉

疽在中医古代文献中，多以发病部位命名，如生于腋下的叫腋疽，生于肋部的叫肋疽，生于脑后项部的叫脑疽，发于四肢、生于长骨部的叫附骨疽；部位以胫骨为最多，其次是股骨、肱骨和桡骨等。这里仅介绍附骨疽的辨证施治。

附骨疽多因跌仆闪挫，损伤筋骨，阻隔气血，经络不通，或因疮疖脓毒扩散，内浸营血，窜筋入骨所致。经久骨朽而成死骨，肉腐化脓溃破而成瘘管，缠绵难愈，病程长达数年或数十年。本病常见于小儿，以十岁以下男孩更为多见，亦见于成人患者。有急性期和慢性期不同，分述如下。

一、急性期辨证施治

症状：病起较急，往往先有全身不适，随即寒战高热，患肢肿胀，疼痛拒按，活动受限，肿胀在深部时红、肿、热、痛则更为明显。其余可见口渴引饮，纳呆，大便秘结，小便黄热短少，舌质红或绛，苔黄燥或干黑，脉大都呈现弦数有力或洪大之象。此期症状与西医所称之急性化脓性骨髓炎相似。

辨证：热毒蕴结营血，壅滞经络脉道。

治法：清热解毒，凉血通络。

处方：内服加减黄连解毒汤，外用湿敷法及包敷法。如脓成破溃者，改用银粉丹药捻插入脓腔以充分引流，不使脓腔过早封闭，同时以九华膏盖。

1. 加减黄连解毒汤

黄　连二钱　　黄　芩三钱　　黄　柏四钱　　生地黄六钱

玄　参八钱　　丹　皮四钱　　赤　芍五钱　　银花藤一两

甘　草二钱

此系十岁左右儿童剂量，水煎服，一日一剂，重症24小时内服两剂。

加减法：大便燥结加酒军二钱；高热烦渴加生石膏一两、知母三钱；热盛神昏加犀角一钱（水牛角八钱可代替）；热盛津伤加太子参六钱、花粉四钱；脓成未溃者加皂刺二钱、白芷三钱；已溃而余毒未尽者，原方小其剂加黄芪八钱。

2. 湿敷法及包敷法

（1）湿敷法

芒　硝一两　　沸　水半斤

溶化芒硝滤过得澄净药液备用。用药棉浸透药液，薄摊于患部。药液干后又从药棉表面浸入药液保持湿润，以充分发挥药效。药棉一日一换。

（2）包敷法

新鲜侧耳根或新鲜野油菜（又名野菜子），或新鲜芙蓉花叶三种草药，任选其中一种，适量捣绒外包患部。新鲜草药洗净捣绒外包患部，冬季覆盖塑料薄膜或油纱于表面，保持鲜药湿润。夏季则用纱布松松包扎，鲜药干后又表面浸入冷开水少许，保持湿润。鲜药冬季两日一换，夏季一日一换。

原按：外治法能协助内服药发挥清热解毒的力量，同时能清除局部病灶使未成之脓及早消散，已成之脓及早破流，往往脓成破溃后，全身症状和局部红、肿、热、痛均随之减轻，因此绝不可忽视外用药的作用。

3. 银粉丹及九华膏

（1）银粉丹

铅　粉三钱（煅）　　轻　粉一钱　　炉甘石五钱（煅）

水　银二钱　　响锡二钱（与水银同煅）　　梅　片一钱

麝　香一分

共研极细粉末，用凡士林配成20%银粉软膏备用。

（2）九华丹

广滑石四两（水飞）　　月　石三钱　　龙　骨五钱（煅）

尖　贝五钱　　梅　片一钱　　麝　香二分

银　珠少许

共研极细末，用凡士林配成20%九华膏备用。

二、慢性期辨证施治

如在急性期治不及时或治不彻底，使脓毒深藏筋骨，破溃之后则形成瘘管，脓水淋漓，极难收口。迁延日久，脓毒腐坏骨质则形成死骨，即转入慢性期。此期症状与西医所称之慢性骨髓炎相似。

症状：一般无明显全身症状，患处皮色不红、不热而漫肿，患肢酸胀无力，瘘管管壁硬厚，瘘口平塌凹陷，脓水清稀，有骨损者，患处系可摸到骨骼变形，呈高低不平之状，如用探针探查瘘管，则可能触到死骨。

辨证：气血两虚，托毒外出之力不足。

治法：补气益血，排脓托毒。

处方：内服黄芪内托汤，配合外治法。

1. 黄芪内托汤

黄　芪一两　　当　归四钱

水煎服，一日一剂。

2. 外治法

（1）局部肿痛轻微，瘘管壁硬厚，瘘口脓液清稀，病属阴证。先用探针探查瘘管，以明确瘘管有无弯曲和死骨情况，然后用金鸡油丹药（见文后注）捻插入瘘道基底部，九华膏盖贴以提脓去腐，扩大管腔，使清稀脓水转成稠黏脓液，并有利于死骨排出。

（2）经用金鸡油丹药捻提脓去腐，脓液转为稠黏，瘘管管壁变软，脓量显著减少，无须强力化腐扩创，改用腐蚀力较轻之银粉丹药捻，九华膏盖贴。

（3）脓液基本干净，则换用九华丹药粉撒创面，仍以九华膏盖贴，直至愈合。

（4）在脓液未尽之时，如因治疗不当，提脓化腐药停用过早，使瘘口暂时闭合，引起急性发作，局部红、肿、热、痛者，治法同急性期治疗。

（5）若有死骨形成，经提脓化腐后，瘘管腔道扩大，碎小死骨可以自行排出。如死骨大者，可配合简单手术取出。

以上各个时期用药仅指一般规律，临证时不可拘执，重点在于掌握提脓化腐药的运用时机和用药程度。脓液清稀者，必须使用化腐力强之药物，使清脓转稠脓，使病由阴转阳。死骨形成，一定要除去死骨，方可收到痊愈之效。

金鸡油丹制法

纯硝酸五两　　净水银七两

用老瓷坛一个，外敷盐泥一指厚，另用一大沙吊子，底部光垫河沙，后置瓷坛于沙吊子之正中放平，将水银倒入瓷坛中，然后缓缓注入硝酸，瓷坛封口，沙吊子与瓷坛空间处填满河沙，沙要装紧，待一切停妥，才将炉火发燃，放沙吊于上，冬季用白杠炭二十斤，夏季用十五斤，烧完即成。冷却后打开，取出瓷坛内金黄色丹药，置地下退火七天后研细。用凡士林配成5%或10%膏剂备用。

臁疮证治

张荣辉

本病生于两胫骨下端的内外臁骨之处，故称臁疮，民间叫“老烂脚”。平素担负重物，久站久立之人，下肢气血运行不畅，瘀血凝滞经络（下肢静脉曲张）。若因虫咬皮肤破损或发湿疹等则易诱发本病。中医文献中分为外臁、内臁。外臁为足三阳经所属，成因于湿热结聚，病属初起易治；内臁为足三阴经所属，成因于血虚湿热，病程缠绵，顽臁难愈。中医对本病的认识与西医所称之“下肢慢性溃疡”相似。

臁疮的治疗，个人常按外臁（即初起时，属阳证、实证）、顽臁（即迁延日久，属阴证、虚证）而分型辨证施治。

一、外臁证治

症状：患肢先有奇痒，继而热痛，红肿成片，全身症状或见发热，小便短黄或大便结燥；舌质红，苔黄滑或黄腻或干黄，脉浮滑数或弦数有力。

辨证：风、热、湿毒下迫，凝聚两胫臁骨，气血壅滞瘀阻，肌肤失养而成外臁之症。

治法：疏风清热，解毒利湿。

处方：内服祛风解毒方药；若患肢红、肿、热、痛者，外用三黄液湿敷；若痒痛并重，或痒重于痛者，外用熏洗汤。

1. 内服汤药

荆　芥三钱　　防　风三钱　　黄　柏四钱　　赤　芍五钱
蒲公英一两　　土茯苓一两　　红活麻八钱　　甘　草三钱

水煎服，一日一剂。

加减法：臁面红者热偏胜，加黄连三钱、银花藤一两；肿胀者湿偏胜，加萆薢八钱、薏苡仁一两；奇痒者风偏胜，加僵蚕四钱、白鲜皮六钱；疼痛者热毒偏胜，加夏枯草一两、七叶一枝花八钱（先煎）；大便燥结者，加牛耳大黄六钱（亦可用酒军三钱代）。

2. 外用三黄液湿敷及熏洗汤。

（1）三黄液

黄　连一两　　黄　柏二两　　大　黄二两

以上三味药共研粗末，水煎过滤得澄净药液二升备用湿敷。

（2）熏洗汤

羌　活一钱　　独　活一钱　　生川乌一钱　　生草乌一钱
防　风一钱　　苍　术二钱　　花　粉二钱　　薄　荷一钱
紫　苏一钱　　桑白皮一钱半　艾　叶一钱　　荆　芥一钱
银　花二钱　　连　翘二钱　　灵　仙一钱半　黄　芩一钱
黄　柏二钱　　甘　草一钱　　菊　花一钱　　白　芷二钱
炒　栀一钱　　川花椒一钱

水煎熏洗患肢，一日一剂。忌内服。

本方出自《外科秘传》十三奇方第十三方。

二、顽臁证治

臁疮初起失治，拖延年月，患处溃疡形成，收口极慢，并反复发作者，即成顽臁之证。

症状：患肢青筋暴露，肿胀，午后至夜肿胀疼痛更剧。疮面周围皮肤乌黑，疮色紫暗，溃疡胬肉凸出，或下陷僵硬，污水淋漓，其味臭秽。舌质淡嫩或淡红，或成瘀象；脉多为弦细、细沉，或细数无力。

辨证：病久气血不足，瘀血阻滞，皮肉失荣，溃破而成疮疡，顽臁不愈之症。

治法：益气固正，养血活血，托毒排脓。

处方：内服黄芪内托汤，配合外治法。

1. 黄芪内托汤（方药见《附骨疽论治》）

加减法：舌苔厚腻，小便短少，大便溏或不畅，胸闷纳呆，下肢胀甚者乃湿热下注，加薏苡仁一两，鸡屎藤一两，通花根八钱。唇白无华，饮食少思，此脾虚之候，加服参苓白术丸，一日两次，每服三钱。如无以上兼证则专以黄芪内托汤服之。

2. 外治

（1）疮色紫暗、疮面胬肉翻白，污水淋漓，腐烂臭秽，患肢无明显红肿热痛者，当予腐蚀平胬药为主。视其症情轻重，以5%或10%金鸡油丹软膏外敷。

（2）若胬肉渐化，污水将净，则改用腐蚀力较轻之银粉丹油膏（20%）外敷。

（3）若腐化胬平，但疮疡尚未愈合者，可于疮面撒上薄薄一层九华丹药粉外，仍盖贴九华膏。

（4）若继发感染，患肢肿胀疼痛，污水增多或淋巴肿大者，内服药改用黄连解毒汤加减（方见《附骨疽论治》），外敷药用芒硝药液湿敷。

（5）湿敷后，若皮肤干燥，疼痛剧烈，可在整个患肢涂擦生菜油，润肤解毒。

（6）若疮面已趋愈合，在外敷九华膏的同时，兼用熏洗法，予熏洗汤早晚各熏一次，一日一剂（方见前），直至痊愈为止。

◎ **小结**

附骨疽和臁疮均为外科常见病，治疗上比较困难。这两种疾病一般初起易治，病久则缠绵难以速愈。治疗上前者着重腐蚀瘘管，扩大管腔，充分引流，脓尽毒出方有愈合之机。后者着重腐蚀平胬，因为腐不去则新不生。决不可一见瘘管形成或疮疡溃破就急于“生肌收口”。金鸡油化腐生新力很强，适时运用此药，是治愈两病的关键。内服药以黄芪内托汤为主，药少力专，益气固正，养血活血，托毒排脓，一方兼数长。临证时往往有这种情况，瘘管脓液已净，或疮面污水已干，但管口疮面迟迟不能愈合，若配以黄芪内托汤内服，则能加快愈合日期，所以绝不可轻视内托的作用。

补托法治疮疡

杨国忠

补托法是祖国医学疮疡内治“消、托、补”三大法则中的主要治法之一。疮疡在发生发展过程中，按不同时期，不同病情，在消、托、补三法中选方用药始能收到预期效果。疮疡初起须用消法，即用消散的药物使初起的肿疡得以及早消散，免受化脓和开刀之苦。中期疮形已成，脓毒不易外达或溃后脓水清稀，而坚硬不消者，可用托法。如正虚邪盛不能托毒外达，疮形平塌，根脚散漫，难溃难腐者，用“透托”法，如透脓散，促其早日脓出毒泄，肿消痛减，以免脓毒旁窜深溃或毒邪内陷。疮疡后期，毒势已去，精神衰疲，元气虚弱，脓水清稀，疮口难敛者，宜用“补法”大补元气，扶正祛邪。但往往久病气血必虚，毒邪实难尽除，单一用“补”法亦难奏效，故对久病不愈的溃疡，当补托兼施。

笔者多年来在外科临床工作中，对脓水清稀，久治不愈的慢性溃疡及瘘管，均以补托法，即以托里消毒散加减内服，收到了较满意的效果。

◎ 临证验案

1. 腹壁子宫漏案

周某，女，28 岁，某厂车间工人。

患者于 1979 年 11 月因分娩第一胎，在某职工医院行剖腹产手术。术后半月多，发现伤口深部隐隐作痛，继后出现一包块约如李子大小，质中等，有压痛。一个月后包块自行破溃，有较多清稀脓性分泌物渗出，即住某职工医院诊治。局部以优锁液及盐水纱条换药引流，伤口无改变。1980 年 1 月，患者去某附属医院，经检查后疑似“腹壁子宫漏”，先后两次用美蓝液从腹壁外伤口中注入，均发现美蓝液自阴道渗出，故确诊为“腹壁子宫漏”。并建议住院手术治疗。因患者不愿手术，便于 1980 年 1 月 28 日由某主任带来我院会诊。

患者发育正常，营养中等，纳食一般，二便正常，舌质淡，苔薄白，脉细数，下腹部正中有毛线针头大小的溃疡伤口一处，有脓性分泌物，深浅未探，伤口至耻骨联合处，有约 10 厘米长、0.5 厘米粗的条索状硬结节，有轻度压痛。印象：腹壁子宫漏。辨证：气血两虚，瘀毒内蕴。治法：扶正托毒，消肿散结。以托里消毒散加减。方药：党参 12g，白术 9g，白芍 9g，川芎 6g，甘草 6g，黄芪 24g，蚤休 9g，茯苓 9g，桔梗 9g，银花 12g，当归 9g，白芷 9g，蜈蚣 2 条。每日 1 剂，水煎分 2 次服。

由于患者配合治疗，坚持服药，共服上方 48 剂达到了气足血旺的效果，毒邪尽除，伤口及瘘管愈合。

2. 慢性溃疡案

殷某，男，30 岁，重庆某厂职工。

患者于 1979 年 9 月 14 日被机床铁屑割断右脚跟腱，出血不止，立即送往医院治疗，经缝合后，即回某医院住院治疗。一个月后，伤口愈合出院。于 1980 年 12 月发现原伤口上方红肿微痛，当时因公出差成都，见患处红肿，疼痛加重，即往成都某医院诊治，用中药粉（具体不详）调开水外敷，两天后局部出现一包块，疼痛加剧，即又往医院诊治。医生建议切开引流，由于外地手术护理不便，只好返渝，仍住医院治疗。于 1981 年 4 月切开引流和激光治疗后 20 余天伤口仍无好转。又在伤口下方重新做一切口使上下伤口相通，以便引流，并继续服药及肌肉注射和激光治疗。伤口仍无改变，故去数家外院就诊，均被诊断为“瘘管”。于 1981 年 6 月到市某医院诊治，接诊医师立即在原患处又开 3 个切口，使脓液引流畅通，继续打针服药（药名不详）配合远红外线治疗二十多天后，效果不显，再扩大创口，敷“疤骨流痰”药，伤口亦无好转，遂于 1981 年 12 月 4 日来我院外科门诊治疗。

患者形体消瘦，一般情况尚可，右脚内踝后方有一慢性溃疡伤口，长约 2 厘米，深约 1.5 厘米，有脓性分泌物，局部色黑，肿胀，压痛，舌质淡，苔薄白，脉细数。印象：右脚跟部慢性溃疡。治法：扶正托毒，消肿止痛。以托里消毒散加减。方药：泡参 15g，白术 12g，茯苓 12g，当归 12g，川芎 9g，黄芪 30g，白芍 9g，银花 12g，桔梗 12g，白芷 9g，夏枯草 30g，紫花地丁 30g，蚤休 9g，甘草 6g，蜈蚣 3 条。煎水每日 1 剂，分 3 次服。外用：紫草油纱布，清凉丹，肿意膏外敷。

原按：患者素体消瘦兼之右脚跟部慢性溃疡，久治不愈。久病气血必虚，故应扶正。因局部肿胀疼痛不解，为毒邪未除之象，故宜托里消毒止痛散结，经服上方 36 剂，疼痛消失，脓尽口敛，结节软化而愈。

◎ **小结**

中医外科是祖国医学的重要组成部分。在临床工作中，必须按照祖国医学的特点，坚持整体观念，辨证施治，内外兼顾的原则，始能达到预期效果。凡属慢性溃疡，久病气血必虚，气血既虚，正不胜邪则毒邪难除，虽用补法，亦难奏效。在临床实践中，往往采用补托并用之法疗效显著，故以托里消毒助气血补正脱腐而肌肉易生。对各种久治不愈的慢性溃疡或瘘管，以托里消毒散加减内服，适当配合中药外治均能收到满意效果。因本方中的党参、黄芪、白术、茯苓、甘草大补元气，健脾和胃；当归、白芍、川芎补血行瘀，行气止痛；银花、桔梗、白芷清热解毒，消肿排脓；蜈蚣、蚤休有毒，取其以毒攻毒，加强清热解毒力量，使其正复毒去，伤口自愈。

腹壁瘘管

杨国忠

笔者在1970~1976年以来先后治疗腹壁瘘管10例，其中男性患者2例，女性患者8例，最大年龄为70岁以上，最小年龄为23岁。这10例患者均为腹部手术感染所致。发病时间最长者半年以上，最短者2月。经过中草药治疗，获得了满意效果，治愈时间最短者半月，最长者半年以上。

腹壁瘘管患者可有腹壁瘘管口封闭或通畅，其中瘘管口封闭者，往往引起局部红肿、疼痛，发热恶寒，口渴，尿黄，大便燥结，脉数，舌红，苔黄。而瘘管口畅通者，可伴有消瘦，精神委顿，纳食差，脉细弱，舌质淡，苔薄。瘘管口经常有脓性分泌物渗出，特别臭秽，胬肉突出，排脓不畅，久不收口。

在治疗上，若处于炎症阶段，外用清凉丹、金黄膏外敷。若死口无炎症者，内服补中益气汤以调补脾胃，升阳益气；或服八珍汤加减，补益气血，托毒提脓。外敷醋纱以提脓生肌；如瘘管口排脓不畅者，用硝强丹化腐提脓。具体治疗方药如下。

1. 五味消毒饮加减

银　花四钱　　菊　花四钱　　蒲公英一两　　紫花地丁一两
夏枯草一两　　鱼腥草一两　　板蓝根一两　　大青叶六钱

2. 补中益气汤

党　参五钱　　黄　芪一两　　当　归四钱　　白　术四钱
陈　皮三两　　柴　胡三钱　　升　麻二钱　　炙甘草二钱

3. 八珍汤加减

党　参三钱　　白　术四钱　　茯　苓三钱　　当　归四钱
白　芍三钱　　黄　芪一两　　青藤香四钱　　防　己八钱
桔　梗三钱　　白　芷二钱　　皂　刺一钱　　全　蝎二钱
蜈　蚣二条　　甘　草一钱　　银花藤一两

4. 清凉丹

煅石膏二两　黄　丹二钱　冰　片三钱　麝　香二钱

共研细备用。

5. 金黄膏

大　黄五两　黄　柏五两　姜　黄五两　白　芷五两

南　星二两　陈　皮二两　苍　术二两　厚　朴二两

甘　草二两　天花粉十两

共研为极细末，以凡士林制成30%~50%软膏。

6. 醋纱

蜈　蚣十条　五倍子五两　红　丹一两　铅　粉一两

蓖麻油十两　蜂　蜜二十两　黑　醋五斤

制法：收前二味研极细末，同余药同熬沸十五分钟，离火，再以纱布浸湿，消毒后备用。

7. 硝强丹

硝　酸二两　水　银二两

制法，用新瓷盅一个，将药装入盅内，用湿草纸封固，在火上将药烧干后离火，放潮湿处一夜退火，刮下研细备用。

编者按：临床上治疗外科疮疡，往往需要将内治法和外治法联合使用。外科疾病发展过程中一般分为初起、成脓、溃后三个阶段，治疗时则应遵守消、托、补三个治疗法则。

消法是一切疮疡肿毒初起阶段的治疗总则，是指辨证运用方药，使未成脓的初起疮疡得以及时消散的治法。如果使用得当，治疗及时，则能使毒邪消散，不至于化脓，或移深居浅，由重转轻。如本案之五味消毒饮。若痈脓已成，则不可用消法，以防气血受损，脓毒难出，或溃后创面久久不敛。此时应及时溃脓消肿，促脓外泄。

补法，是辨证使用补益气、血、阴、阳的药物，促进正气恢复、创面愈合的治法，常用于疮疡后期，脓液已溃，邪毒已清，气血虚弱，创口难以愈合时。如本案之补中益气汤。若毒邪未尽，切不可用。

托法，又称“以补为托”，与补法一样需要使用补益药，但其治疗目的不在补益气血，而在扶正祛邪，防止邪毒内陷，并托毒外出。临床运用托法时应在补益气血的基础上使用透脓托毒的药物，尤适用于邪盛正虚，不能托毒外达，难腐难溃的虚证疮疡。如本案之八珍汤。

金黄膏与清凉丹是适用于疮疡初期的外用药。金黄膏即《外科正宗》

所载“如意金黄散”，能清热解毒，消肿止痛，可治痈疽发背，诸般疔肿，跌扑损伤而症见患处红肿、灼热或疼痛者，也是目前外科仍在经常使用的外用药品。

清凉丹可能为杨氏自制方药，脱胎于《本草纲目》之“红玉散”。红玉散用煅石膏二两、铅丹半两，功效提脓拔毒，敛疮生肌。杨氏在此基础上降低提脓拔毒的铅丹含量，使本方更偏于敛疮生肌，并配以冰片、麝香，使该方具有活血、消肿、止痛的作用。

醋纱有破瘀散结，软坚解毒，提脓去腐拔毒功效，可用于溃疡、瘘管等脓成不畅的病灶。

硝强丹又名“强水丹”“银强丹”，是西南地区独有的民间伤科药，由水银、硝酸经特殊方法制成，具有提脓蚀腐的疗效，适用于一切痈疽疮疖、流痰、瘰疬、痰核等破溃后，脓毒未清、余腐未尽，或窦道久不收口等症。

泌尿系结石辨证施治

唐济民　讲述　唐显惠　整理

泌尿系结石主要分为下焦湿热、气滞瘀阻、肾亏气虚三证，分别讲述如下。

一、下焦湿热

主症：突然一侧腰酸疼痛，牵涉小腹，恶心呕吐，常伴尿频，尿急，尿痛，发热，有时排尿突然中断，苔黄腻，脉滑数。

治法：清热利湿，通淋排石。

处方：通淋排石汤加减。

萹　蓄 30g	滑　石 30g	金钱草 60g	海金沙 20g
石　韦 20g	王不留行 20g	冬葵子 20g	牛　膝 15g
鸡内金 15g	琥　珀 6g	白花蛇舌草 25g	

加减法：若症见血尿，可加大蓟、茅根、瞿麦；大便干燥可加大黄、芒硝；腰腹痛重可加川楝、玄胡、乳香；发热可加银花、连翘。

方解：方中以金钱草、萹蓄、滑石、海金沙、石韦、琥珀、冬葵子、白花蛇舌草清热利湿，通淋以排石，配以牛膝、鸡内金、王不留行行气化瘀，加强前面药物的排石作用。

二、气滞瘀阻

主症：腰腹痛，少腹胀满隐痛，有时有绞痛，尿道涩滞不畅，或见血尿，舌质紫暗或见瘀斑，脉沉紧而涩。

治法：行气化瘀，通淋排石。

处方：少腹逐瘀汤加减。

川　楝 12g	玄　胡 12g	赤　芍 12g	白　芍 12g
归　尾 12g	甲　珠 12g	桃　仁 12g	台　乌 10g
红　花 10g	金钱草 30g	冬葵子 20g	牛　膝 15g

方解：本方配伍通淋排石的药物，重在行气化瘀。方中川楝、玄胡、赤

芎、归尾、甲珠、桃仁、台乌、红花、牛膝都具有行气化瘀的作用，冬葵子、金钱草通淋排石，配以白芍缓急止痛。在临床应用中应掌握瘀滞的轻重、体质的虚实，以免破瘀行气太过而伤正气。

三、肾亏气虚

主症：腰腹隐痛，时作时止，遇劳加重，排尿不畅，头昏耳鸣，阳痿，四肢不温，神倦无力，食欲减退，腹胀便溏，尿少而黄，舌胖质淡，脉沉细而迟或细而无力。

治法：温肾益气，渗湿通淋。

处方：补中益气汤、济生肾气丸加减。

加减法：此型用药较为灵活，辨证应需准确。偏于气虚者可在金钱草、滑石、海金沙、萹蓄等通淋排石药的基础上加补中益气汤中的黄芪、党参、白术、茯苓等药，以益气助药，推动结石下移。若见肾阳虚较为显著者，则以金钱草、滑石、海金沙等通淋药物为基础，配以济生肾气丸中的熟地黄、泽泻、熟附子、桂枝、牛膝、前仁、山药、茯苓等以温补肾阳通淋排石。这就要求根据临床症状辨别气、肾亏虚的程度来进行加减化裁。

第一、二两法着重以祛邪为主，第三法则重在扶正以祛邪。

◎ 临证验案

案一

陈某，男，22 岁。

1977 年 9 月 7 日，患者因突然右腰胀痛三小时，经某医院 X 线检查诊断为右输尿管下段结石，如花生米大。患者因不愿手术而来我院服中药。就诊时患者右侧腰胀痛，牵涉少腹，尿少尿痛，烧灼感，苔黄腻，脉滑数。辨证：下焦湿热。治法：清热通淋、排石、理气行滞。处方：通淋排石汤加减。金钱草 30g，滑石 30g，白茅根 30g，萹蓄 30g，石韦 20g，海石 20g，左转藤 25g，鸡内金 15g，牛膝 12g，前仁 12g，琥珀 6g，木通 6g。

复诊：加王不留行、甲珠、冬葵子，连服 18 剂，于初诊后 22 天排出结石一粒，如花生米大小，症状消失。因排石时刺破尿道而出血，给予清热凉血中药 2 剂，后又服清利益气中药而获痊愈。随访至今未见复发。

案二

罗某，男，已婚，32 岁。

患者于 1962 年初经某医院行膀胱镜检查，被诊断为“膀胱结石”，因不愿手术，来我院门诊。患者经常左腰腹部隐痛，胀满，呈阵发性加剧，牵引膀胱，痛时难忍，尿急量少，色暗红，有坠胀感，舌质紫暗，舌体边缘瘀斑，苔薄白，脉沉涩。辨证：气滞瘀阻。治法：行气化瘀，通淋排石。治法：少腹逐瘀汤加减。白芍 12g，川楝 12g，玄胡 12g，赤芍 12g，归尾 12g，甲珠 12g，桃仁 12g，台乌 10g，红花 10g，金钱草 30g，冬葵子 20g，牛膝 15g。

复诊：服上药 6 剂后，腰痛基本消失，舌体边缘瘀斑已化。仍感尿滞不畅，少腹左侧痛，下坠感加剧。原方去甲珠、桃仁、红花、台乌，加丹参 15g、火硝 5g、滑石 30g、黄芪 20g，服 6 剂后，因结石下移，小便时有明显痛胀感，同时有泥砂样结石从小便排出，以后痛胀感消失，症状好转，尿色转清。

再诊：上方去牛膝、滑石加党参 20g，共服 19 剂，诸症痊愈。嘱患者每天用丹参 15g、金钱草 30g 煎汤代茶服半月。后经复查结石消失，恢复工作已十六年，随访未见复发。

◎ **小结**

1. 本病以下焦湿热型较多见，但往往夹杂有气滞瘀阻或肾虚的症状。在临床中既要讲辨证的方法，又不能将各个类型截然分开。因此，在治法上应对清热利湿、行气化瘀或温肾益气等法进行灵活运用。并须对症状的偏盛，进行具体的处理。

本病初起多属于实证、热证，治疗大法宜宣通清利，一般忌用补法。因气得补而越胀，血得补越涩，热得补而越盛。若病久不愈或过服清利之药，常易由实转虚，由热转寒，此时则应培补脾肾，扶正理气。因气行则血行，血行则尿增，能起到分离结石，推动结石下降的作用。

2. 以上介绍的药物中，金钱草、滑石、海金沙、鸡内金、萹蓄等是排石的主要药物；冬葵子能通淋且有滑利之作用；茅根能利尿止血又不致伤阴。另外，还可随症配伍海石、玄明粉以软坚化石，牛膝、玄胡、赤芍以行气化瘀。在这类药物的选用问题上，今后还应进一步探讨总结。

3. 在治疗本病时，首先应对病员做耐心细致的思想工作，使其能坚持治疗，切忌半途而废。治疗过程中要保持充分睡眠，多饮水，少食油腻肥甘辛辣食物，以免助湿生热。服药中如突然腰腹痛加剧，这是结石移动现象，不要恐惧。

4. 肾下盏结石，粗糙、过大的结石，手术后复发的结石，或病程较长的患者虽结石较小，但因粘连或周围组织有炎症导致管腔狭窄而不易排出者，中药治疗的效果不好。

前列腺肥大治疗体会

张锡君　口述　余朋千　整理

前列腺肥大是男性老年人的常见疾病，其发病率约占老年男性的70%~75%。根据其临床表现，本病属于中医学的“癃闭”“淋证”范畴。本着“急则治其标，缓则治其本”的原则，采用内外并治的方法进行治疗，临床颇获良效。现将治疗此病的点滴体会介绍如下，以供参考。

一、通瘀、散结、利水治其标

老年正气渐衰，或因气虚，或因肝郁气滞，均可导致气血瘀阻，凝滞成块。由于肿块阻塞尿道，可以出现不同程度的尿路受阻症状。凡临床确诊为前列腺肥大者，笔者均让患者先服双虎通关丸3~5天，然后再辨证施治；也可标本兼顾，即“双虎通关丸”与辨证分型汤药同时服用。

双虎通关丸（蜜丸）由琥珀粉、虎杖、大黄、当归尾、桃仁、地鳖虫、石韦、海金沙八味药组成。每丸含琥珀粉、虎杖、当归尾、桃仁、石韦各1g，大黄、海金沙各1.5g，地鳖虫2g。每日3次，每次服1丸。用葎草、白花蛇舌草各30g，煎汤送服。伴有动脉硬化、冠心病、高血压者，另加海藻30g，煎汤送服。

方中地鳖虫、桃仁、当归尾、琥珀等活血化瘀药，能使毛细血管通透性增强，有利于对肿大包块的吸收和排泄；同时也能增强吞噬细胞的吞噬功能，促进对肿大包块的分解、吸收。大黄、虎杖、琥珀粉也均有通瘀能力，其中大黄、虎杖兼能泻下，琥珀粉兼能利水通淋，加入石韦、海金沙，利尿功用更着。佐以葎草、白花蛇舌草清热解毒，以预防或控制感染。老人正气不足，故用蜂蜜益气补中，缓和药性。由上可知双虎通关丸，不仅能活血通瘀散结，且能通泻二便，排除瘀毒。

二、因人而异，辨证论治以治本

据笔者临床所见，本病常有以下几种证型。

1. 肝郁气滞　症见情志忧郁，或多烦善怒，小便不通或通而不爽，胁腹胀满，舌红苔薄黄，脉弦。治以疏利气机，通利小便。方用沉香散加减（沉香、橘皮、当归、王不留行、石韦、冬葵子、滑石、香附、郁金、乌药）。

2. 气血瘀阻　症见小便阻塞不通，或滴沥不畅，或尿细如线，小腹胀满疼痛，前列腺肿大，质硬并有触痛，舌紫黯或有瘀点，脉涩或细数。治以行瘀散结，清利水道。方用代抵当丸加减（当归尾、山甲片、桃仁、大黄、芒硝）。若小便呈一时性不通，胀闭难忍，可加麝香少许吞服，取其开窍活血的作用，以促使小便排出。

3. 湿热蕴结　症见小便点滴不通，或频数短涩，终末尿浑浊，或大便时尿道滴白，小腹胀满，口苦，口黏，或口渴不欲饮，大便秘结，舌红苔黄腻，脉沉数或滑数。治以清利湿热，通利小便。方用八正散加减（滑石、甘草梢、车前子、萹蓄、瞿麦、栀子、大黄）。

4. 脾肾阳虚　症见小便频数，排出无力，余沥不尽，腰痿腿软，神疲乏力，大便稀溏或虚秘，舌淡苔白，脉沉细或迟弱。治以温补脾肾，通利小便。方用老人癃闭汤加减（党参、黄芪、莲子、黄精、淫羊藿、肉桂、萆薢、车前子、王不留行、吴茱萸、甘草）。

5. 肾阴亏损　症见小便频数或淋沥不畅，时发时止，遇劳即发，经久不愈，或伴头晕耳鸣，舌红少苔或无苔，脉细数。治以滋养肾阴，清利小便。方用六味地黄丸加味（牡丹皮、山茱萸、山药、茯苓、生地黄、泽泻、枸杞子、车前子、萹蓄、瞿麦、牛膝）。

三、常用外治法

1. 取嚏或探吐法　用消毒棉签刺激鼻中取嚏或喉中探吐，使上窍开而下窍自通。

2. 贴脐熨脐法　独头蒜 1 个，栀子 3 枚，盐少许，捣烂，摊纸上贴脐部；或艾叶 60g，石菖蒲 30g，炒热，布包熨脐。

3. 熨小腹法　食盐 250g，炒热，布包熨小腹。

4. 针灸　可针刺中极、关元、阴陵泉，或灸气海。

四、预防措施

中医认为房劳是发生本病的重要因素之一，故壮年时要节制房欲，老年人更要节欲。前列腺炎与前列腺肥大互为因果，因此对前列腺炎应尽早治疗，如坐温水浴使局部加热，对全身症状可应用清热解毒、抗菌消炎药物治疗。已发展为慢性前列腺炎时，可定期按摩前列腺，以利于脓细胞的排出。除了注意老年膳食外，在出现尿频、夜尿等症时，常用黑木耳10g煎汤内服，亦可将黑木耳凉拌常食之。由于老年前列腺肥大多伴有感染，温补之品宜慎用，临床因服温热药而引起出血，甚至出现小便癃闭等情况亦不鲜见。

藏精填精治不育

陶世太

前人云：肾左右各二，主藏精，为发育生殖之源。精分为二：一为男女媾精之精，名为先天之精，是生育繁殖的根本；二为饮食水谷化生之精，名为后天之精，是人体维持生命的营养物质。二者均藏于肾，相辅相成。后天之精的形成，有赖于饮食水谷化生之精的营养，而饮食水谷之所以能化生为精，又须依赖先天之精的活动能力，二者有着不可分割的密切关系。《素问·上古天真论》载男子："二八，肾气盛，天癸至，精气溢泻，阴阳和，故能有子……八八，天癸竭，精少，肾脏衰。"

说明人之阴阳调和、阳气固密、精不妄泄，而精旺盛则身强壮，也说明人之生育机能正常，能孕育后代的关键在于肾。反之，生育机能的异常，如不育、阳痿、早泄、遗精等，并常兼见失眠、健忘、多梦、腰痛、神疲乏力等证候，病因主要关系亦在于肾。故前人云："男当益其精而节其欲，使阳道之常健，女当养其血而平其气，使月事以时下，交相培养，有子之道也"。又云男不能生育有六病："一精寒也，一气衰也，一痰多也，一相火盛也，一精少也，一气郁也。"

根据中医理论及前人论述和我们临床体会认为，本证以精稀少（即精子活动能力率低）和相火盛者较常见，我们治法先采用处方一，即藏精方，滋水降火，固涩藏精，以达到精能为肾所藏储，从而使肾气达到充盛的目的。然后，予处方二，即填精方，补养气血、填精益精，以使精足肾气盛而阳生阴长能生育子女。用此法治疗20余例，均获得了较好效果。

藏精方

芡　实五钱	金　樱八钱	砂　仁三钱	盐黄柏五钱
盐知母四钱	莲　须四钱	龙　齿八钱	石莲子五钱
益　智四钱	牡　蛎八钱	远　志三钱（炙）	五味子三钱
菟丝子五钱	炙甘草二钱		

连服四至五剂。

填精方

当　归六钱	白　芍八钱	党　参一两	焦白术四钱
云　苓四钱	怀山药一两	仙　茅四钱	覆盆子五钱
熟地黄一两	枸　杞八钱	菟丝子五钱	巴　戟四钱
山茱萸六钱	芡　实六钱	淫羊藿五钱	炙甘草三钱

服至精子活动率达到60%以上为止。

◎ 临证验案

案一

唐某，男，1939年生，工人。1967年8月前后开始感到头昏、多梦、遗精、盗汗、下身现冷、阳痿、脉象缓细。1968年结婚，不育。1969年6月查精液结果：精子少，活动率20%。即服上方中药，连续约四个月，同年10月复查精子活动能力达60%，1970年生育一女。

案二

赵某，男，干部。1967年11月因患精囊炎、前列腺炎来我院就医，查精子活动能力为死精子，有时甚至无精子。后经约五个月的治疗（以上方为主）后生育小孩。

不育症点滴治验

陈镕时

影响不孕的男性因素有多种，如：阴茎发育不良，妨碍性交；房事过多过频，伤损肾精肾元，甚至发生阳萎不举，或举而不坚，或早泄；另有性交射精少而稀薄，精子数量少，活力强的在70%以下，或挟有死精，精子畸形等。

宋代《内经拾遗》有《种子论》说："……父不种子，气虚精弱故也。弱由过于色欲，伤乎五脏，脏皆有精而藏于肾，肾精既弱，辟之射者力微，矢枉不能中的，谓之阳失其道，何以能种？"所谓气虚，即肾之精气虚衰，肾功能不足，精少，射精无力。至于精弱乃精液稀薄，精子活力低下，因此在治疗时选用益气添精之品，提高精子的质量和数量，并加强肾的功能作用。规劝患者节欲保精，养精蓄锐，俾在性交时精液充足，射精有力，到子宫颈管，沉积在阴道后穹隆，精子活力足，进入子宫腔，能上达输卵管中使卵子受精，正如射精力强，矢能中靶一样，卵子受精后，下达子宫着床而成胚胎。从这点来看，中西医对胎孕的道理，可以说是吻合的。

根据前述的病因病理结合药理有关部分，以补肾添精和强精壮肾的原则立法，拟用首乌强精丸、羊山汤治之。

首乌强精丸

制首乌120g　黄芪60g　熟地黄60g　山萸肉50g
菟丝子50g　枸杞50g　覆盆子60g　沙苑子50g
淫羊藿80g　锁阳40g　巴戟肉50g　补骨脂30g
远志肉20g　仙茅30g　炙甘草30g　北五味30g

功效：补肾强精。

羊山汤

淫羊藿30g　山萸肉15g　金樱子12g　沙苑子12g
菟丝子15g　巴戟肉12g　补骨脂12g　干地黄12g
北五味9g

功效：补精壮肾。

主治：男子阳失其道，肾精衰少，阳举不坚，射精无力，甚至早泄或交接无精，婚后四五年不育子女者。

加减法：如射精过早或有遗滑精者，加莲须15g，乌贼骨6~12g。如夜间盗汗多者，加煅龙骨15g，牡蛎15g，白术12g。

用法：每日用1剂，水煎服3次，早中晚饭前各1次，连服5~10剂。

方解：本方主男子阳失其道，肾精衰少，重在补精壮肾立法。选淫羊藿、山萸肉为主药，淫羊藿温肾壮阳，为阳萎妙药，能刺激性神经，促进精液分泌；山萸肉补肾气，具阳道。配以金樱，北五味固精关以涩精，再合菟丝子等四味，均具生精益髓之力为辅药。北五味强男子精，补元气不足，与山萸肉壮元气，菟丝子壮阳滋阴，对肾精衰少，阳失其道用之至当恰好。巴戟为补肾要剂，助元阳益精，补骨脂温肾助阳，能固精气，硬阴茎，延时间，射精远而有力，沙苑子固精坚肾水，功专补肾，止早泄，配合各药补肾之力加强，固精作用更显，发挥更好的辅助兼治作用。干地黄滋阴又养血，调济诸药之温而不使之太过，并扩张肾血管有助阴茎勃起，作为佐使甚佳。协同补骨脂助勃起而坚硬，配主药山萸肉使阳道得，即为种子提供了有利条件。

◎ 临证验案

案一

余某，男，32岁，商业职工。体质较好，婚后七年，未育。爱人苏某，月经正常，无病。检查精液，精子8 000万，正常活力仅有56%，诊为肾虚精弱。用首乌强精丸一料，服完后再查精液，精子数量已达1亿5 000多万，正常活力的精子75%，经半年后仍无孕候，嘱其爱人来诊，月经周期为31天，每次经量不多，色不鲜，小腹微有冷感，诊为胞宫寒而血不足，故经水迟至，与温经汤加减调理。在月经30天周期的当月即受精怀孕，足月产一男孩。孩子体质健康，目前初中即将毕业了。

案二

何某，男，29岁，重庆人。自诉阳举不坚，婚后五年未育子女，婚前有遗精史，初婚性交时射精很多，常在萎缩时精始流出。1961年9月来就诊时，已至性交无精射出，脉象细弱，尺脉更甚，苔洁舌质淡红。诊为肾气亏损，精血已弱，七伤之候已明，属于早期性障碍。患者年轻，机体活力尚不坏，峻补似非所宜，只从肾损着眼，选拟补精壮肾的羊山汤加桂心、龙骨、牡蛎与服，连续服用15剂，假满返青海。至1962年其爱人返渝生第一个男孩，以后连生四胎，均健康。

第五章　皮肤科医论医话

荨麻疹治疗经验

龚志贤

荨麻疹是一种局部皮肤或全身皮肤红肿发痒的发疹性疾病，中医称之为“风疹”。中医认为本病是因感受风寒或风热兼湿之邪，或素体血虚所致。其临床表现是以皮肤出现散在性、大小不等、形态不同、瘙痒难忍的红肿块为主症。风疹古代称瘾疹，《金匮要略》中有“风气相搏，风强则为隐疹”，“邪气中经，则身痒而瘾疹”等记载。

1. 临床症状 皮肤突然出现散在性大小不等、形态不同的红肿块，且瘙痒难忍，其肿块中央色略白。红肿块可游走性地出现。脉细数，舌质红苔白滑。

2. 病因病机 因感受风寒，蕴蓄化热，或风热兼湿之邪，或邪毒（如花粉、生漆等），或饮食生冷之物（如鱼、虾、蟹等），或食物不洁（如腐败之食物等），邪气与气血相搏，郁于肌肤，而发为风疹。或因素体血虚，血虚生内热，内热生风而发病。风为阳邪，善行而数变，故瘙痒难忍，肿块游走不定。

3. 治法 补血凉血，疏风除湿。

4. 方药

当　归10g	赤　芍12g	生地黄12g	玄　参15g
丹　皮10g	丹　参12g	麻　黄10g	连　翘12g
升　麻6g	茵　陈12g	泽　泻12g	

用法：水煎服。

方解：此为四物汤合麻黄连翘赤小豆汤加减而成。方中当归补血和血，生地黄清热凉血、滋阴，赤芍凉血活血、祛瘀散肿，丹皮清热凉血、活血行瘀，玄参滋阴泻火解毒，丹参活血祛瘀、清血热，麻黄开腠理、散邪毒，升麻、连翘、茵陈、泽泻清热解毒除湿。全方共奏补血凉血、清热解毒、疏风除湿之功。

◎ **临证验案**

张某，男，28岁，工人。1967年9月就诊。

邻居油漆家具，患者前往帮忙，并看煎熬生漆。时至中午，突然脸及手足暴露部皮肤起小红肿块，瘙痒难忍。下午三时许，其红肿块扩大成片，焮红灼热，瘙痒难忍，急来我院求治。余询问其病史，观其肿块，查其脉证，断为因生漆所致之"风疹"。拟补血活血，祛风除湿。以清热解毒之剂投之。处方：当归10g，赤芍12g，生地黄15g，丹皮10g，麻黄10g，连翘15g，赤小豆30g，升麻6g，茵陈18g，泽泻15g，玄参15g。2剂水煎服，日夜进2剂4服。

二诊：风疹块全消，已不作痒，效不更方，续投2剂以清其余毒。

说明：此方还可加虎耳草30g。余用此方治风疹，取效者甚多。

荨麻疹及湿疹治疗体会

赵国瑞

荨麻疹属于中医学“痦瘤”“瘾疹”“鬼风疙瘩”范畴，俗名叫“风疹块”“风丹”。中医学认为是风邪郁于肌表，使毛窍阻闭不得宣泄所致。

湿疹属于中医学“浸淫疮”“黄水疮”“湿气疮”“血风疮”范畴。婴儿湿疹叫“奶癣”，阴囊湿疹叫“肾囊风”。中医学认为是由脾、肺二经蕴伏温热，外感风邪而发。

一、荨麻疹

荨麻疹按症状分风热、风寒两种类型。

1. 风热型

症状：皮疹发红，灼热，口渴，烦躁，瘙痒，受风或在温热环境下发作或加重。脉浮或数，舌红苔薄黄或薄白。

治法：疏风清热凉血。

处方：消风散加减。

2. 风寒型

症状：皮疹色淡红或白，瘙痒，受凉即发，在温暖环境下减轻或消失。脉浮紧或缓，苔薄舌淡。

治法：疏风散寒，调和营卫。

处方：荆防败毒散和桂枝汤加减。

二、急性湿疹

急性湿疹按症状分湿热、风热、风湿热三种类型。

1. 湿热型

症状：皮肤红赤，灼热瘙痒，水疱，糜烂，黄水浸淫。

治法：清热利湿。

处方：清热渗湿汤、乌蛇败毒汤加减。

2. 风热型

症状：皮肤潮红，丘疹如粟，播散全身，抓破流水，糜烂轻微，脉浮数，苔薄白微黄。

治法：疏风清热，佐以化湿。

处方：消风散、清热渗湿汤加减。

3. 风湿热型

症状：周身散布红疹，瘙痒、日轻夜重，抓破流血，随血结痂。夹湿者稍流水；湿盛则流黄脂结痂；风盛则皮肤干燥脱屑，面目浮肿，瘙痒极甚；热甚则心烦口渴，咽干津少，便秘尿黄，舌红苔薄黄，脉浮数滑。

治法：清热凉血。

处方：风热偏胜者，消风散合乌蛇败毒汤加减；湿热胜者，清热渗湿汤合乌蛇败毒汤加减。

三、方药选用

1. 内治方药

（1）消风散（《外科正宗》）：荆芥、防风、当归、生地黄、苍术、苦参、蝉蜕、胡麻仁、牛蒡子、木通、石膏、知母、甘草。本方为疏风清热剂，适用荨麻疹、湿疹风热偏重者。

（2）荆防败毒散（《摄生众妙方》）：荆芥、防风、羌活、独活、柴胡、前胡、枳壳、茯苓、甘草、桔梗、川芎。本方为疏风散寒退热止痛剂，适用于荨麻疹初起，风寒偏重者。

（3）当归饮子（《重订严氏济生方》）：当归、白芍、川芎、生地黄、荆芥、防风、蒺藜、何首乌、黄芪、甘草、生姜。本方为养血润燥祛风剂，适用于急慢性荨麻疹，含有治风先治血之意。

（4）五味消毒饮（《医宗金鉴》）：金银花、野菊花、蒲公英、紫花地丁、紫背天葵子。本方为清热解毒剂，适用荨麻疹、湿疹，热毒炽盛者。

（5）二妙散（《丹溪心法》）：黄柏、苍术。本方为清热燥湿剂，可加其他药治疗湿疹。

（6）清热渗湿汤（《赤水玄珠》）：鲜生地黄二两、板蓝根五钱、淡竹叶四钱、焦山栀四钱、川柏皮五钱、茯苓皮三钱、冬瓜皮三钱、五加皮三钱、连翘二钱、野菊花三钱、赤芍二钱、芦根二两、灯心五扎。本方为清热凉血、解毒渗湿剂，适用于湿疹，湿热重者。

（7）蚕沙饮（《中医皮肤病学简编》）：蚕沙一两、重楼五钱、丹参一两、白鲜皮三钱、地肤子二钱、蝉蜕二钱。本方为清热燥湿，活血祛风剂，可治荨麻疹和湿疹。

（8）乌蛇败毒汤(经验方)：乌蛇、荆芥、防风、僵蚕、蝉蜕、银花、黄芩、黄连、生地黄、丹皮、赤芍、丹参。本方为搜风清热解毒剂，可治荨麻疹和湿疹。

2. 外治方药

（1）苦参汤一(《严氏济生方》)：苦参、蛇床子、荆芥、白矾。上药各等分，煎汤趁温洗。

（2）苦参汤二(《疡科心得集》)：苦参二两、蛇床子一两、白芷五钱、银花一两、野菊花二两、黄柏五钱、地肤子五钱、石菖蒲三钱。用河水煎汤，临洗时再加猪胆4~5枚，洗后忌发物并避风。

（3）苦参汤三(经验方)：苦参一两、蛇床子二两、鹤虱五钱、百部一两、花椒五钱、土槿皮五钱、地肤子一两。煎水洗。

以上三方用于荨麻疹和湿疹，均可外洗。

在治疗过程中，我的粗浅体会是：首先应当根据中医学的辨证施治方法，找出病因和主症，定出类型。其次再定治法，选方，并按症状轻重主次，加减用药。在选方上我常用的是消风散、乌蛇败毒汤、清热渗湿汤、五味消毒饮四个方剂加减，均收到一定效果，很少单用某一成方。在加减药用上，常注意对症重点用药，收效也比较满意。如以上两病多有身热瘙痒症，我即重用生地黄，每剂量高至1~2两。另外，加重乌蛇、全虫等虫类药。几乎凡是有瘙痒症甚者，都有生地黄、乌蛇。如火毒盛者，即重用银花、蒲公英、野菊花、板蓝根，同时还体会到内服药加外用药一齐用，收效更快。

荨麻疹辨治浅谈

周百川

荨麻疹中医称为“瘔瘰”“瘾疹”“风丹”“风疹块”等。其为常见疾病，轻者旋发旋消或三五日而愈，重者历时较久，反复发作不已，对劳动人民身体健康影响很大。

本病的发生有多种原因，但主要是感受风邪而诱发。《医宗金鉴》说：“由汗出受风，或露卧乘凉，风邪多中表虚之人，初起皮肤作痒，次发扁疙瘩，形如豆瓣，堆累成片……”可见，风邪为本病外因的主要条件，但外因必须通过内因才起作用。如表卫不固，机体阴阳失调，营卫气血不和，则风邪挟寒或挟热乘隙侵入肌腠，与营血搏结而发为风疹。即《黄帝内经》所谓“邪之所凑，其气必虚”。

当风邪挟寒或挟热侵袭肌腠之后，因人的体质强弱、阴阳气血盛衰迥异，故病机不同，并且风疹块的形态亦不完全一致。如有阴虚血热受风而起，有血虚受风而起，有表虚营卫不和而起，有中虚感受风寒而起等。

1. 血热受风

症状：疹块色红，心烦恶热，瘙痒异常，尿黄，舌红苔薄，脉象细弦而数。

治法：疏风凉血，清热解毒。

处方：

浮　萍三钱　　防　风三钱　　荆　芥三钱　　生地黄八钱

丹　皮四钱　　赤　芍三钱　　紫荆皮一两　　银　花五钱

连　翘五钱　　蝉　蜕三钱　　刺蒺藜一两

方解：方中浮萍、防风、荆芥疏风解表，生地黄、丹皮、赤芍、紫荆皮滋阴凉血，银花、连翘清热解毒，蝉蜕、刺蒺藜疏表止痒。

2. 血虚受风

症状：疹块色淡红，头晕恶风，下午或入夜为重，舌淡红苔薄白，脉象细弦而缓。

治法：养血疏风。

处方：

生地黄四钱	当　归四钱	川　芎三钱	赤　芍四钱
白　芍四钱	麻　黄三钱	连　翘五钱	赤小豆一两
防　风三钱	黄　芪八钱	制首乌六钱	杏　仁四钱
甘　草二钱			

方解：本方是四物汤合麻黄连翘赤小豆散加减，具有养血疏风解毒之效，即疏风先养血，血旺则风自灭之意。

3. 表虚营卫不和

症状：疹块色淡红，头晕神昏，恶风畏寒，吹风受冷则甚，舌淡红，苔薄白，脉细缓。

治法：益气固表，调和营卫。

处方：

黄　芪一两	白　术四钱	防　风三钱	桂　枝三钱
炒白芍四钱	炙甘草二钱	大　枣十枚	生　姜三钱
当　归四钱			

方解：本方是玉屏风散、桂枝汤、当归补血汤复方合用，具有益气补血，疏风固表，调和营卫之功，即扶正祛邪之意。

4. 中虚感受风寒

症状：疹块淡红，腹痛便溏，口不渴，面色青黄不泽，恶风畏寒，舌淡红，苔薄白，脉沉细弦。

治法：温中散寒，升阳解毒。

处方：

黄　芪一两	桂　枝三钱	炒白芍六钱	炙甘草二钱
生　姜三钱	大　枣五枚	饴　糖一两	当　归四钱
升　麻三钱	葛　根四钱		

方解：中焦虚寒之体，肌腠失养（脾主肌肉），风冷乘隙入侵，由表及里，伤及中宫，而现自利、腹痛等症状。本方用小建中汤补土温中散寒，升麻葛根汤升阳解毒，透邪出外，芪、归益气补血，使中土旺盛气血冲和，疹块自消。

麻疹的临床经验

赵国瑞

我家治疗小儿麻疹的方法，绝大部分是以清代名医宋麟祥所着的《痘疹正宗》为依据，通过临床实践，确有疗效。兹将我家的临床经验，介绍于后，供同道参考指正。

一、麻疹的顺逆险证

1. 顺证 热度不高，微咳，精神爽快，二便及食欲正常。发热二三日疹即出现，先发于面，次及周身，细密均匀，红活滋润，二三日出齐，缓缓而收，热度逐渐下降，嗽止又无他症发现，这就是疹的一般顺证和轻证，无须服药。如仍热多嗽，四五天后疹才出现，虽先见于面，而细碎均匀，次乃周身亦成片状，色过于红，身犹热而嗽，精神不舒，寝食中等。此宜清肺凉血，数剂可愈。这仍属于顺证和轻证。

2. 逆证 如热度较高，而神识尚清醒，咳多、面红、颊赤、气壮神躁，身战汗出，或腹痛作泻，六七日后疹才出现。先见于身，次及于面，后及足胫；或稠密无缝，或艳红，或色紫，或三日出齐，而身热不退，咳嗽连声，未及欲收，大热烦躁，声哑气喘，这是疹的逆证和重证。凡遇此证先清肺、凉血，后用寒凉，否则恐其带火而收，闭目作喘。若大热烦躁、干咳不已；或身燥肢冷，腔中作音，面色或白或黄，喘急气促大量衄血，八九日后疹才出现；或身出而面不见点；或见点粗大而稀，色白而暗；或浮沉于皮肤之间似有似无；或面稠而身稀；或面稀而身稠；或艳或红或紫暗，久而未收，或带火收敛，痰涌气促，目闭无声。这是疹的逆证。治法始终宜用攻伐。重用寒凉，或可救治。

3. 险证

麻疹的险证有以下四种。

（1）一出即没者。

（2）面色青黄疹不出现，大热无神者。

（3）早收，目闭失音无声者。

（4）两目上吊者。

临床上见此四证，大都危险难治，但及时救治，仍可化险为夷，医者不能坐视待毙，置之不理。

二、麻疹的治法

凡小儿发现身热咳嗽，鼻流清涕，眼泪汪汪，眼胞微肿，目红面赤，或吐或泻，筋脉耸惕等症，即是出疹之象。此时治法应以清肺兼散风热为主，不宜升发。及至麻疹出现，即应审症之轻重而定药之缓急，或透毒或逐瘀或凉血，应随症施治。疹出齐后，即应察其血色和症状，如火盛血热，疹色或艳或紫，应速凉血活血清火以预防其很快收回，务使其疹红活并迟至两三日后再收回方为正候。如以前失于清解，带火而收，险证肆出，应在未全收之前，重用寒凉兼施透发。如已带火全收，闭目作喘，而身不热者则忌用寒凉，应专施透发，务使麻疹再现。至疹后患痢应清利，不宜止涩。疹后余咳，仍应清肺。疹后患牙疳，应吹消疳散。

荨麻疹分型论治

王建孚

荨麻疹系近代医学之病名，中医谓之“风丹”“风疹块”。2000年前早有文献记载，如《素问·至真要大论》云：“少阳司天，客胜则丹胗发”。《千金方》又云：“风邪客于肌中则肌虚，真气发散又被寒搏，皮肤外发腠理开毫毛，淫气妄行之，则为痒也”。《诸病源候论》载有“风疮瘾疹”与“风痦瘰”等，尤其是风痦瘰一候中对此症叙述最详。如“夫人阳气外虚则多汗，汗出当风，风气搏于肌肉，与热气并，则生痦瘰。状如麻豆，甚者渐大，搔之成疮”。关于病因病机方面，巢氏有更详细之叙述，如“邪气客于皮肤，复逢风寒相折，则起风瘙疹。若赤疹者，由凉湿折于肌中之热，热结成赤疹也，得天热则剧，取冷则灭也。白疹者，由风气折于肌中热，热与风相搏所为。白疹得天阴雨冷则剧，出风中亦剧，得晴暖则灭，着衣身暖亦瘥也”，如此详细地阐明了赤白疹在病因上之不同。早在1 300多年前巢氏对此症已有足够的认识。并在审症求因方面，积累了很多的宝贵经验。因此，我们在临床上对此病应该加以辨证论治，绝不是所有的风丹，千篇一律地用抑制、镇静、抗过敏所能取效，应着眼风丹的症与因，而不可专注于风丹这个病。巢氏早就提示我们，风疹由风、寒、湿等外邪与肌肉之热相搏而成。我们在临床上所见，也的确如此，不但风、寒、湿、热可以导致此症，气血不调及肠胃不和而影响此病者，亦复不少。“风”之一字，不可忽视。如民间所说，风丹、风疹、风疹块，风疙瘩等，各地名称不同，但均以风字为首，是有其道理的。盖此病多数因风而起，见风即发，来速去疾，正如《黄帝内经》所说，风为百病之长，善行而数变。风居六淫之首是有根据的。当然，这并不是说一切皆由风而起，也有由内因而起的，亦复不少。余多年来对此病观察摸索了一点肤浅体会，在辨证的基础上，分型论治，取得一些疗效，有风湿型、气虚型、血虚型、肠胃型、血热型，兹分别从五个验案介绍。

1. 风湿型

郑某，女，28岁。干部。

初诊：患者半年以来，风疹作痒，时发时愈。近一周增见面部浮肿，头作昏胀如裹，胸脘痞闷，风丹宿疾，近发更甚，脉形弦滑，舌苔薄白。系风湿阻络，肌腠不和，治当祛风除湿。拟大羌活汤合三妙丸加减。处方：羌活 6g，防风 6g，防己 6g，白芷 9g，蝉蜕 9g，白蒺藜 9g，赤苓皮 12g，贯众 12g，苍术皮 12g，川柏 12g，薏苡仁 24g，3 剂。

二诊：进药后，面浮稍退，风丹未愈，再以前法主治。处方：羌活 9g，防风 9g，防己 9g，赤苓、猪苓各 12g，苍术 12g，白芷 12g，丝瓜络 12g，蝉蜕 9g，黑山栀 9g，苍耳子 15g，豨莶草 30g，芥穗 9g，3 剂。

三诊：药后风丹已好十之八九，面浮全消，仍守前方 3 剂。

原按：此例偏重于风湿，故面部浮肿。二诊时，见其药后面浮稍好，而风丹不愈，遂于前方中酌加豨莶草追风除湿，苍耳子祛风散湿，芥穗祛风消瘀。考大羌活汤系专治风湿内热之方，更加三妙丸之渗湿止痒甚妙。

2. 气虚型

欧某，女，37 岁，干部。

初诊：患者风丹反复三月不愈，累治无效，神疲肢乏，平素怕风，头昏目眩，久视则模糊不清，面色淡白无华，风丹白色浅不红，脉来濡软无力，舌质淡嫩，边有齿痕。病系体弱气虚，风寒外束，拟益气温化主治。处方：桂枝 9g，黄芪 30g，防风 9g，白术 18g，党参 12g，当归 8g，白芍 12g，甘草 6g，甲珠 9g，鹿角霜 16g，5 剂。

二诊：服益气温化之剂，甚应，风丹痊愈。再守前方，不增不减 5 剂以巩固之，愈后随访半年未发。

原按：此例一派正气虚弱、卫阳不固之象，故用归芪建中汤合玉屏风散之温阳固表法，并加甲珠祛风攻毒，鹿角霜温阳和督，相辅相成，取效甚速。此例如不加以辨证，照一般风丹处理，其效果可能不会令人满意。

3. 血虚型

王某，女，22 岁，干部。

初诊：患者风丹宿疾已历十年余，时发时愈，多在经期前后发作，见风即发，伴有鼻衄，头昏晕，睡眠不好，望其面色淡白无华。舌质淡嫩少苔，脉形细小微数。此系血虚，风邪入络，肌腠不和之象。拟养血祛风和络为法。处方：芥穗 6g，防风 6g，黄芪 30g，当归 12g，川芎 6g，赤芍 9g，生地黄 15g，茜草 15g，紫草 9g，丹皮 9g，甲珠 9g，丝瓜络 9g，5 剂。

二诊：药后诸候皆平，风丹未发，再以前法进治。处方：芥穗 6g，防风 6g，当归 15g，生地黄 15g，川芎 6g，赤芍 12g，丹皮 12g，紫草 15g，白蒺藜 9g，女贞子 12g，旱莲草 12g，黄芪 30g，5 剂。药后风丹痊愈，随访十月未发。

原按：此案为血虚型之风丹。每次发作均在经期前后，可知与血分有关，加之面色淡白无华，头昏晕，脉来细小微数，系血虚生风之象，故选用四物加荆防祛风以和血，黄芪益气固表，丹皮、紫草凉血，茜草、丝瓜止血活络，更用甲珠攻毒散风，起到补中有攻，攻中有补，补攻兼施，因而收到满意的效果。

4. 胃肠型

余某，男，2 岁。

初诊：小儿脾胃素弱，经常腹泻，所泻皆不消化食物。三天来周身发现风丹作痒，搔之作痛，日夜烦哭不安，舌苔垢腻，指纹在风关，色青。此系食滞伏风，胃肠不和，拟消风散与保和丸合方加减。处方：芥穗 3g，防风 3g，蝉蜕 6g，藿香 6g，厚朴 6g，苦参 9g，紫草 6g，山楂 6g，神曲 6g，莱菔子 6g，赤苓、赤芍各 6g，连翘 6g，泡参 12g，3 剂。

二诊：药后风丹即隐没未发，随之腹泻亦告痊愈，再守前方 3 剂，以清余邪。

原按：消风散一方各书有不同之记载，此方系出自宋代《太平惠民和剂局方》。此方用处甚广，除治诸风上攻，头目昏痛外，还可医治遍身疹瘰，皮肤顽麻，痒疮瘾疹等。故选用此方。鉴于肠胃不和，消化不良，遂加入保和丸以健胃化食，获效甚速。

5. 血热型

石某，男，34 岁，干部。

初诊：患者风丹反复两个月未愈，丹色红赤，既痒且灼，夜晚得热加剧，彻夜瘙痒难受，影响睡眠，舌质边尖红赤，苔中厚黄而燥。此系血热生风，肌腠络阻，治当清透和络为法。处方：芥穗 6g，防风 6g，羌活 3g，蝉蜕 9g，紫草 12g，赤苓、赤芍各 9g，当归 9g，桑枝 15g，苍术 9g，川柏 9g，黑山栀 9g，3 剂。

二诊：药后，风丹发作尤甚。此系病邪外透之象，为此病根除之佳兆，再以前方加减。芥穗 6g，当归 12g，生地黄 15g，丹皮 12g，玄参 15g，紫草 15g，赤芍 9g，黑山栀 9g，白蒺藜 12g，苍耳子 12g，桃仁 9g，红花 9g，3 剂。

三诊：药后奏效甚速，风丹完全消失。患者全身轻快舒畅，要求前方继服，以清余邪。随访二年多，风丹从未再发。

原按：此例为血热生风之证。丹色红赤，正如巢氏所述之“赤疹”颇为相似。得热加剧。一诊，方内祛风药稍多，起到了升透宣达作用，故发作尤甚；二诊遂将羌、防减去，加生地黄、丹皮、玄参凉血，桃仁、红花活络化瘀，佐以苍耳、白蒺藜祛风止痒，药后效如桴鼓。一诊用升透和络之剂，进药后风丹之邪外透，是为顺境，其表面现象似乎加剧，实则是驱邪毒于肌膜之外，因此才有二诊之显效。

◎ 小结

综合以上五则病案看来，风丹小恙，一般都不够重视，无非用点抗过敏或镇静之品，当时抑制一下，似乎有效，因而贻误病机，缠绵日久不愈，反复发作十年甚至数十年者有之。余在临床实践中观察此病多年，总结一些病案，当然是不够成熟的。因这五例效果比较满意，疗程较短，速战速决，其中也说明了一些问题，故录之备忘耳。还有值得探讨者，升透宣达之法，不可畏惧。此方用后，虽然风丹或许不但不见没收与减少，相反的是，风丹可能增多而加剧，若是为了长远之计，为了避免缠绵反复发作，敝亦认为可以用之。第五案血热型，足以说明。升透者升透达邪之意也，盖病邪以外透为顺，内陷为逆，不只风丹如此，其他疾病，亦复如是。

丹毒治验

尚礼俭

丹毒因其发病时，皮肤忽然变赤，如丹涂脂染，且又为火毒所诱发而得其名。对丹毒的名称，唐代孙思邈称之为“天火”，明代陈实功称之为“火丹”，清代以后则曰“丹毒”。依其发病部位不同，其名各异，发于头部的叫“抱头火丹”，发于肋下腰胯的叫“内发丹毒”，发于两腿的叫“腿游风”，发于腿胫的叫“肾气游风”，发于胫踝的叫“流火”，游行于全身的叫“赤游丹毒”。

究其病因，《圣济总录》云：“热毒之气，暴发于皮肤间，不得外泄，则蓄热为丹毒。”可见，丹毒系火邪侵袭，血分有热，郁于肌肤而发或由皮肤黏膜破损，毒邪乘隙侵入而成。

丹毒发于头面的多兼风热，发于肋下腰胯多挟肝火，发于下肢多兼湿热。丹毒起病时，突发寒战、高热、全身不舒，局部皮肤呈鲜红色肿胀，稍高出周围皮肤，边界清楚，灼热疼痛，一般不化脓，可伴附近淋巴结肿大和压痛。此为临床诊查之要点。治疗以清热解毒凉血为主。发于头面者，笔者常取李东垣的普济消毒饮化裁，发于肋下腰胯用龙胆泻肝汤增减。

◎ 临证验案

案一

马某，女，21岁，本单位职工，1979年10月20日就诊。

患者自云昨天下班后顿觉面部烧灼，瘙痒，啬啬恶寒，自服解热止痛片后入睡，今晨起床后，自觉症状有增无减，面部焮红，既痒又痛，全身不舒，咽痛，头痛，发热，故前来就诊。检查：体温39℃，白细胞计数18 500/立方毫米，中性粒细胞86%，淋巴细胞12%。望诊：舌苔白薄，舌尖红赤，前额和面的两颊部皮肤，红赤如丹、稍隆起，边缘清楚。切诊：双手脉浮数有力。诊断：颜面丹毒。辨证：血分郁热，感受风热毒邪而诱发。治法：疏风清热，解毒凉血。以普济消毒饮化裁：连翘、金银花、黄芩、生地黄、赤芍、僵蚕、牛蒡子、荆芥、薄荷、马勃、桔梗、板蓝根、甘草。上方连进 6 剂即愈。

原按：本例为颜面丹毒，病位在上，乃血热外受风热之邪所致，故取李东垣普济消毒饮化裁治之。连翘、银花、黄芩、生地黄、赤芍清热解毒凉血，薄荷、僵蚕、牛蒡子、荆芥疏散风热，马勃、桔梗、板蓝根、甘草清解咽喉头面之热毒，不用升、柴亦遵吴鞠通所云："凡药不能直至本经者，方用引经药作引，此方皆系轻药，总走上焦"，故不须用升、柴升经气之品。去黄连乃病在上焦，而未入中焦也。

案二

周某，男，35 岁，职工，1980 年 9 月 15 日就诊。

患者自诉右胁下皮肤红肿如掌大一块，灼热疼痛，头痛，口苦，发热恶寒已历时 2 天。检查：体温 38.8℃，白细胞 16 500/mm^3，中性粒细胞 80%，淋巴细胞 15%，右肋下皮肤红肿范围约 10cm × 9cm，边缘清楚，局部灼热，明显触痛，右腋下淋巴结肿大。望诊：舌苔黄薄。切诊：脉浮弦而数。辨证：内发丹毒。治法：以泻肝胆之火为主，兼疏风邪。以龙胆泻肝汤出入：龙胆草、栀子、黄芩、木通、车前草、柴胡、生地黄、赤芍、荆芥、菊花。以上方为基础，复诊少有增减，连服 8 剂而愈。

原按：本例丹毒发于右胁下，两胁为肝经之脉所布，肝胆实火由风邪引动发于肌肤，故取胆草、黄芩、栀子清泄肝胆之实火，木通、车前引火从小便而出，生地黄、赤芍凉血活血，菊花、荆芥、柴胡疏散风邪，以平诱因。诸药相伍，使其火清风散，诸症自解。

案三

李某，男，16 岁，本单位职工子女，1978 年 6 月 15 日就诊。

患者自云右小腿胫部红肿反复发作已历二载，发时服药打针尚可控制，但愈后不久又要发作。本次发作，红肿已四天，服药打针不愈，且恶寒发热，口苦黏腻，胃纳不佳，小便黄赤，全身不舒。检查：体温 38.5℃，右小腿胫部皮肤范围约 8cm × 9cm 灼热疼痛，边缘清楚。望诊：舌苔黄而厚。切诊：脉滑弦稍数。辨证：湿热下注，血脉痹阻。以五味消毒饮增减：蒲公英、黄柏、紫花地丁、天葵子、萆薢、滑石、泽泻、赤芍、乳香、没药、山甲、当归、川牛膝。以上方为基础，复诊稍有增减，连服 12 剂而愈。追访至今未再复发。

原按：本例病在下肢，反复发作，系湿热下注，血脉痹阻所致，清热利湿，活血通络必须兼顾，故用公英、黄柏、地丁、天葵子以清热解毒。赤芍、乳香、没药、当归、山甲活血化瘀通络，滑石、萆薢、泽泻利湿，令湿邪从小便而去，牛膝引诸药下行，直捣病所。诸药相伍，恰中病机，故服之病瘥。

皮肤瘙痒症辨治五法

喻定安

一、皮肤瘙痒症的辨证

皮肤瘙痒症不是一个独立的疾病，而是多种皮肤病的常见症状，如荨麻疹、湿疹、神经性皮炎及多种癣病等。引起瘙痒的主因是风，而风邪往往兼挟其他邪气而发病，因此，根据主客观症状及体征等进行辨证用药，是取得良好疗效的关键。现扼要分述于下。

瘙痒是患者的一个自觉症状，其皮肤损害发展蔓延迅速，其原因多属于“风”。慢性顽固性损害，兼有奇痒者，其原因多属于“虫”。

丘疹、结节皮色不红，遇寒而发，发即瘙痒者，其原因多属于“寒”。

斑疹色红，皮肤灼热，或疱疹有化脓者，其原因多属于“火”(热)。

水疱、水肿及糜烂、渗液、湿润者，其原因多属于“湿”。

瘙痒处的皮肤粗糙、肥厚、干燥、脱屑、皲裂，抓后皮肤渗血，毛发干枯脱落，病程较长，其原因多属于“燥”(阴虚、血虚)。

斑疹、结节损害呈紫色者，其原因多为“血瘀”。

二、治疗皮肤瘙痒症五法

在临床实践中应用治疗皮肤瘙痒症五法，疗效较好，特提供同道参考。

(一) 辛温解表止痒法

此法以桂枝麻黄各半汤为基础方。

桂　枝 6g　　麻　黄 6g　　白　芍 10g　　浮　萍 10g

蝉　蜕 10g　　地肤子 15g　　白蒺藜 10g　　苍　术 10g

荆　芥 10g　　防　风 10g　　甘　草 6g

适应证：皮肤瘙痒，疹块、丘疹色淡如皮肤本色，遇冷则发，脉浮，苔白。如荨麻疹辨证为风寒型者。

（二）辛凉解表止痒法

此法以消风散为基础方。

荆　芥 10g　　防　风 10g　　当　归 10g　　苦　参 10g
苍　术 10g　　石　膏 30g　　木　通 10g　　蝉　蜕 10g
生地黄 15g　　丹　皮 12g

适应证：皮肤瘙痒，丘疹、疹块色微红，脉浮数，苔薄黄。如荨麻疹及各种急性皮炎，辨证为风热型者均宜。

（三）清热利湿止痒法

此法以萆渗湿汤为基础方。

萆　薢 15g　　薏苡仁 20g　　滑　石 30g　　茯　苓 12g
黄　连 10g　　黄　柏 12g　　泽　泻 15g　　蝉　蜕 10g
防　风 10g　　地肤子 15g

适应证：皮肤瘙痒，伴有水疱、水肿、搔之流黄水，疱疹周围发红。如急性湿疹、接触性皮炎等病，脉濡数，苔黄腻，辨证为湿热型者均宜。

（四）清热解毒凉血法

此法以黄连解毒汤为基础方。

黄　连 10g　　黄　柏 10g　　银　花 15g　　连　翘 15g
生地黄 15g　　丹　皮 12g　　赤　芍 10g　　蝉　蜕 10g
玄　参 10g　　僵　蚕 10g　　地肤子 15g　　木　通 12g
红　花 6g

适应证：皮肤瘙痒，斑疹色红，灼热，或有脓疱，舌红，脉数，辨证为热毒型者。

（五）益气养血疏风法

此法以当归饮子为基础方。

当　归 15g　　熟地黄 15g　　生地黄 15g　　川　芎 10g
白　芍 10g　　防　风 10g　　蒺　藜 12g　　制首乌 15g
丹　皮 10g　　蝉　蜕 10g　　黄　芪 15g　　红　花 3g

适应证：皮肤瘙痒，夜间痒甚，抓后皮肤出血，伴有头晕、口干不欲饮，舌光少苔，脉细数，或舌质淡脉虚。此症病程较长，如慢性荨麻疹、慢性湿疹及多种皮炎久治不愈，辨证为阴虚、血虚型者均宜。

三、治疗瘙痒症常用药物的运用

皮肤瘙痒症的治疗五法是基本大法。这五法中既可单用一法，也可以两法、三法合用，这要根据证型的单一性或复杂性而定。同时治法可以定，而方药可以灵活运用，即根据其治法另选他方或另组新方。这就是“以法统方，以法立方”。本着这原则，凡具有风的证候突出者，处方中多用祛风药为主，如荆芥、防风、牛蒡子、薄荷、蝉蜕、苍耳子、白蒺藜等药。在祛风剂中，每兼用养血活血药，取“血行风自灭”之意；对慢性、顽固性奇痒者，一般认为属于有虫，处方中可用一些虫类祛风药，如僵蚕、蜈蚣、白花蛇、乌梢蛇之类。虫是由风邪或湿热化生而成，故处方中又必兼用祛风或清热利湿之药。

凡有燥的象征，辨证为阴虚、血虚证者，处方中多用养血滋阴药，如当归、地黄、白芍、首乌、胡麻仁之类。这里需要注意的问题，血虚、阴虚不是病的直接原因，一般是由风邪郁于皮肤日久，风邪伤阴、耗血而逐渐出现阴血虚之证，因此在养血滋阴方药中多兼用祛风药。

凡具有热(火)的证候者，处方中多用寒凉药，如银花、连翘、石膏、知母、黄连、黄柏、黄芩之类。若血热多用生地黄、丹皮、粉玄参、地骨皮、白薇、紫草等药。

凡具湿的证候者，处方中多用祛湿药，如苍术、薏苡仁、萆薢、白鲜皮之类；如风与湿兼，多用羌活、独活、防风、苍耳子、豨莶草、地肤子等药达到祛风以胜湿。若湿与热相兼，多用苦寒燥湿药，如苦参、白藓皮、黄连、黄柏之类；或用清热利湿药，如车前子、木通、滑石、泽泻等。

凡具有瘀血证候者，处方中可加红花、桃仁、赤芍、䗪虫等。

值得注意的是，无论是属于哪一型瘙痒，蝉蜕这味药不宜少，因其祛风止痒力强，外风、内风均宜。药理实验证明，它能阻断皮肤末梢神经的传递。

四、预防复发的问题

皮肤瘙痒症特别是属于湿热型者易反复发作。笔者创用“苡仁红枣粥”(薏苡仁 60g、红枣去核 15g，洗净煎熬如粥状，一次服用)，每月服 3 次，有预防复发之效。曾治患者王某，每年都要患湿热型湿疹，发痒、流黄水，一月左右才能治愈。经服用此粥半年后，迄今有二年未发，薏苡仁能健脾除湿，红枣补脾。脾主肌肉，运化水湿。脾健则运化水湿之力强，能升清降浊，能增强肌肤的抗邪能力。外湿不能入侵，内湿不会停留，故有预防之功，即“正气存内，邪不可干”。此两种药物易得、易服，无副作用，有简、便、验的优点，对经常易患皮肤病者，亦可服用。

皮肤瘙痒证治

黄养民

一、瘙痒概述

瘙痒是多种皮肤病的一个症状，白秃疮、白屑风、鹅掌风、肾囊风、脚湿气、过敏的风疹块、疥疮、癣疾、黄水疮、天疱疮、奶癣等皮肤病均有瘙痒症状。另外，滴虫、霉菌、蛲虫亦可引起前后阴瘙痒。由于瘙痒原因不一，病变过程不同，瘙痒的症状与程度亦不一样。瘙痒常系间隙性、阵发性，短的几分钟，长的可达数小时。由于过度抓搔，局部常可出现血痂、脓痂、抓痕、色素沉着、湿疹化、苔藓样变等，常因瘙痒而影响睡眠，甚至导致神经衰弱。

瘙痒除皮肤病可致外，尚有老年瘙痒、内分泌障碍、血液病、某些慢性疾患，如糖尿病、黄疸等均可有瘙痒症状，须加鉴别。

瘙痒的病因有风、湿、热、虫、血虚、血燥等。其中风胜者：痒无定处，搔破出血，随破随收，不致化脓，多为干性。若兼热者焮红瘙痒，有灼痛感。热胜者：皮肤瘾疹，焮红灼烧作痒，或只发于暴露部位，或遍布全身，甚至堆积成块。若兼湿则糜烂，滋水淋漓，痛痒难忍。湿胜者：浸淫四窜，黄水淋漓，易沿表皮腐烂，越腐越痒。若兼热则丘疹痒甚，浸润伴有秽臭，结痂色黄，痛痒而流黄水。虫淫者：浸淫蔓延，黄水频流，状如虫行皮中，奇痒难忍，坐卧不安，影响睡眠。血燥者：丘疹或红或紫，如粟米状，或现瘀块，起白屑，瘙痒难忍，抓破出血，夜晚尤剧，影响睡眠。

以上瘙痒，多由风热之邪客于肌肤，搏于血络，或由毒邪挟风而致过敏引起。亦有湿热或风热之邪侵袭皮肤，客于血络蕴而化热，发于肌肤湿热痒疹。兼虫淫者，则湿热化虫，产生奇痒。《医宗金鉴》云："风热湿邪，侵袭皮肤，郁久风盛，则化为虫，是以搔痒之无休也。"《内经》云："诸痛痒疮，皆属于心。"心主血，血虚、血热、血燥均可生风。血为风火相扰，火甚则起疙瘩，风甚则生虫、生痒。瘙痒日久，燥气内扰，风燥之气搏击血分，以致皮肤粗糙脱屑。

在治疗上必须掌握“治风先治血，血行风自灭”的理论，根据病情，选用清血、养血、润燥之药，使以祛风、清热、利湿、杀虫、解毒之品辨证施治。

二、皮肤病证治简述

（一）白秃疮

白秃疮以头皮发生白色鳞屑伴脱发为主症，儿童则称肥疮，有传染性。多由血虚不能随气滋养肌肤，以致腠理不密，风邪乘虚而入，风胜血燥所致。其症为毛发失养，头发成片脱落且结白痂如豆大或如铜钱大，数目不等。瘙痒不堪，抓搔发落，重者累及眉毛、胡须脱落，呈鳞屑或白痂。治疗上，亦遵“治风先治血”之论。

内服药

生地黄五钱　　何首乌五钱　　当　归五钱　　赤　芍三钱

黄　精五钱　　蒺　藜八钱　　白藓皮八钱　　白　芷三钱

僵　蚕四钱

有养血、和血、祛风、止痒之功。

外用药

方一

鲜生姜切片、鲜骨碎补切片，合在一起外擦头皮，一日三次。

方二

苦楝子一两　　百　部一两

各研细末，麻油调擦头皮，有杀虫止痒解毒功用。

（二）白屑风

白屑风多发于头皮、耳项等处，青年人多发。临床特点是：头皮瘙痒，梳头或抓搔时，头发娇脆易落，干燥白屑堆叠飞起。当肌肤受风，郁火血燥，肌肤失养，化成燥证。治疗：外擦。

外用药

百　部一两　　苦　参一两　　贯　众三钱

将上药浸泡于一斤白酒内。擦时用棉花蘸酒擦患处，不需内服，易治愈。

（三）鹅掌风

由于外感风毒，凝聚肌肤，气血失养或由于接触传染，大多由脚湿气传染所致。多发于手指尖端屈面或手心。起病皮下起小疱，疱破叠起白皮，日久皮肤粗糙变厚，皱纹宽而深，初为一手发病，继而左右对称。病程缠绵，经年不愈，瘙痒心烦，入冬伴发皲裂。亦有累及指甲、手背。甚则发生疼痛，手掌及手指皮肤失去弹性，屈伸不利。治则：养血祛风止痒。

内服药

生地黄五钱　　当　归五钱　　首　乌八钱　　僵　蚕四钱

独　活三钱　　白鲜皮八钱　　蜂　房五钱　　忍冬藤一两

水煎服。

外用药

方一

雄　黄三钱　　黄　柏五钱　　蜈　蚣三条　　紫草皮五钱

各研末，麻油浸泡，外擦手掌，有润燥杀虫、止痒解毒之功用。

方二

皂　矾二钱　　醋一两　　鲜侧柏叶四两

捣烂，用沸水泡一下，将双手浸泡二十分钟，一日二次，有止痒杀虫之功用。

◎ 临证验案

田某，男，30岁，工人，素患脚湿气，夏季尤剧，经治不愈，手指被感染起水疱，逐渐蔓延手掌起水疱，疱破瘙痒，抓破出水，起鳞状白皮，时好时作，瘙痒难忍，二年反复发作。内服生地黄、何首乌、蒺藜、白鲜皮、金银花、黄柏、地肤子、土茯苓，以清血利湿祛风止痒，外擦外用药方一麻油浸液。治疗月余告愈，以后随访，未复发。

（四）脚湿气

脚湿气由湿热下注或传染所致。夏秋多见，春冬较少，常因穿胶鞋而发生，多发于3、4、5趾间，渗出黄水，或糜烂，重者可致足背肿痛。内服清热利湿方剂，如黄柏、苍术、薏苡仁、土茯苓、忍冬藤、防己、地肤子等。

外用药

枯　矾三钱　　煅石膏一两　　轻　粉二钱　　冰　片二分

各研细末，扑撒患处。

（五）肾囊风

肝经湿热挟风邪外袭所致。阴囊瘙痒难忍，抓破流脂水，干后起疙瘩，有灼热痛感、干燥，有的裂痛，抓搔落鳞屑。外用三黄油，对干性瘙痒燥裂擦之有效。

三黄油

雄　黄一钱　　黄　柏二钱　　黄　丹二钱　　轻　粉一钱

冰　片二分

各研细末，麻油调擦，有清热润皮、杀虫止痒功用。如抓破流脂水者用煅石膏一两、轻粉一钱、白芷一钱、乌贼骨二钱、冰片三分，各研细末，扑撒，有收湿杀虫止痒之功。外用：地肤子、蛇床子各二两，熬水洗后，擦药亦可。

（六）风块疹

风块疹又名瘾疹，由于风热或风寒，搏于皮肤，使营卫不和或禀性不耐，或因肠内寄生虫，或吃了某种食物或某种药物致敏引起。发病突然，数小时后又迅速消失，不留痕迹。后又不断成批成块，时隐时现发作。慢性者反复时发，延至数年不愈。皮疹为局限性大小不等扁圆形或椭圆形的鲜红或淡红或苍白色的疙瘩，瘙痒灼热，如虫行皮中，吹风受凉或遇热时更剧。治则：调和营卫、疏风清热。

内服药

首　乌五钱　　生地黄五钱　　当　归四钱　　蒺　藜五钱

防　风三钱　　蝉　蜕三钱　　荆　芥三钱　　白藓皮五钱

如系漆毒过敏者加蟹壳五钱（打细）、银花五钱；如系其他有色衣料或毛织品过敏者加全蝎三钱、蜈蚣二钱、僵蚕四钱；如系肠内寄生虫引起者加乌梅二钱、使君子仁三钱。临证灵活加减运用。

外用药

香樟木不拘多少，熬水洗之。或用桉树叶、苍耳子，熬水洗。

如经年不愈，气血两虚，影响身体与睡眠，常服八珍汤加味，使其气血调补，腠理固密，不致复发。八珍汤加味系当归、川芎、熟地黄、白芍、党参、白术、茯苓、甘草、黄芪、制首乌、黄精等味。

（七）疥疮

由风湿热虫，郁于皮肤或接触患疥疮病者传染发生。开始见于手指缝，继腕屈面、腋窝、肘部屈侧、股内侧、乳房下、小腹臀部、生殖器。幼儿可见于颜面及头部。疥疮形如疖子样小结节的血疹或水疱，奇痒难忍、搔抓有血痂、脓痂、搔痕。内服清血利湿解毒杀虫方剂如：银花五钱、丹皮四钱、连翘五钱、赤芍三钱、黄柏三钱、地肤子五钱、蛇床子五钱、土茯苓一两、地丁一两、苦参三钱等。

外用药

方一

地肤子一两　　蛇床子一两　　花　椒一钱　　苦　参一两

熬水洗。将脓痂洗去，更换清洁衣服。

方二

硫　黄一两　　轻　粉二钱　　蛇床子二两　　枯　矾三钱

大枫子仁捣泥约一两

以上各药研细末，用凡士林四两调匀，涂擦疥疮处，有杀疥止痒解毒功用。

（八）牛皮癣

由风湿热三邪蕴阻肌肤，或营血不足，血虚生风生燥、皮肤失养所致。因其皮损状如牛项领之皮，厚而且坚，故名。现称银屑病。因上覆多层银白色鳞屑，将鳞屑抓去后有发亮薄膜，形如云母片层层剥离，重抓可见薄膜及出血。本病好发于项部及肘弯、腘窝与上眼睑、会阴、大腿内侧等处，颈项尤多。其他处亦有，开始发生夏愈冬发，或夏轻而冬重，以后可逐渐失去此规律性。皮损初起聚集倾向的扁平丘疹，干燥而结实，皮色呈淡褐色、表面光亮，久之丘疹融合成片，逐渐增大，皮肤增厚干燥成席纹状，稍有脱屑。有阵发性奇痒，入夜更甚，搔之不知痛楚。在情绪波动时，瘙痒随之加剧。有的缠绵数年之久，有的治愈后复发。用养血润燥、清热祛湿之品，如制首乌八钱、黄精五钱、当归五钱、生地黄五钱、桃仁三钱、苍术二钱、银花五钱、刺猬皮五钱、僵蚕四钱、龙衣二钱等。如系情绪波动加剧而影响致失眠者，加龙齿五钱、珍珠母一两、代赭石五钱、五味子二钱。

外用药

方一　朱黄膏

朱　砂三钱　　黄　丹三钱　　轻　粉三钱　　樟　脑五分

各研细末，用凡士林调匀擦之。

方二

土槿皮一两　　雄　黄三钱　　樟　脑五分　　七星剑三钱

共研细末，和匀用醋调擦，有杀虫止痒解毒功用。

◎ **临证验案**

王某，男，50岁，教师。大腿内侧患牛皮癣四年余，瘙痒，夜晚尤剧，甚至抓出血，影响睡眠，经当地某医院外科治疗无效而来门诊。平日喜饮酒，患有神经衰弱，易失眠，加之瘙痒，更难入寐。头昏，脉细数，舌质赤。此血虚阴亏，湿热下注，生风生燥所致。内服滋阴养血宁心之品，佐以清热利湿祛风之味，如大生地黄一两、麦冬五钱、当归五钱、黄精五钱、制首乌一两、女贞子一两、龙齿五钱、知母五钱、黄柏五钱、僵蚕五钱、乌梢蛇五钱、蜈蚣一条等。外擦：土槿皮一两、雄黄三钱、轻粉二钱、七星剑三钱，共研细末，用醋调擦。治疗二个多月，逐渐好转痊愈后，经常用百部二两、樟脑一钱，泡白酒八两擦之，以免复发。

（九）黄水疮

湿与热合，二气交感，蕴蒸皮肤发生。夏秋较多，多见儿童。传染性较强。好发于头面、四肢等暴露部位。初起皮肤上有红斑或丘疹，旋即变为黄豆大小黄色水疱，周围皮肤发红，焮热疼痛，溃后糜烂、结痂、瘙痒，严重时可有发热及邻近淋巴结肿大。宜服清热利湿解毒方剂。

内服药

银　花三钱　　连　翘三钱　　黄　柏二钱
地　丁五钱　　六一散五钱　　萆　薢三钱
土茯苓五钱（儿童减量）

外用药

煅蛤粉一两　　轻　粉一钱　　煅石膏五钱　　生石膏一两
黄　柏五钱　　黄　连一钱

各研细末，和匀擦之，或用麻油调擦。

根据黄水疮的情况，施用是有疗效的，每年均有患者，用之得法，很快痊愈。

（十）天疱疮

暑邪湿热客于皮肤，外不得泄，或由传染而致。好发于颜面、头部、颈、手及前臂等暴露部位，亦可迅速蔓延全身。夏季炎热季节，多见于二至六岁儿童。起病突然，皮损初为红斑，继则出现表浅的水疱，界限分明，水疱小者如豌豆，大者如橄榄，圆形或不规则形，水疱透明，始为浆液，易于破裂，破后创面湿润潮红，渗流黄水，干燥结痂，愈后不留瘢痕。瘙痒糜烂面有疼痛，附近淋巴结肿大。内服清暑利湿解毒方剂。

内服药

银　花二钱　　连　翘二钱　　黄　连一钱　　竹　叶二钱
六一散五钱　　西瓜皮一块　　败酱草五钱

外用药

外擦方

黄　连三钱　　黄　柏五钱　　生石膏一两　　炉甘石五钱

冰　片二分

各研极细末和匀，擦之。如干燥瘙痒时用麻油调擦。

外洗方

野菊花　　地　丁　　苦　参

不拘分量熬水，洗后擦药，疗效较好。

（十一）湿疹

湿疹是常见的一种过敏性炎症的皮肤病。湿疹有急性、慢性区别。风热湿客于肌肤，秉体不耐，蕴而所致。急性者形如黄水疮；慢性者形如湿癣。婴儿湿疹，又叫奶癣，好发于一岁内婴儿的颜面两颊，颈部，重者可延及躯干或四肢。湿疹多形，有红斑、水疱、丘疹、脓疱渗液、糜烂瘙痒、灼热结痂等。

干性者，初起皮肤潮红，边界不太明显，以后出现小丘疹，分散或密集，瘙痒，抓之起白屑，无渗液。

湿性者，皮损有丘疹、水疱、糜烂、流出淡黄色脂水，浸淫成片，干燥以后，结成黄色薄痂。不论干性湿性，均有剧烈瘙痒。患儿烦啼，睡卧不安。湿疹时轻时重、时愈时发。治以清其风热，利湿解毒。

内服药

银　花二钱　　蝉　蜕二钱　　蒺　藜二钱　　野菊花一钱

白藓皮二钱

干性者加生地黄一钱，湿性者加茯苓皮二钱、薏苡仁二钱，如大便秘结者加大黄一钱，灵活加减运用。

外用药

外擦方（干性者）

黄　连一钱　　紫草皮一钱　　黄　柏一钱　　百　部一钱

冰　片二分

用麻油二两浸泡，擦之。不用水洗为要。

外擦方（湿性者）

炉甘石二钱　　煅乌贼骨一钱　　黄　连一钱

煅龙骨一钱　　煅月石一钱　　氧化锌一钱（西药）

生石膏二钱　　冰　片二分　　白　芷一钱

各研细末和匀，如结痂较厚时，先用麻油或植物油润湿后，轻轻揩去结痂，再将药粉撒上，有清热收湿、止痒解毒功用。

这种外擦干性、湿性药，均收到满意效果。

（十二）阴痒

肝经湿热下注，或由滴虫、霉菌感染所致。阴道滴虫是导致阴道炎的一个最常见的病因。这是由于阴道滴虫具有持久的活力，而且传染性相当强的缘故。病者有持久性白带，外阴有难忍的奇痒。霉菌亦可导致像阴道炎一样的奇痒，白带增多。影响睡眠，心烦口苦。有的搔破后感染，继发丘疹、脓疱、焮肿疼痛，溃烂成疮。此由洗涤不洁感染而致。滴虫与霉菌通过便桶、脚盆、浴巾等传染发生。内服清热泻肝利湿杀虫方剂。

内服药

龙胆草二钱　炒栀子三钱　银　花五钱　黄　柏三钱
当　归五钱　地肤子五钱　柴　胡二钱　甘　草二钱
土茯苓五钱

病久影响肝脾亏损者，服丹栀逍遥散、养血归脾丸等方治之。

外用药

外洗方

蛇床子四两　地肤子四两　苦　参四两

熬水外洗阴部，一日二次。

坐药方

黄　连三钱　黄　柏三钱　蛇床子一两　白　芷五钱
百　部一两　白　矾一钱

共熬水约三百毫升，滤净渣，用清洁瓶装好。每次用药棉球留一线头于阴外，浸药水纳入阴道内，一日二次。经期忌用。有清热杀虫解毒止痒功用。

这种方法，嘱患者自用，注意手指清洁与外阴部洗涤。

（十三）肛门瘙痒

湿热下注，阻于肛门周围皮肤，或由蛲虫所致。蛲虫常于夜间由肛门爬出，在肛门周围的褶皱间和会阴处产卵，因而产生奇痒。用手指搔痒时，指甲沾染虫卵，可传染给他人，或带入口内而产生自体感染。肛门瘙痒，夜间尤剧。往往局部有并发感染，引起阴道炎、脓肿、湿疹等。瘙痒剧时，夜惊，失眠、烦躁不安，亦有发生遗尿的。还有因痔疮、肛漏、息肉痔等黏液分泌的刺激发生瘙痒，必须鉴别。

外用药

苦　参一两　　百　部二两　　贯　众五钱

共研细末，用凡士林调涂肛门会阴等处，夜间临睡时涂擦。儿童睡时戴上手套或套上干净袜子，以免用手指瘙痒，防止自体再感染。

第六章　五官科医论医话

耳聋耳鸣证治

陈　鳈

在临床上，耳聋、耳鸣为常见疾患，究其病因，与肝肾有密切关系。治疗方法分类如下。

耳聋可分为以下数类：心肾不交者，症见有时耳聋，有时又不聋，用磁朱丸；肝肾阴虚，先耳鸣后聋者，方用六味地黄丸去丹皮，亘加磁石、五味、龟板为丸服之；患有感冒兼见柴胡证而耳聋者，用小柴胡汤；若因暴怒，头昏目眩，有耳聋症状出现者，宜用逍遥散治之；肝虚炽热者，用当归芦荟丸。肾虚又分肾虚火衰及肾虚火旺两类：若肾虚火衰者，症见耳聋，尺脉小或细弱，用八味地黄丸或用附子汤；若肾虚火旺者，症见耳聋，尺脉大而数，用大补阴丸或用黄连阿胶汤，或用八味地黄丸合大补阴丸，方中均可选加肉苁蓉、石菖蒲、磁石。瘀血凝滞者，症见无故久患耳聋不愈，或因受伤后而耳聋者，宜用通窍活血汤。

耳鸣亦可分为以下数类：眩晕耳鸣者，可根据病情选用茯苓饮、柴胡加龙骨牡蛎汤、苓桂术甘汤、当归芍药散、酸枣仁汤等。动脉硬化耳鸣者，泻心汤或栀子豉汤治之。中耳炎耳鸣者，大柴胡汤、小柴胡汤、柴胡桂枝汤，均可分别选用。耳鸣如雷声者，大柴胡汤；龙胆泻肝汤，根据病情选用。耳鸣如鹄子声，肝肾阴虚所致，以六味地黄丸治之。

◎ **临证验案**

肖某，男，56岁。

患者曾在某医院检查，耳膜深凹。庆祝十一大游行到解放碑时，锣鼓鞭炮声不绝于耳，震动很大，左耳突然聋，返家后，心烦，失眠惊恐，头昏，口苦，目眩，太阳穴震动而跳，舌质红，脉浮弦数，用小柴胡汤加牙皂、菖蒲，柴胡温胆汤，继以通窍活血汤，通气散交替调服，耳内感觉有响声，能够听到别人说话。

附方：

小柴胡汤加牙皂、菖蒲：柴胡八钱、黄芩三钱、法半夏三钱、泡参三钱、甘草三钱、生姜三钱、大枣六钱、牙皂三钱、菖蒲三钱。

柴胡温胆汤：柴胡八钱、黄芩三钱、法半夏三钱、泡参三钱、甘草三钱、大枣一两、竹茹三钱、枳实三钱、茯苓三钱、陈皮三钱。

通窍活血汤：赤芍三钱、川芎三钱、桃仁四钱、老葱三根（切碎）、红枣七个（去核）、生姜三钱（切碎）、麝香五厘（绢包），加黄酒，临卧时煎服，日服一剂，连服三剂。

通气散：柴胡一两、香附一两、川芎五钱，共为末，早晚开水冲服三钱。

鼻咽癌治疗经验

陈纯清

鼻咽癌系严重危害我国人民健康的常见癌肿之一，以华南地区和沿海省份为多。我省的发病率也较高。本病治疗难度较大。在中医学中虽然没有鼻咽癌这个病名，但有类似鼻咽癌的记载，如鼻疔、鼻痔、失荣证等。鼻疔多因肺经火毒凝结而成，生于鼻孔内，鼻窍胀痛而引脑门，病甚时则唇腮俱现浮肿；鼻痔由风湿、热毒、气郁阻滞而成，生于鼻孔内，其形状似石榴籽，渐渐长大下垂，色紫微硬，撑塞孔窍，以致阻碍气息出入；失荣证由忧思、郁怒、气滞、血凝而成，生于耳之前后及肩顶，初起形状如痰核，推之不动，坚硬如石，皮色如常，日渐长大，溃烂之后，则难以治疗。

鼻咽癌发病的原因很复杂，从中医角度来看，大多由于气血虚损，热毒刺激，气郁痰湿，饮食不洁，以致五脏功能失调而产生。因此，在治疗上应以清热解毒，平肝息风，开窍通关，散结化瘀，祛痰通便，行气解郁，祛风除湿等治法来处方用药。

我根据上述辨证论治原则，采取内服药和外点鼻相结合的方式，先后收治了经放射治疗后的鼻咽癌患者十多例，通过治疗观察，在改善自觉症状、控制病情发展、延长患者寿命方面，取得一定效果。在所治的病例中，至今生存年限最短者为三年，最长者已九年，多数在六年左右，有的还在工作。兹将方药和典型病例列下。

内服药

羚羊角粉二分	水牛角粉五分	苍　耳四钱	柴　胡三钱
黄　芩三钱	龙胆草二钱	银　花三钱	连　翘三钱
白　芷二钱	胆南星二钱	冰　片三分	月　石一钱
辰　砂一钱	漏　芦三钱	芦　荟一钱	黄　连一钱
枯　矾一钱	雄　黄一钱	桔　梗三钱	知　母四钱
栀　子三钱	灯心草五钱	野　烟五钱	甲　珠二钱
海　蛤三钱	牙　皂一钱	三匹风四钱	石指甲五钱

七叶一枝花二钱

水煎服。又可服成药六神丸、蟾酥丸、紫金锭等。

点鼻药

辰　砂二钱	冰　片一钱	月　石二钱
苍　耳四钱	藿　香三钱	雄　黄一钱
枯　矾一钱	麝　香二分	蛤　粉二钱
青　黛二钱	石　膏四钱	胡黄连三钱
黄　柏三钱	藜　芦一钱	水苋菜五钱
白地黄瓜五钱	满天星三钱	七叶一枝花三钱
鲜萝卜汁二两	蜂　糖二两	猪胆汁一两

以上各药除萝卜汁、蜂糖、猪胆汁外，其余各药共研细末，加入萝卜汁、猪胆汁、蜂糖和匀，以清洁瓶子装好备用，用法以每次少许点入鼻中，每日早、晚各点一次。

◎ 临证验案

案一

何某，女，51 岁，重庆茶厂工人，曾在某医学院被诊断为鼻咽癌，经放射治疗数月之后，病情不见好转，并转移在额角起包，于 1968 年经采取上法治疗，服药三十余剂和多次点鼻之后，患者额下包块消散，自觉症状改善，医院检查证明基本治愈，恢复工作，至今已九年未复发。

案二

胡某，男，52 岁，邻水县委某干部，八年前因患鼻咽癌在某医学院经放射治疗后，间隔一年病情复发。经采取上法治疗，长期服药和点鼻，患者健康状况逐渐改善，至今已七年未见恶化。

案三

李某，女，60 岁，退休工人，患病初起鼻干出血、耳心痛、牙齿痛、喉头干燥、大便结燥，在某医学院检查被诊断为鼻咽癌，经放射治疗后，又现口大干，牙齿痛，耳心痛，听力减退，喉干痰多，大便结燥。经常服上述方药和点鼻后，病情改善，至今已三年余未见恶化。

视网膜静脉周围炎的中医治疗

李健民

眼底出血病症虽多，但以视网膜静脉周围炎为多见。其临床表现为：病初一般视力无明显改变，偶见蝇飞蚊舞，并随病情改变而增减。若病情突变，则视力急降，飞蝇密集或视物赤色，甚至视力猝丧或仅存光感。

眼底检查：病变的视网膜静脉充盈怒张而纡曲，有白鞘伴行，相应部视网膜有不同程度的火焰状，片状，点状出血，并有白色或灰白色渗出物。严重者可见玻璃体积血，若反复发作，视网膜上形成片状团状，条索状的结缔组织增生及新生血管等增殖性视网膜炎的改变。按病情可分为三期。

第一期：视网膜及周边的轻度静脉周围炎，可有少量的出血点，无合并症。

第二期：周边部静脉炎症范围扩大，较大的血管受累，出血较多、玻璃体亦有混浊。

第三期：视网膜玻璃状体大量反复出血，形成增殖性视网膜炎，并可并发视网膜脱离、白内障、虹膜睫状体炎、青光眼等。

其证治规律一般是：视网膜静脉周围炎的第一、第二期应以止血法为主配合祛瘀。第三期当宁血为主。第四期则用补虚为主，或佐以祛瘀、软坚散结。

1. 血热壅盛 症见突然视力下降，眼前红光或黑影如蝇舞蚊飞，甚则眼前漆黑不见，玻璃体积血混浊，眼底窥不进。伴口苦干渴，心烦面赤，尿黄便秘，舌质红，脉洪数。此由于热血炽盛，热迫血妄行。《景岳全书》曰：“动者多由于火，火盛则迫血妄行。”治当泻热为主，兼以止血。方用仲景泻心汤合犀角地黄汤。

2. 阴虚火旺 症见眼底反复出血，但一般量较少，血色鲜红，或伴少许新生血管。并见口咽干燥，颧红心烦，五心发热，耳鸣头昏，腰膝酸软，舌红少苔，脉细数。此乃阴虚化热，虚火上扰所致，治宜滋阴清热。偏肺阴虚者用参麦散加减，肝肾阴虚者宜知柏地黄加减，阴虚火旺甚者用黄连阿胶汤加减。

3. 痰湿瘀阻 症见眼底出血外，并有较多的灰白色或黄白色的渗出物，或视网膜水肿模糊不清，伴见胸闷腹胀，纳食不香，或多痰涎，苔腻、舌质紫暗不鲜，脉濡。证由痰湿内蕴与瘀血相结而成。治当化湿消痰祛瘀，方用温胆汤合桃红四物汤。

4. 瘀血阻滞 症见眼底出血久不吸收，或反复出血，静脉充盈纡曲，血色紫暗，或视网膜玻璃体有新生血管及结缔组织增生等增殖性改变。并伴眼球作胀，胸胁疼痛，舌有瘀点，瘀斑，脉涩或弦。证由瘀血阻滞络脉不通所致，当以祛瘀为主，佐以行气，软坚散结。方拟血府逐瘀汤加海藻、昆布等。

5. 气虚不摄 症见眼底出血血色较淡，患眼萤星满目，仰卧清明，动则昏花，面神疲，倦怠懒言，心悸怔忡，纳呆便溏，舌淡脉虚。证属心脾亏虚。因心主血“诸脉者皆属于目……诸血者皆属于心”。又因脾统血，《兰室秘藏》曰：“脾者诸阴之首也，目者血脉之宗也。”心血虚则目失所养，脾气虚则不能统血，治宜补益心脾，益气摄血。方用归脾汤加减。

银星内障临床探讨

孙大吉

“银星内障”(白内障)为常见的瞳神疾患，其发病原因与肝、脾、肾三脏有密切关系。每因肝肾不足或脾肾亏损，或肝脾两虚等而致精明失用所致。

由于瞳神属肾，肾为先天之本，五脏六腑之精气藏于肾而汇于目，使眼能发挥精明视物之用。故本病发生多与体质素虚、精血不足或肾气疲惫等有关。此外，肝藏血而主疏泄，肝血畅旺，肝气条达时则脏腑之精气得以上输于目。由于“肝肾同源”，肝血依赖肾精的滋养，肾精也赖肝血才得以化生，肾精亏损可致肝血不足，精血不能上荣于目，是患“银星内障”的原因之一。

脾为后天之本，主运化，饮食精微赖以化生和输布，是机体营养的主要来源。若脾胃功能健全，则水谷精微的化生和输布不断，脾胃气机升降调畅。血液化生有源，则生机蓬勃代谢旺盛，肝肾得到充足的濡养，精气就能上荣于目而发挥正常的视功能。而肾又主收藏，肾精虽禀受于先天，但又必须依赖后天水谷精微的荣养才得以不断化生。同样，脾阳充足与否亦有赖于肾阳的温煦。反之，在病理条件下，若肾精不足，可导致脾阳不运；同样若脾失健运，亦可使肾脏虚衰而产生脾肾亏损的一系列证候。

人体的一切功能活动，均赖气机的通畅，而气与血两者相辅相成。“气为血帅”“血随气行”“气足则血旺”“血虚则气弱”。故若肝血不足亦可影响脾气的升降失司，而出现肝脾两虚并影响视力的证候。

基于眼是人之整体不可分割的一部分，“银星内障”罹患之主要原因与肝、脾、肾有密切关系，尤其与肝、肾的关系更为密切。因病变部位在瞳神，而瞳神属肾，肝和肾的关系是母子关系，所以在立法上应从肝肾入手。但在整体上又必须进行辨证施治，因人而异，不拘泥一方一法，应同病异治，灵活运用，有主有从。因单纯是该症的患者少，同时兼其他症的患者多。既要注意主症，也要重视兼症。在立法上既要有主方(即基本方)，也要有次方(即辅助方)。

多年来，我对治疗先期“银星内障”取得了一定的效果。并体会到用西医的方法早期确诊，用中医中药及时临证施治，才能达到满意的效果。现其方药介绍如下。

1. 肝肾虚极，风毒所乘者

主方：壮水祛风丸

熟地黄 15g　山茱萸 12g　生地黄 12g　楮　实 12g

菟　丝 12g　蝉　蜕 6g　粉　丹 9g　云　风 9g

细　辛 4.5g　甘　草 3g　桑螵蛸 12g　羊胆液 3 滴(兑服)

次方：磁朱沉香丸

磁　石 30g　朱　砂 9g　沉　香 2g　神　曲 30g

2. 肝肾脾偏虚而有湿热在脑者

主方：茺防决明散

玄　参 12g　黄　芩 9g　五　味 9g　细　辛 4.5g

茯　苓 12g　前　仁 9g　茺　蔚 12g　泡　参 15g

云　风 9g　石　决 12g

次方：五子泻肾汤

玄　参 12g　青　葙 9g　草　决 9g　前　仁 9g

茺　蔚 12g　大　力 12g　粉　丹 9g　知　母 9g

甘　草 3g

急性充血性青光眼治疗体会

毛炽昌

眼球在正常情况下，能保持一定形态而不发生改变，除了有眼眶骨及眼壳的保护支撑外，眼房水压力的稳定度，占着很重要的地位。当然，血管、神经的活动正常与否，也是不容忽视的。房水的生成和排出，不能保持相对的恒定就成为病态，正常眼压在15~20mmHg之间(或说16~25mmHg)，高于此值太大者，则为高眼压，反之则为低眼压。急性充血性青光眼就是眼压升高而引起的青光眼病类型之一种，但每个人眼球所能承受的不引起视功能及组织损害之眼压值常有小的差异。

祖国医药学称“急性充血性青光眼”为“绿风内障”。本病来势凶猛，视力下降迅速，如治疗不当很容易造成失明。我院地处山区交通不便，患者来院诊治时约2/3属早期，其余都治疗较晚，表现为充血消退，虹膜萎缩，晶体浑浊，痛觉已耐受或迟钝，毫无光感，形成不可逆趋势。如何早期正确诊断和处理，消除痛苦，挽救视力，很值得重视。

一、病因

病因还不完全明了，争论尚多。风湿，内分泌紊乱，精神创伤，大量饮酒都可能引起该病发作，其中尤以精神创伤最为多见。

本病主要表现在风轮水轮，责在肝肾二脏，常为“肝有余而肾不足”，肝郁气滞，经络受阻，肾精不足，神光离散。

二、症状

眼压急剧上升，眼球坚硬，常高达50mmHg以上，结膜充血，以近睫状体为甚，瞳孔散大，对光强直，前房浅，视功能严重受损，虹视(角膜水肿所致)，头痛剧烈，呕吐，患者常将双眼闭合，重病容，有复发倾向。

特别值得提出的，由于本病头痛、呕吐、不思食等综合症状，患者常以内科求治，而对视力损害，认为是上述病情附加症，结果张冠李戴，延误正确治疗，造成严重后果。我们应当引起鉴戒。

三、辨证治疗

1. 肝胆火炽型 口苦咽干，舌中黄而尖赤，脉弦数。肝胆火炽，上扰头目，因之头痛剧烈，瞳仁散大，脾胃受克，则发为呕吐，不思食。以加减龙胆泻肝汤治之。

2. 痰湿积滞型 素有酒癖，多食厚味，因之痰湿内滞，积久化热，精气内耗，症见脉沉微数，舌白或腻，呕吐黏液。急则治其标，以加减吴茱萸汤主之。

3. 肝郁气滞型 情志不舒，精神抑郁，口苦干呕，脉滑数，妇女月事提前。以加减逍遥散主之。

由于急性充血性青光眼头痛剧烈，常因呕吐而造成服药困难，我们配合针刺疗法以镇痛止呕，采用穴位如下：太阳、合谷、翳明、足三里、三阴交，均取重刺激手法，效果尚佳。

因此，我们在对待病情严重的患者，加用 1% 匹罗卡品滴眼液点眼，经保守疗法治疗一周无效时，立即手术降压。一般都采用“虹膜切除术”，少数作“虹膜嵌顿术”，以充分保证患者的视力得到挽救。

◎ 临证验案

案一

蹇某，男，62 岁，工人。

病史及症状：患者双眼视力下降已两年，无红痛，左眼完全失明，在当地治疗未效。检查：双眼患有沙眼，角膜除老年环外均清晰，虹膜纹理清，晶体轻度浑浊，显老年性改变，用后马托品扩瞳后，见玻璃体网膜均佳，右眼乳头中等苍白，左眼乳头极度苍白，界限均清楚，余无特异发现。视力：左眼无光感，右眼 0.2。患者身体尚健，只听力约有减退，心、肺查体未见明显异常，脉稍弱，舌淡白。诊断：青盲症(原发性视神经萎缩)。辨证治疗：肝肾两虚，精不生气，则目无所见。处方：六味地黄丸加五味子、建菖蒲、枸杞。

服药一月后，双眼视力有进步，左眼能见手动，虹膜对光敏感，忽患者家中因急事来信，叫其返家，患者似甚焦急，匆匆返家，一周后复来院，第二日诉左眼胀痛，同侧偏头痛，作呕，食欲不佳，小便黄，卧床呻吟，检视左眼，见结膜充血，近睫状体更甚，瞳孔散大，指测眼球坚硬如石，眼底隐约可见，中心动、静脉向鼻侧推移、屈膝，乳头凹陷，舌黄，脉数微弦。诊断：绿风内障（急性充血性青光眼）。辨证治疗：舌脉结合病情属肝胆火炽型，加减龙胆泻肝汤主之：柴胡、黄芩、栀子、石决、白芍、茺蔚子、榔片、龙胆草、羚羊角、生地黄、蔓荆子、甘草。配合针灸治疗，针刺：合谷、足三里、翳明、太阳，每日一次，共五次，1% 匹罗卡品滴眼液点眼，每两小时一次。

汤药服 3 剂后，诸症大减，上方去羚羊角（缺货）续服 2 剂而告愈。约半月，患者又因事返家，回院后上症又复发，脉症基本相同，仍以上法处理而平静，但以后间感左眼微胀不适，为了不延误原青盲症的治疗，改作“虹膜嵌顿术”，未再复发。

案二

涂某，女，54 岁，农民。

病史及症状：患者双眼及头部胀痛已三天，结膜充血，溢泪，有虹视，呕吐，表情忧愁，视力：眼前数指。检查：结膜充血，角膜轻度呵气状，瞳孔散大，指测眼球坚硬，眼底较模糊（角膜透明度减低所致），可见乳头凹陷，血管屈膝，无自发搏动，双眼底像基本相同，脉数、舌薄白而中微黄。诊断：绿风内障。辨证治疗：患者素性抑郁，脉症合参，为肝郁气滞型。肝藏血，目得血而能视，肝郁则血伤，气滞则络阻，血虚气逆，内热自生，以加减逍遥散主之：柴胡、当归、白芍、白术、茯苓、薄荷、郁金、丹皮、黄芩、栀子、榔片、甘草。配合针灸治疗，针刺：合谷、太阳、三阴交、足三里。1% 匹罗卡品滴眼液点眼，每两小时一次，第二日起每日三次。

汤药服两剂后来院复诊，病势明显下降，续用上方出入 3 剂，视力恢复，疼痛消失，改用杞菊地黄丸以善其后。但患者精神仍抑郁闷塞，第二年、第三年均复发，视力有所减退，因作双眼“虹膜切除术”，并以加减逍遥散为丸以巩固之，现已数年未发。

案三

朱某，女，24 岁，农民。

病史及症状：患者双眼红肿疼痛流泪，视力剧降已十一天，头痛呕吐，双眼仅余光感，以前无眼病史，从小即有喘咳病，着凉易复发。检查：患者中等身高，微胖，双眼睑水肿，结膜充血，以近睫状体更甚，角膜轻度浑浊，前房浅，眼球坚硬，虹膜纹理尚清，瞳孔散大，晶体、玻璃体无改变，眼底可见，乳头凹陷及血管屈膝均明显，无出血及渗出，看眼底时可闻呼吸音粗促，并可听到痰鸣音，脉沉数，舌白腻。诊断：绿风内障。辨证治疗：患者素有痰饮，气机受阻，经络闭塞，郁久痰湿火化，逆犯头目，属痰湿积滞型，以加减吴茱萸汤主之：半夏、吴茱萸、白茯苓、青皮、川芎、旋覆花、牡蛎、甘草。配合针灸治疗，针刺：足三里、合谷、太阳、翳明。1% 匹罗卡品滴眼液点眼，每两小时一次，第二日后每日三次，以维持之。

服 2 剂后，诸症悉减，原方再服 2 剂，头痛、呕吐、结膜充血等基本消失，能自己行走，照顾生活，但视力尚觉模糊，两脉沉细，为邪去正衰，目失所养之象，以八珍汤为丸，仍续滴用匹罗卡品滴眼液，早晚各一次，一月后来院复查，已完全正常。

第七章　针灸推拿医论医话

慢性肠炎推拿治疗

骆竞洪

慢性肠炎是临床上较常见的慢性胃肠病。主要症状是反复排便次数增多，粪便稀薄或带黏液、脓血。清晨或进食后不久，可有肠鸣及脐周轻度疼痛，但排便后即可暂时缓解，常一昼夜十余次不等，大便镜检常可发现未消化食物残渣、无虫卵、培养常无特殊。目前对本病尚无特效疗法。

中医学对本病的认识，早有文献描述，如《黄帝内经·举痛论》说："寒气客于小肠，小肠不得成聚，故后泄腹痛矣。"又如《丹溪心法》说："有脾气久虚，不受饮食者，食毕即肠鸣腹急，尽下所食物，才方宽快，不食则无事，俗名禄食泻。"这说明由于脾胃虚弱，水湿不能及时运化，湿多则成泄泻。其他如情志失调、肝木克土等，也可使脾胃虚弱造成泄泻，而泄泻本身，又可使脾更加虚弱，如此互为因果。此外，命门之火能助脾胃"腐熟水谷"，若肾阳虚衰，则命门之火不能上温脾土，也可致泻。如《丹溪心法》说："有每日五更初洞泻，服止泻药，并无效，米饮下五味丸，或专以五味子煎饮，亦治脾肾泻。虽省即饮食忌口，但得日间上半夜无事，近五更其泻复作，此病在肾，俗呼为脾肾泻。"久泻之后，往往肾阳不足，命门火衰，形成慢性腹泻。所以，在治疗手法上如摩上腹有补中而振脾阳，并祛胃中积滞，加强消化、促进食欲之功。摩侧腹法以行湿化浊，固涩止泻。腰分推法则可温中暖腑、疏肝和胃、补肾健脾。其中兼有胸闷者，加用按内关法以宽胸除闷，兼有腰及小腹胀满者，加用大消气法以消胀除满，故收到较满意的效果。

我们根据中医理论，采用温肾补脾的中医推拿手法治疗慢性肠炎 12 例。兹选择两例典型病例介绍如下。

◎ 临证验案

案一

张某，男，37 岁，沙区某厂工人，1971 年 3 月 2 日初诊。

主诉：腹痛、腹泻，反复发作 13 年。

现病史：缘于 1957 年 9 月，患者居住潮湿地洞月余，加之饮食及生活不规律，遂发生急性腹泻，每天 8~9 次，大便呈水样，肉眼未见脓血。每次便前均有小腹疼痛及肠鸣，泻后腹痛即缓解，西医诊断为“细菌性痢疾？”，曾服止泻药及合霉素，症状一度好转，但自此后每年春初即复发，大便每 3~4 次，腹泻连续 4 个月后始渐减轻，发病期间服止泻药及抗菌素均无明显效果。上述症状持续达 13 年之久，体重明显减轻，自感近年来精神极差，但平时食量尚可，小便正常。检查：发育正常，营养极差，面色苍白，精神萎靡，呈慢性病容，心肺（–），腹部平坦而稍凹陷，未见肠型及蠕动波，全腹有轻度肌紧张，于脐中部有轻压痛、无包块，肝脾未扪及，肠鸣音亢进。既往大便曾多次常规化验，结果均为黄色稀便、偶有少许脓球及白细胞发现。

就诊时患者自诉胸部憋闷、精神不好、倦怠无力，大便每天 6~8 次，便内杂有黏液，便前伴有腹痛、肠鸣，口干不渴，食量一般，小便正常。检查脐周有轻压痛，腹部喜按喜暖，手足不温，脉细弱，舌苔白腻；证属胃中宿滞型。推拿处方：1. 摩上腹法；2. 摩侧腹法；3. 腰部分推法。

3 月 14 日复诊：用以上手法治疗 10 次后，大便已成形，每天 1~2 次，便内无黏液，便前微有肠鸣，已无腹痛，食欲及精神较前好，但胸部仍感闷不适，照前法继续治疗。加“按内关法”

4 月 5 日复诊：大便已恢复正常，胸中憋闷消除，大便常规化验（–），再继续用上法治疗 10 次，以巩固疗效。

1978 年 7 月 30 日随访：自治疗后已 7 年余，大便一直正常，体重明显增加，自感精力充沛，能胜任重体力劳动工作。

案二

裴某，男，50 岁，干部，1971 年 2 月 15 日初诊。

主诉：腹泻 9 年余。

现病史：患者于 9 年前腹部着凉后开始腹泻，每天 4~7 次不等，便稀不成形，便内无脓血，便前肠鸣，腹部微不适，但无里急后重现象。每逢冬季或腹部遇冷后，上述症状加重，因此，虽炎热夏天亦需腹部缠以棉布围腰，经某医院检查，被诊断为“慢性肠炎”，但大便常规反复化验均无特殊，粪便培养（–）。9 年来先后服多种中西药及药物保留灌肠，均未收效。检查：精神稍差、形体消瘦、面微苍白，心肺（–），腹部平坦松软，小腹部有轻压痛，无包块，肠鸣音活跃、肝脾未扪及。

就诊时患者诉大便稀溏，每天 4~5 次，两腰及小腹微胀，腹部喜暖，但无疼痛，口不渴，手足不温，脉细滑，舌苔薄白，证属少腹虚满型。推拿处方：1. 摩上腹法；2. 摩侧腹法；3. 腰部分推法。

3 月 25 日复诊：推拿治疗 9 次后，大便即恢复正常每天 1 次，食欲及精神转佳，但腰及小腹部仍有微胀感，续用上法，加“大消气法”。

4 月 12 日复诊：腰及小腹部已无胀感，大便一直正常，照上法再治疗 10 次，以巩固疗效。

1978 年 5 月随访：7 年来大便一直正常，腹部已不畏寒。

针药并用疗中风

王维成

“中风”亦称卒中，相当于现代医学的脑出血或脑血栓，属于脑血管意外的范畴，临床上主要表现为突然的意识障碍、感觉障碍、瘫痪失语等。重则昏迷，痰声辘辘。根据辨证施治的原则，对本病宜用平肝疏郁、息风潜阳、活血化瘀、除痰开窍等法治疗。并配合用针灸治疗。

1. 脑出血 症见头痛(剧痛)头晕，严重时突然昏倒，昏迷不醒，有时出现痰声辘辘，牙关紧闭，口眼㖞斜，半身不遂。两侧血压常不对称。治宜平肝息风，豁痰开窍。处方：钩藤、菊花、生地黄、石决、地龙、丹参、牛膝、白芥子、菖蒲、丹皮、栀子、白芍、当归。便燥者加酒军，并重用石决明、丹皮、钩藤。肢体不仁者加秦艽、骨碎补、桑枝。并配合用针灸治疗。

2. 脑血栓 症见头痛头晕，有时一侧肢体麻木，神倦体弱，心悸，逐渐出现口眼㖞斜、半身麻木不仁。本病发病缓慢，多在安静或睡眠中发病，发病时血压不高。多发于老年人。治宜活血化瘀，祛风除痰。处方：白芍、丹皮、栀子、当归、桃仁、丹参、川芎、秦艽、骨碎补、地龙、白芥子、法半夏、白附子、鸡血藤。并配合用针灸治疗。

笔者据上述方法治疗 43 例患者，基本治愈 28 例，好转 10 例，效果不明 2 例，无效 3 例。举验案一则于下。

◎ 临证验案

林某，女，71 岁。1970 年 5 月，在洗衣时突然跌倒，昏迷不醒，急送某工人医院，被诊断为脑出血。住院半月后返家，找我诊治。患者神志已清醒，舌謇，言语不清，口吐涎沫，左侧瘫痪，口眼㖞斜，血压 180/110mmHg。针刺“治瘫”“合谷”等穴。处方：丹皮、栀子、白芍、当归、钩藤、地龙、石决明、桃仁、骨碎补、白芥子、法半夏、秦艽、桑枝、菖蒲。水煎服，每日 1 剂。服药半月后，舌謇、流涎等症状大为减轻，血压 150/90mmHg，仍用上方加减，并继续配合用针灸治疗，三个月后能下楼行走，上肢能举能握，患者至今健在，能料理家务。

原按：钩藤、地龙、石决、白芍、栀子有平肝息风之作用，丹皮、丹参、桃仁、当归、骨碎补有活血化瘀之功，秦艽、桑枝、白附子、菖蒲祛风通络。诸药合用，可调节脑部血液循环，改善局部瘀滞状况，标本兼顾，从而获得疗效。

肩痹针灸证治

万明富

肩关节痹证，简称“肩痹”。其病因为过度疲劳或汗出当风，露卧受凉，或久居阴暗潮湿的环境中，或肩颈部外伤时风寒湿三邪乘虚而入引起。《素问·痹论》：“风寒湿三气杂至，合而为痹也。”此外，热邪也是致痹之因，如风湿夹热或寒邪化热，均可诱发痹证。

肩痹的主要症状为一侧或两侧肩关节酸痛，麻木沉重，伸屈欠利或红肿疼痛。往往在劳累及阴雨天气时，症状加重，倘治疗不当，迁延日久，使疼痛波及颈项、肩胛与上臂，形成肩关节及周围肌肉磨损，发炎和粘连，最后出现废退性肌肉萎缩时，患肢的抬高、内旋、外展及后返等功能，必将出现明显障碍，且疼痛异常。

肩痹治以祛风散寒，通经活络。辨证属热者化湿清热通络止痛。取穴如下：

主穴：大杼、阳陵泉、绝骨（又名悬钟）。

配穴：阴陵泉、三阴交、内庭、会宗、养老、温溜。

每次各选一穴，轮番使用，采用迎随补泄手法，留针 15 分钟，针拔出后患部用酒精火焰灸至潮红（约灸五壮）先每日一次，待痛感减轻，功能逐渐改善后，再隔二日针灸一次，以利修复。

属热者禁灸，仅针刺合谷、曲池、足三里和条口，以达消炎清热之目的。与此同时，配合郄穴镇痛，会穴强筋健骨，除隔日一诊外，余同上述。

疗效观察：自 1975 年 5 月起至 1978 年 5 月止，三年来，共治疗肩痹患者 55 人。其中男 24 人，女 31 人。年龄在 42 至 68 岁。病程从 7 天至 2 年不等。冬春两季发病率高，秋季次之，夏季较低。患者先后经 15 次至 88 次治疗，痊愈 44 人，占 80%，显著进步 9 人，约占 17%，无效 2 人，约占 3%。

◎ **临证验案**

案一

王某，男，53 岁，右肩关节疼痛年余。先后在他院治疗达半年之久。患者右冈上肌、胸大肌、肩三角肌及肱二头肌等均轻度萎缩，右臂活动严重受限。1977 年 5 月来我院针灸治疗。以前法施治，先后经 78 次治愈，至今函访，未见复发。

案二

何某，男，62 岁，1976 年元月起，左肩关节功能明显障碍且疼痛，先后住疗养院达四个月之久。其间，除服中西药品外，还做过强的松穴位封闭及针灸、按摩、红外线照射等理疗。5 月初，病情加重。自服阿司匹林无效。左肩及周围肌肉萎缩。6 月 20 日，来我院针灸治疗。每日一次，六天为一个疗程，经四十六次针灸后，诸症消失。随访未见复发。

中医推拿治疗外伤性腰痛疗效及机理探讨

翁嘉颖　李光照　毛淑华　彭贵成　曾令权

人体腰部主要是由腰肌、腰椎、骶骨及一些连结、韧带、关节等结构构成。人体的重量通过腰部传至下肢。在身体各部活动时，腰部不仅起着负重而且起着杠杆、枢纽和动力作用，成为日常生活、劳动中活动最多的部位之一。因此，也最易损伤。根据中国古代医籍《金匮翼》上的记载："瘀血腰痛者，闪挫及强立举重得之，盖腰者，一身之要，屈伸俯仰，无不由之，若一有损伤，则血脉凝涩，经络壅滞，令人卒痛，不能转侧，其脉涩，日轻夜重者是也。"说明急性外伤性腰痛多由于腰部过度屈伸、侧屈及回旋超过了腰部活动的正常范围，或由于跌仆闪挫或腰部直接受到暴力打击而使腰部深筋膜、腰肌、肌腱韧带甚至椎间盘受到损伤引起腰部突然不能活动，行走勉强或不能，腰部痉挛性疼痛，姿势往往只能固定于一个位置上，转侧起坐都非常困难。慢性外伤性腰痛主要由于长久做一种活动如弯腰动作，下蹲或长期负重行走，活动量过度，在疲劳尚未恢复时仍然负重劳动，日积月累地渐渐形成一种慢性劳损性腰痛(腰肌劳损)，其症状为腰部无力，有重着感，俯仰不便，转侧不利，日轻夜重，上午轻下午重，局部肌肉压痛点明显，脉象涩细而弱。故不论急性或慢性外伤性腰痛，往往给患者带来极度的不适和苦楚，不仅影响劳动，而且个人生活亦感困难，为解除这种痛苦，作者用中医推拿疗法即按摩疗法治疗外伤性腰痛，共治142例，有一定的疗效，今述于下。

以汽车修配厂男女外伤腰痛工人做治疗对象，术前经X片检查，骨科常规检查，排除肿瘤、结核等病变情况，通过内科检查排除肾病及尿路感染等症，每一位患者都有劳损史，检查有压痛点(敏感点)。患者均属慢性外伤性腰痛，病程一年以内至七年不等，共治3个疗程，每1个疗程7天，共治21天。治疗结束后观察疗效，其中66例治愈。作了一年后的随访工作，发现56例未复发，6例劳累后腰部出现轻度酸胀感，4例出现轻度复发，但症状比前为轻，加治2~3次后又恢复健康。

手法分为推拿手法及导引手法。推拿手法，是通过一系列手法以舒筋活络，使腰部软组织血液循环加快，温度升高，肌肉逐渐松弛，疼痛减轻。导引手法是在推拿的基础上进行导引。

推拿手法步骤如下。

1. 患者俯卧，腹部可垫一软枕，二手靠拢于身旁。要让受术者体位舒适，避免精神紧张，先用拇指指腹探测腰部点。下手一定不宜过重，否则肌肉产生抵抗，手法进行困难。

2. 用手掌在脊柱两侧沿骶棘肌一线，自上而下轻摩 4~5 次，让患者肌肉放松，减轻疼痛，并打消患者紧张恐惧心理，然后用拇指探测腰部敏感点。

3. 先用㨰法沿骶棘肌一线由上而下 10 次，然后用拇指沿骶棘肌循太阳膀胱经、少阳胆经和督脉三线进行按揉，由上前下，力量由轻到重，再由重及轻 5~10 次。此为主要手法之一，必须注意力量要均匀而深透，操作时患者有酸胀及向上、下放射感，但操作完毕患者感到轻快舒适。

4. 由轻及重按揉痛（敏感）点，此时患者有酸麻胀感，有时亦能向上、下扩散，连续施术 3~5 分钟后放松，患者同样有减轻疼痛和轻松感觉。

5. 点穴：重点按揉命门、肾俞、脾胃俞、八髎穴、环跳、承扶、殷门、委中、涌泉，每一穴位按揉后都要求产生酸麻胀感为止。

6. 沿骶棘肌一线，用鱼际及掌根重揉腰部 5~10 次，此时患者有舒适感。

7. 双手捏拿骶棘肌从上到下，再向臂部、股后、小腿直到跟腱，手法宜温柔深透有力，禁用蛮力或用力拉提皮肤。

8. 先用手掌小指侧沿骶棘肌全长从上向下，至小腿后面轻击 5~10 遍，再用空心手掌拍击 5~10 遍。患者腰部有轻松舒适感。

9. 患者取仰卧位，沿下肢前面从上到下轻捏 5~10 遍，点穴取血海、足三里、三阴交、悬钟、解溪、太冲、行间，直至各穴有酸胀感为止。

导引手法步骤如下。

1. 患者仰卧。术者一手捏紧小腿后面近跟腱处，另一手按于患者肩关节前方，作屈髋屈膝及踝关节背屈运动。此时可使骶棘肌拉长，放松，手法要有弹性轻快，运动幅度要逐渐增大，至患者耐受为度。

2. 双手摇髋关节，即将髋关节做圆周运动 5~10 次，幅度由小到大，以患者耐受为度，作逆时针或顺时针方向进行。

3. 患者俯卧，术者一手捏紧跟腱作膝关节及踝关节的屈伸运动 5~10

次，然后术者手托患者大腿向上引伸髋关节，同时另一手按揉腰部敏感点。

4. 患者侧卧，使患者肌肉放松。术者一手捏住患者肩部向后推，另一手捏住骨盆髂部向前拉，5 次后左、右交替进行。此手法主要使放松了的腰肌作回旋被动动作，起到活血祛瘀作用。

5. 让患者站立于室内。先让患者做脊柱缓慢的前屈、后伸运动 8~10 次，再做缓慢的侧屈运动和回旋运动各 8~10 次。在做每个动作时术者重按揉腰部敏感点。手法到此结束。

◎ **小结**

1. 共治外伤性腰痛患者 142 例（其中男性 101 例，女性 41 例），共连续治疗 3 个疗程，每 1 个疗程 7 天，每 1 个疗程间隔 3 天，一个月内治疗完毕，我们认为推拿治疗外伤性腰痛有较好的效果。

2. 通过 66 例治愈患者一年后的随访，56 例未复发，正常工作劳动。6 例劳累后腰部有轻度酸胀感，休息后即恢复，4 例有轻度复发，但症状比前为轻，再治 2~3 次后，仍可恢复。因此，我们认为推拿治疗外伤性腰痛，远期疗效好，且效果较为稳定。

3. 发现在同样疗程和手法治疗下，病程长短与疗效有密切关系，病程短者治愈率高，病程长者治愈率低，并有患者治疗无效。因此，对外伤性腰痛宜早期治疗，日久成为宿伤疗效就差。

4. 根据中医《黄帝内经》记载，"通则不痛，不通则痛"，局部疼痛即指该处营卫气血、经络血脉的活动发生障碍，腰病之所以产生也是这个道理。中医推拿术就是术者用各种手法来疏通经络，活血祛瘀，松弛肌肉，壮强筋骨，滑利关节，疼痛逐渐消失。用现代医学观点来看，推拿能使局部组织温度上升，血液循环加快，以增进局部受伤组织的新陈代谢过程，改善神经体液的调节功能，疼痛减轻或消失。

5. 在经过 3 个疗程推拿治疗过程中，发现如效果好的，局部压痛（敏感）点逐渐起变化，以原来一点经推拿手法治疗后可向上或向下扩散成二点或三点，术者应抓住此现象不放，对已移动的敏感点慎重细致地使用各种手法，最后使之逐渐消失。痉挛的腰部肌肉变成柔软而有弹性，由此说明推拿能解除肌肉痉挛，疏通经络，消除痛点的作用。5 例患者治疗后，敏感（痛）点始终存在，肌肉痉挛亦不减弱，推拿治疗无效，其原因：有 3 例患者在整个治疗过程中，腰肌始终处于紧张状态之下，不能与施术者配合。

另2例敏感点位置较深，治疗期间无法减轻工作量及劳动强度，治疗无效。

6. 接受推拿治疗的患者，治疗以后，初步统计约96%患者能消除疲劳，振奋精神，约86%患者能调整内脏功能而增强消化，约90%患者能镇静安眠。总之，使人有一种舒适的感觉，此即和中医调整阴阳五行，营卫气血和疏通经络血脉有密切关系。

7. 外伤性腰痛必须诊断明确，排除脊柱肿瘤、结核等疾患，如果忽视，容易引起事故，宜谨慎重视之。

推拿疗法治疗腰椎间盘突出症

骆竞洪

腰椎间盘突出症是现代医学的病名，中医学文献中亦有类似该病的记载。《医学心悟》云：“腰痛拘急，牵引腿足。”本病患者均有轻重不等的外伤病史，有较严重的腰部疼痛，而且主要表现为一侧腰腿痛，影响腰部活动和行走，深呼吸或咳嗽时亦可使腰部及下肢牵引作痛。

自 1957 年至 1975 年，我部用推拿疗法治疗本病 114 例。症状消失 67 例，明显好转 30 例，进步 14 例，无效 3 例。有效率约为 97.4%。治疗次数最多者为 58 次，最少者 4 次，平均为 19.8 次。病程短者疗效高，反之则疗效差。

治疗方法及其运用如下：

1. 摩按骶法　患者取俯卧位，医者以掌心置腰骶部做左右反复摩动 5~10 分钟。此法用力应适宜，操作应缓慢。

2. 推背法　仍取俯卧位，医者以两拇指分置脊柱两旁，自大杼穴起向下推动至关元俞止，反复推动 3~5 分钟，再自上而下以拳揉或掌摩 3~5 分钟，并以患侧为重点。

3. 按股后法　俯卧位，医者两拇指对置于承扶穴，自上而下经殷门、委中、承山至足跟止，反复推动 2~3 分钟，在推动中，治以上穴位时均进行长按。

4. 按环跳法　患者侧卧位，下腿伸直，上腿屈起，医者以一手拇指自脊柱旁肾俞穴起推动至环跳穴 5~10 次，继以两拇指对置环跳穴处着力按压，待下肢有麻胀感时止，再沿股外侧中线向下推动，经风市、阳陵泉、昆仑到至阴穴止，反复推动数次，并用手掌在上过部位向下摩动至小腿外侧 3~5 分钟。

5. 下肢牵摇法　患者仰卧，两手紧握床缘，医者一手紧握踝部，另一手紧握其足趾，做背屈活动 5~6 次，再以两手紧握踝部，做上下左右活动髋关节 5~6 次，继以向下牵拉 1 次。

说明：发病时间在六个月以内者，自觉症状和阳性体征较为明显，病邪旺盛，体质尚好，应泻其实，达到祛瘀止痛的目的，常用推背法，按环跳法，股后按压法，下肢牵摇法，用力应重。

发病时间在半年以上者，患者体质较虚弱，疼痛不甚，反复不已，此时应扶助正气为主，以通经活络，调理气血为目的，常用摩按骶法，按股后法，用力应轻。

面瘫奇穴疗法

万云程

中医学认为面瘫多为局部受凉，风寒湿邪乘隙袭络所致，或由汗出当风、风邪袭络而成。

本病多为一侧性，症状极其明显：眼睑不能闭合，口眼㖞斜，不能鼓腮，漱口漏水，泪水频流，吃饭、饮水皆不方便。鼻唇沟偏斜，并显著变浅等。其属阳明、少阳两经的病变。我在临床上，曾针对以上病因、症状、病位，分辨内外原因，寒邪所至，结合脏腑经络，进行治疗，仅就所取穴位，以主、次顺序，记述如下。

1. 削环 胆经奇穴，位于耳门后平开二指处(张口时，有震荡感)。此为三叉络之总汇。患者发病前，此处必有微痛之征兆。故须首针此穴，以疏表胜湿、祛风逐寒。针七分，按七至九下。

2. 金钟 督脉奇穴，位于鼻中隔正中处。头居人体最高部位。脏腑清阳之气上聚于头。手足三阳经脉均会于头，主一身之阳的督脉通达头顶，所以称为“诸阳之首”。因其位高而属阳，在内、外因里，以风邪和火气最易引起头面部病症。所谓“火性炎上，颠顶之上，惟风善到”。取此以通天窍，促使中枢神经统帅全身之功能的调节和恢复。此乃奇穴中“锦囊穴”之一。亦“急救穴”之首要穴。面瘫患者，病位在头面部，针此穴以升阳消滞，逐风祛邪。针刺三分。不按。

3. 金环 大肠经奇穴，位于口角下一寸二分，再向后开三分处。此穴为三叉络之末梢。统帅吞纳口水，咀嚼食物及两腮鼓气，吹气的职司。患者口水失禁、两颊面肌不能司职，必须针此，以疏散风寒，通经活络。进针手法：先直进三分后，针柄向前，针尖向后，再斜柄入环孔后，进一寸二分。此为转折针的刺法。针后，再按二至五下。

4. 睛灵 膀胱经奇穴，位于正经穴睛明上三分。患者眼睑闭合功能丧失，昼夜睁目不闭。取此穴以达眼睑功能恢复正常。针刺三分。不按。

5. 河水 膀胱经奇穴，位于肩头上一寸，系三叉络之天支的末梢。凡患者额纹不见，即系此一带之神经失司之兆，故必针此穴。但针此极易出血，医者见之，切莫即拭，待稍出乃拭，效尤易得。取此以疏风消滞、散寒通络。针刺一至二分。按五至七下(弹式压法)。

6. 重口 大肠经奇穴，位于手部第一掌骨、第二掌骨的交叉缝隙中。此穴疗效极广，对症取此，以增进消化功能，借此以达对颜面神经各处输给营养。并可消除寒凝气滞，通调脏腑经络，能增强患者的消化机能，缩短病程，恢复健康。

7. 关下 胃经奇穴，位于耳珠前开一寸处。只按不针。压按时有酸胀感，压按三至五下。取此以疏通经络，祛风逐邪。

8. 地天 又名反天，大肠经奇穴，位于下颚腮骨不凹处。只按不针。酸胀感极强。取此以活血祛风。

针刺指按的治疗方法，是内病外治的方法。通过针按达到治疗目的，需要医者在具体施治的实践中，着重针刺手法的运用，学会刺激量的掌握。这是针按疗法治病十分关键的问题。因此，医者须视病情的程度，患者年龄，体质强弱，病之新久，发病季节等来决定。所以，同一疾病，往往因人而异。因此，医者运针按穴，须分别对待，手法各异，不可不慎。在诊断上重视全面症状，取穴时又重视治法，而不从单一症状取舍。这就是《黄帝内经》上说的:“治病必求其本。”

面瘫的针灸疗法

万明富

1. 取穴和手法

主穴：风府、合谷。

加减法：①额纹消失加阳白、鱼腰；②眼睑闭合不全加睛明、光明；③嘴㖞加地仓、颊车、金环；④鼻斜加人中、迎香。

按经脉走向的逆、顺施针，采用“迎随补泄法”。补患侧以益不足，泄健侧以损有余，二者每日交替使用，以通利经络，恢复血气平衡。

注意：严禁灸法。

2. 治疗结果 采用上方医治面瘫患者计 16 例，其中周围性面瘫 15 例，中枢性面瘫 1 例。病程从 1 天 ~3 月不等，年龄 5~70 岁。分别经 3~15 次治疗后，痊愈 12 人，显著好转 4 人。

偏瘫头针疗法

覃叙五

中风偏瘫的病因病机从内因来讲，多属正气偏虚、痰火内积、热盛生风、忧思恼怒、血气上逆。从外因来看，多属虚邪贼风突然侵袭，或嗜酒太醉、房事过度等诱因。外因通过内因而成病变。遂致风阳煽动，心火暴盛，气血并走于上，痰浊堵阻窍络，脏腑经络功能突失常度，阴阳之气逆乱而成为“闭证”、离决而成“脱证”，或仅经络之气阻滞而见㖞僻偏废等症状。临床上以病的深浅不同，重的出现经络与脏腑症状，轻的只出现经络症状。故分中脏腑、中经络两大类型作为辨证的依据。以中医的辨证，“中脏腑”有闭证与脱证之分，“中经络”有半身不遂（偏瘫）与口眼㖞斜（面瘫）。我们在临床治疗的只是“中经络”所致的上下肢偏瘫，也伴有面瘫的。与西医诊断为脑血管意外后遗症（偏瘫）相似。兹将“中经络”的辨证施治介绍如下。

“中经络”，病在经络未入腑脏或脏腑功能逐渐恢复，而经络之气仍见阻滞，症见半身不遂，肌肤不仁，形成偏瘫。舌强言謇，口眼㖞斜，邪在络也形成面瘫。脉象多见弦滑或兼浮。

治疗：取手足阳明经穴为主，以太阳、少阳经穴为辅，初病可单刺患侧，病程日久则宜用缪刺法，即先健侧后患侧。

处方：上肢取肩髃、曲池、合谷、外关。下肢取环跳、阳陵泉、足三里、丘墟。

加减法：除上例基本方外，半身不遂，可取患侧的阳经井穴，点刺出血，治疗血压高、体质强的患者。若中风偏瘫后体质弱，血压低，不可在井穴上点刺出血，可采取针灸并用达到疏通经气之意。上肢可配肩髎、阳池、后溪；下肢可配风市、悬钟等穴。病程日久，上肢配合大椎、肩外俞；下肢配合腰阳关、白环俞等。肘部拘挛加曲泽。腕部拘挛加大陵。膝部拘挛加曲泉。踝部拘挛加太溪。如言语謇涩加廉泉、舌灵。肌肤不仁，可用梅花针扣打患部，但不能重刺出血。

面瘫治法：取手足阳明经和厥阴经穴为主，初起可刺灸患侧，如病延日久，则取缪刺法。还可用梅花针轻刺叩打面部(针尖要磨钝，以免刺出血)。

针灸处方：取地仓、颊车、面瘫穴、内庭、太冲。

加减法：本病尚可酌加水沟、阳白、下关等穴。

附　头针操作方法

患者取坐位，择定好相应的刺激区后，把健侧头发剪去，酒精消毒，用28号2寸长的针斜刺捻转进针，深度达皮下肌层，不得穿透头皮。不提插，进针后保持固定的深度。快速捻转，每分钟约两百次，捻转速度慢的要2~4分钟。留针时间15~20分钟，又复行针，如此反复3次。然后捻转拔针，出针时以消毒干棉球压迫止血。用大指侧慢推3~5分钟，血止停推。疗程每天1次，15次为1个疗程，休息5天，续用头针配合治疗，在病情好转时可隔一日治疗1次。

经外奇穴抢救昏迷

张邦燊　万明全　整理

人类疾病，症上万千，昏迷重症，常常可见，其抢救方法有多种多样，针灸治疗也是抢救患者的手段之一。万云程老中医自幼随师学习针灸，学到《易经经外奇穴》五百余个，其中“六警钟”穴用于抢救昏迷时颇有效果。这里将“六警钟”斜按法用于抢救昏迷的经验，介绍于下。

一、六警钟歌诀及穴位部位

为了便于记忆，前人将六穴急救法编为“六警钟歌诀”，其内容如下。

金钟龙池记心中，金鼎阳淄勿虚空，
上丘回精速回转，此是急救六警钟。

金钟：鼻尖下鼻中隔正中。

龙池：头部后发际下五分，左右旁开五分。

金鼎：在正经穴尺泽与曲泽之间下三分。

阳淄：正经穴足三里下一寸半，外开一寸。

上丘：足外踝上前边缘处。

回精：腹股沟内侧端横纹尽处下四横指，大腿内侧两大筋之中。

二、六警钟法的操作程序

凡遇见卒然暴死、不省人事、脉微欲绝的患者时，迅速取针一枚，左手将患者鼻孔拉长且上翘，右手持针，猛然插入金钟穴，针深二分。若身旁无针，则以拇指代针（并非指甲）掐穴三下。此穴乃督脉经外奇穴，有醒脑开窍作用。

金钟穴施术后，患者若无皱眉、呻吟等反应时，继用金鼎穴。术者以金钟穴顺手而下拿住患者手臂，以两手拇指按压金鼎穴五下。此穴乃肺脉经外奇穴，有开通肺窍，回苏厥逆作用。

患者若对此仍无反应，就进而使用上丘穴。术者双手离开金鼎穴，下滑至足踝部，以食指按压上丘穴三或五下。该穴乃胆脉经外奇穴，可沿少阳上通至头，起回阳救逆作用。

此时，若病员仍无反应，就用回精穴。术者双手离开上丘穴，左右交叉，分别拿住患者大腿部回精穴，猛提三下。此刻患者当有反应，若还无知觉，可猛提五下、七下或九下。此穴乃肾脉经外奇穴，有回阳救逆之强大功力。

施术后，患者若仍无反应，此病定难救治。若面临此情，术者也不可丧失信心，相机再用力提回精穴三至九下等待反应，能救治者，当应苏醒。患者复苏后，全身每现瘫软无力。此时再用阳淄、龙池二穴，以加快瘫软现象的恢复。

阳淄穴用食指或拇指搡按三或五下。此穴乃胆脉经外奇穴，有引经气下行，舒筋活络作用。

龙池穴用拇、食指提拿五或九下。该穴乃膀胱脉经外奇穴，有壮阳提神作用。若能饮以姜汤开水，恢复更快。

六警钟法施术时要求针按迅速而猛，有程序、有节奏。整个针按施术时间，宜在一两分钟内完成。此法比较简便，易见效果，安全稳妥，尚未发现有副作用。

三、六警钟法的适应证和医案三则

六警钟法适应证较广泛，对许多原因引起的昏迷，均可起到治疗效果。如高烧、尸厥、气厥、某些中毒、中暑、晕针等引起的昏迷，均可用六警钟法救治。

20 世纪 30 年代初，我在川南合江县行医时，见一人守其子哭泣。问其原因，知道其子两岁半，发热多日，抽筋而“死”，已有半日，众医均谓不可救治，现正待检棺入葬。我细看小儿面色苍白，摸其全身冰凉，唯头顶囟门处尚有余温，乃用六警钟法抢救。术后半小时许，见患儿口角抽动，遂扶其成坐位，并轻揉其腹部，以利气机通畅。在此过程中，小儿突然“哇”地一声哭叫起来。我即嘱家人灌姜汤水，患儿逐渐痊愈，后长大成人并结了婚。惜因游泳不慎溺死。

1956 年初，患者赵某，女，30 岁，因婚后婆媳不和，常受委屈，某日晨，因气愤，卒然倒地不省人事。数小时后，家人邀余往视，看见患者面色青紫，牙关紧闭，鼻息极微，脉微欲绝，诊为“气厥”，遂用六警钟法治之。针按毕，患者长叹一声而复苏。事后，婆媳关系显著改善，患者未再发“尸厥”。后来连生五子。

1956年夏，我参加重庆市下厂巡回医疗队。在重庆市某厂工作时，遇到五位同志煤气中毒，被抬到厂医院抢救。当我到医院抢救时，见这五位均处于昏迷状态，当时氧气很少，情况十分紧急，我急用六警钟法配合进行抢救，收到满意效果，受到赞扬。

我一生中遇到的昏迷患者虽不多，但也不少。在我运用六警钟法进行抢救的昏迷人中，除有些中风昏迷、老年或久病衰竭的昏迷，以及头部严重受伤的昏迷等，难以收到满意效果之外，其他昏迷，一般均易收到效果。

四、运用六警钟法抢救昏迷的体会

六警钟法针按结合或单用指针抢救患者，较之某些针灸急救法为简便。

譬如《针灸大成·回阳九针歌》，认为针刺哑门、劳宫、三阴交、涌泉、太溪、中脘、环跳、三里和合谷九穴，能起回阳救逆作用。此法虽好，但有不完美之处。如针刺哑门要直其首，针刺涌泉要脱鞋袜，针刺环跳要侧、伏其身。如此等等，不能达到快速施术的目的。六警钟法施术就比较简捷而快。

又如《针灸聚英》记载灸三壮厉兑穴可治尸厥(昏迷)。这个方法，虽是良好的救治昏迷方法之一，但也有不足之处。假如抢救时术者未带上灸用工具，怎样来实现灸厉兑穴呢？六警钟法急救尸厥患者，就不必动用烟火。而且，个人认为六警钟法使用头部四肢穴位，较之单灸厉兑穴抢救昏迷患者，似较妥当。

又如《针灸大成》载：“凡初中风跌倒，卒暴昏沉，痰涎壅滞，不省人事，牙关紧闭，药水不下，急以三棱针，刺手十指十二井穴，当去恶血。又治一切暴死恶候，不省人事，及绞肠痧，乃起死回生之妙诀。”此法较六警钟法亦有不尽善美之处。倘偶然遇到昏迷患者时，抢救者身旁无针，怎样实现放手十指井穴之恶血呢？六警钟法则比较灵活，可以用指针代之，同样能起抢救的目的。且个人还从实践中体会到针刺金钟穴的得气感较十指井穴为强，清窍醒神作用似乎也比十指井穴作用为大。不过，我对十二井穴针刺放血抢救昏迷患者的经验还不太多。

经外奇穴六警钟针按疗法经过了前人以及我几十年的临床应用，实践证明，此法可以作为祖国针灸有成效的急救法之一。至今，仍有其实用价值。

肩关节脱位的治疗经验

周松林

一、肩关节解剖特点

肩关节是由肱骨头与肩胛骨的关节盂构成。肱骨头关节面大，而肩胛骨关节盂的面积小且扁平。加之肩关节活动范围大，关节囊较松弛，而前下方和腋下又缺乏坚强的韧带和肌肉的保护。因此，当上肢受外力作用时，则肱骨头易发生脱位。

二、诊断方法

比：即患者就诊时，患肩与健侧肩部相比较，以观察其脱位的程度。

摸：用手摸脱位后的骨位，测知脱位的情况：如肩缝离开，关节空虚，可在肩部摸到脱位的肱骨头；如向前脱位，可在肩部前下方摸到肱骨头；向下脱位，则可在肩部腋下摸到肱骨头。

以上两种检查方法，对确定脱位的情况，了解病情的轻重缓急及预后的好坏，尤其是对采取何种复位手法，有着重要的指导意义。这里所谈的比、摸方法，只是局部检查方法，要进行全面的了解和诊断，就必须局部与整体相结合。运用中医的望、闻、问、切做全面的了解。在有条件的情况下，可借助现代医学的诊断方法，如X光透视或摄片等。

三、复位方法

（一）顶推复位法（以右下脱位为例）

1. 助手二人。患者坐于凳上，助手站在患者健侧的背后，两手分别从前后交叉固定在患肢腋下，以固定躯体，防止躯体向患者偏倒。另一助手蹲在患侧，两手分别握住患肢的肘关节上方和前臂，并在复位开始时，使患肢轻度外展，向下缓力牵引，保持牵引力将脱位的肱骨头拉开。

2. 术者站在患肢的前面，左手握住患肢的上臂，右手拇指顶住脱出在腋下的肱骨头。待手指感觉肱骨头松动后，拇指即用力将肱骨头向上推进关节盂，同时左手将患肢外旋，并嘱助手将上肢逐渐内收，闻及关节内肱骨头回纳声。患肢继续内收，待患肢手指能够摸到健肢肩部，并且患肢肩部丰满。此复位即成功。

3. 复位后，术者将肩部慢而轻地前后上下活动几下，再用一手从肩峰向下捏按至肘部的肌肉。此称为顺正筋络的手法。

4. 术后处理。若手法复位后，仍有疼痛或肿胀，可用活血散调酒外敷，内服损伤酒，以活血祛瘀，消肿止痛。将患肢屈肘，悬挂固定于胸前。一周后，在不痛的情况下，进行功能锻炼。若伴有骨折时，固定时间应相对延长，待骨折断端稳定后，再进行功能锻炼。若在锻炼时，感关节活动受限并出现疼痛，可用熏洗方煎水外洗，以达到舒筋活络之功。

（二）端提复位法

1. 患者与二位助手同前。

2. 术者站在患侧用两手拇指固定在肩峰处，其余手指钩住脱位的肱骨头，待肱骨头松动后，钩住肱骨头的手指同时用力向外上方端提，将肱骨头送进关节盂。待指下松动，关节内有回纳声响，患肢手指内收能摸到健侧肩部，并见患侧肩部丰满，复位手法即算完毕。

3. 术后处理，同前。

四、治疗效果

在 7 例单纯性肩关节脱位的病例中，下脱位 5 例，前脱位 2 例。治疗最长时期为 26 天，最短为 6 天，平均疗程为 14 天。7 例均做了随访，5 例功能完全恢复正常，肩部无任何不适，2 例功能恢复正常，但有时感肩部酸痛或刺痛。7 例患者均已参加日常劳动。

◎ 临证验案

陈某，男，56 岁，巴县惠某社社员。

主诉：右肩疼痛，活动受限 2 小时。

患者因雨后路滑，不慎跌倒，右肩着地。当时即感右肩疼痛，不能活动，随后患肢麻木，即来院就诊。查：右肩呈方肩，局部肿胀，右肩锁骨下方可摸到肱骨头，患肢功能活动障碍，经 X 光透视确诊“右肩关节脱位”。临床诊断：右肩关节前脱位。治疗过程：采取顶推复位手法。复位时闻及关节归位声，疼痛随即大减。患肢麻木消失，自己便可做肩部前后活动，随后施用顺正筋络手法，外敷活血散，内服损伤酒，固定患肢，患者安然而去。此后患者连续复诊 3 次，共 12 天，肩关节活动正常，仅有时活动时感肩部酸痛，已参加日常劳动。三个月后随访，已告痊愈，未见异常情况。

五、方药介绍

1. 活血散 当归、红花、桃仁、赤芍、乳香、没药、三棱、莪术、川乌、草乌、细辛、续断、木香、栀子、一枝蒿。研末备用，只供外敷。

适应证：骨折，脱位以及跌打损伤后因瘀血停滞所致的疼痛。

2. 损伤酒 当归、川芎、白芍、赤芍、桃仁、红花、乳香、没药、三棱、莪术、杜仲、延胡索、续断、三七、海马、碎蛇、秦艽、怀牛膝、甘草、陈皮（或青皮）、广木香。烘干为粗末，泡酒内服。

适应证：同上。

3. 熏洗方 当归、红花、桃仁、丹参、赤芍、苏木、乳香、没药、秦艽、伸筋草、石菖蒲。

加减法：上肢加桂枝、防风，肿胀加苍术、防己，冷痛加川乌、草乌、艾叶，下肢加牛膝、五加皮。

适应证：一切跌打损伤及脱位后积血成瘀所致的经络不舒，关节僵硬的疼痛。

肩关节脱位家传整复手法

虞尚仁

肩关节脱位，是较常见的外伤疾患之一。特介绍家传几种整复手法，以供参考与应用。

一、轻纳法

（一）操作

患者坐于椅上，双下肢伸直，以右肩脱位为例。术者立于患者肩前，右手握执伤肢腕部，轻柔地将伤臂抬起，与躯体约成45度，促使喙突下或锁骨下的肱骨头下降，接近关节囊的裂口，然后以左手大拇指按压在患肩的肩峰内侧，余四指紧握腋下搏动的动脉血管，保持3~5分钟。此动作目的，是使腋动脉腋神经受压，血液暂时受阻，引起患臂麻木感，达到肌肉松弛，痛觉迟钝，从而减少患者反抗力。在此阶段，术者缓缓将伤肢向患者推进，同时按在肩峰上的大拇指施加向下的压力，腋下的四指紧握肱骨头。用力向上抬举和大拇指按压同时用力，要配合得当。

（二）整复要点

1. 伤肢要极度外旋向上牵引，促使肱骨头离开躯干，有伸展肩胛下肌与胸大肌，使关节囊裂口扩大的作用。

2. 再以术者的大拇指作为杠杆的支点，配合患肢向下压近躯干的动作，迫使肱骨头回归滑入关节盂。

3. 务必要达到腋动脉暂时受阻，后生麻痹感，其次是患臂极度外旋，术者的拇指按压和将肱骨头向上抬起的四指，要配合得切实有力。

（三）适应证

本手法适用于肩关节前脱位，如盂下、喙突下或锁骨下脱位。本法更宜于老人、妇女、幼童及瘦弱的青中年男患者。

二、压纳法

（一）操作

仍以右肩脱位为例，初步于手法同轻纳法，使患臂发生麻痹。术者站于患者肩侧，以右手握住患臂腕部，逐渐外旋使手掌向上，把掌背紧贴在术者的骨柄上，并屈曲患臂成钝角（大于 120 度）。此时术者所握腕部之手，移至患者肩峰，将双手大拇指按于肩峰前后两侧。双手的其余四指，扣住患者腋下脱出的肱骨头，使劲向上抬举，来配合两大拇指压按的动作，把肱骨头挤入关节窝内。在此同时，术者务须挺胸压迫患臂接近患者肩臂。由钝角变成锐角是十分重要的配合。以上操作必须密切协作，同时并进，脱位的关节就可复位了。

（二）整复要点

1. 术者两拇指按压肩峰，与其他各指拉挤肱骨头要同时用力并进。

2. 术者挺胸推动患臂由钝角到锐角，两者密切结合，就能迫使肱骨头复位。本手法优点是利用短矩离的杠杆作用，协力配合，一向下压，一向上举，即可复位。

（三）适应证

此手法一般用于肌肉较发达、体力较好的青壮年。以前脱位合并肱骨上端骨折最适合（如肱骨头、小结节撕脱骨折或外科颈骨折），然而体力过强，肌肉发达的患者肥胖患者，术者估计自己的体力难以胜任情况下，可采用下面介绍的抬纳法。不过仍可试用此法，其成功率是较高的。

三、转纳法

操作

以右肩脱位为侧。患者坐位，术者站在伤者后方，以右手握住患者腕部，而以左手四指按于肩部，大拇指置于肩胛骨上外缘。第二步缓缓将伤臂外展，（肘关节要伸直）并逐渐将该肢极度外旋再高举至头部，约大于 120 度的角度。最后步骤，术者大拇指用力抵住腋后肩胛骨外缘，向后将伤臂撬压内收，接近患者躯体，即可发生骨滑音，方肩消失，完成复位手法。组织的再度损伤，颇适用肱骨上端骨折的并发症。此手法可单独一人操作，不需助手协作。

四、肩纳法

(一) 操作

伤者姿势是站立位，以右肩脱位为例，助手一人站在患者左侧，双手扣住围绕在患者右肩，固定其身躯，作对抗牵引。术者右手握住患者上臂下段，以左手在腋下扪及并固定肱骨头。然后背对患者，双下肢分开站立。同时术者弯腰屈身，用肩靠患者腋下，紧抵腋窝，双手牵引伤臂并外旋，使手掌向上，以上动作，说明准备工作已就绪。趁患者不留意时，术者突然挺伸腰背，配合将伤臂下压，即可听到骨滑音，完成复位手法。

(二) 整复要点

1. 动作要矫捷。
2. 诊断明确，要无并发症。
3. 在病员不注意的情况下，突然袭击。

以上的准备工作使患者不清楚术者是何用意，手掌向上，持久的牵引，突直挺腰背，伤肢下压的配合，要做到协调而切实，达到得心应手的地步。

五、抬纳法

抬纳法之一

操作：备用木棍一根，长 4~5 市尺(约 133~166 厘米)，粗 6~8 公分(厘米)的直径，中间部包裹棉花，外缠纱布。助手一人，站立在患者背后。仍以右肩脱位为例，患者坐凳上。将木棍放置在患者腋窝，把扎有棉花部分，安放在肱骨头与胸壁之间。木棍后端稍抬高，由助手掌握。木棍前端由术者向上扶抬。术者另一手屈曲患臂的肘关节成直角，并按握该部。整复时术者用力将患者上臂外旋，同时向下略带外方的牵引，并上抬木棍作肩胛、胸、臂肌肉的紧张与挛缩。

此时，术者与助手配合向偏外上抬，并立即将患臂的肘部用劲推压内收，接近躯体。此法利用杠杆原理，迫使肱骨头复位。

抬纳法之二

操作：助手两人(身材要较患者为高)，互抬一长棍，其中间部包裹棉花如上法。伤者侧位，将木棍放在伤者腋窝内。术者双手紧握伤臂肘关节上部，用力向下牵引，使肱骨头下降，并尽可能将伤臂外旋。与此同时，示意两助手上抬木棍。术者立即将伤臂向躯体内收推进。此刻即能听到骨滑音，表示复位成功。

抬纳法之三

此法适用于陈旧性肩关节脱位，患者麻醉后卧在手术床上时，或在准备切开手术复位前可以试用。具体操作介绍如下。

术前准备：①麻醉。首选硫喷妥纳，静脉麻醉，或应用吸入乙醚麻醉；②备用长3~5市尺（100~166厘米）木棍一根，中间裹以棉垫如上法。

操作：助手1~2人，站立于患者头部、患肩后，各持木棍一端，向后牵引。木棍中部，置于患者腋窝中，术者紧握患背做反牵引3~5分钟，并轻柔地活动肩关节，如外展、外旋、上抬、内收等活动，目的使粘连分离。在术者示意下与助手协力配合，用力向后牵引，要求木棍垂直，然后术者用力将患臂极度外旋，而后缓缓内收，当可复位。

关节脱位超过三个星期的陈旧性损伤，其关节周围的软组织必然发生病理改变，如机化、粘连，因此，在整复时软组织的撕裂伤是在所难免的。不过，关节整复后加以治疗与功能锻炼，是可以恢复的，在施术时切忌粗暴。例如，骨折或血管神经的损伤则会带来治疗上的困难。务必要谨慎而柔和的操作。

以上三种抬纳法适应于肌肉发达、体格强壮的伤者，或关节脱位在两周以内的，其成功率高，即使是陈旧性脱位（1~2月以内）在手术复位前已应用麻醉，仍有实用价值。

本组复位法符合物理学的杠杆原理，以木棍在腋下作为支点，助手上抬木棍，加以患者体重是为重点。术者将患臂内收是力点，由此即使伤者肌肉发达，粘连广泛，肌肉痉挛，均能达到复位的目的。

抬纳法复位要点

1. 术者在外旋与内收患臂时，助手务必要及时上抬木棍，配合要步调一致。

2. 充分做外展、内旋、外旋、内收等活动，使粘连撕离而向下牵引也是很重要，迫使肱骨头下降脱离胸壁。

3. 患臂尽量外旋亦是重要一环，如此，可使肱骨头向上，关节囊裂口扩大，就具备了复位的有利条件。

◎ 小结

综上所述，中医肩关节脱位的整复手法符合现代物理力学的原理。这朴实而高效的医疗技术是长期从劳动实践中积累的宝贵经验。手法整复的原则要无损地通过关节囊的裂口经原路回归关节内，可以应用正骨手法复位的成功要素可概括以下几点：1. 诊断要明确；2. 要熟悉解剖部位；3. 手法柔和熟练，动作协调充分。

首先应诊断明确是哪种类型的脱位，在没有X光设备时务必要详细轻柔地摸诊，检查有无合并骨折，嵌顿，是否有神经、血管损伤的征象。要结合具体条件，考虑以何种手法适应不同的脱位种类、对象，如儿童、妇女、老弱者、肥瘦者或体格健壮者等，要考虑周到，心中有数，评估成功的把握。更要理解正骨手法每个动作的意义和目的，切忌粗暴或盲目进行。

凡脱位在三周以上的陈旧性损伤，手法复位希望较小，然而仍可在麻醉下进行试治，即使不成功，再切开复位也不为迟。新鲜脱位一般不必应用麻醉，单独一人就能复位。如果超过一周的患者，为了减轻痛苦，可应用阻滞麻醉的局麻、静脉麻醉或吸入麻醉。

髋关节脱臼手法复位机理探讨

虞尚仁

中医伤科正骨手法，是千百年来历代医家在大量实践基础上，累积经验，逐步提炼而形成发展起来的一种医疗技术，颇有临床实用价值。在当时缺乏现代麻醉剂和解剖学知识的情况下，能解除病者痛苦，避免肢体致残，对保障劳动人民的健康起了重要作用。

本文仅就髋关节脱臼家传复位手法，结合古代文献的复习与复位的机理，简要探讨。

一、髋关节脱臼复位手法的历代文献记载

唐代蔺道人《理伤续断》："凡胯骨，从臀上出者，可用三两人，挺定腿拔伸，乃用脚蹬入。"

元代危亦林《世医得效方》："脚大腿根出臼，此处身上骨是臼，腿根是杵。或出前，或出后。须用人把住患人身，一人拽脚，用手尽力搦归窠。或是挫开，又可用软棉绳从脚缚，倒吊起，用手整骨节，从上坠下，自然归窠。"

明代王肯堂《疡医准绳》："凡臀股左右跌出骨者，右入左，左入右，用脚踏进，撙捺平正用药，如跌入内，令患人盘脚，按其肩头，医用膝旅入，虽大痛一时无妨，整顿平正，却用接骨膏、定痛膏敷贴，只宜仰卧，不可翻卧，大动后恐成损患""凡辨腿胯骨出内外者，如不粘膝，便是出向内，从内捺入平正；如粘膝不能开，便是出向外，从外捺入平正，临机应变。"

清代钱松溪《伤科补要》："胯骨，即髋骨也，又名髁骨。其外向之凹，其形似臼，以纳髀骨之上端如杵者也……若出之，则难上，因其膀大肉浓，手捏不住故也。必得力大者三、四人，使患者侧卧，一人抱住其身，一人捏膝上拔下，一手揿其骱头迭进；一手将大膀曲转，使膝近其腹，再令舒直，其骱有声响者，以上。再将所翻之筋向前归之。"

清代胡廷光《伤科汇纂》："跭法如何跭，两人抵足眠，足踏臀尻上，手

捧胫跗边，手仗身势捷，足趁腿力便，静听骨内响，其患即安然。”

从以上文献所述，历代正骨医家对于髋关节脱位手法整复的知识和经验，是很可贵的。可以归纳如下。

1. 以粘膝不粘膝，来鉴别髋关节的后脱位和前脱位，一目了然，言简意赅，颇有诊断价值。

2. “将大膀曲转，使膝近其腹，再令舒直，其骱有声响者，以上。”《伤科补要》这段记载，与现代医学的爱力斯（Allis）法颇为类似。

3. 利用足蹬、膝抵、掌推，做反牵引，来加强拔伸力量，使脱位的股骨头下降于髋臼边缘，是造成复位的有利条件。

4. 固定患者骨盆或躯干，是复位成功要素之一。

5. 髋关节脱位，较其他关节脱位难以整复，其原因是股臀处肌肉发达（膀大肉厚），患者反抗力大，术者不易控制，是符合临床实际情况的。

6. 以股骨头进入关节臼的骨滑音，周围平正，与健侧肢体对称，作为检查关节整复的标志，是有实践经验的。

今介绍家传复位手法三则，供同道参考。

二、复位操作手法

（一）外旋法

以患者右髋脱臼为例。患者仰卧或坐位，术者立于右侧，以右手握住伤肢足踝以上，再用左手按住腹股沟部，将伤肢缓缓提起，使其足踝搁靠在术者右大腿胯缝处，紧紧夹住，做直轴牵引。务使股骨头降至髋臼边缘。而紧握足踝上部的手，将伤肢逐渐外旋（即向术者身躯转旋），然后内旋，内收，股骨头就能滑入髋臼内。

此法适用于儿童、老年及瘦弱患者的后脱位。其成功关键要注意以下两点：①术者左手按压腹股沟，右手握住踝部上，起着对抗牵引及固定骨盆的作用。而术者右胯缝紧夹伤者足踝上部，倾斜躯体。如此，就可更有力地加强直轴牵引，目的要使后脱位的股骨头降于髋臼边缘。②在继续牵引的同时，必须将伤肢极度外旋，续后内旋内收，迫使股骨头归原位，完成整复要求。

（二）曲转法

仍以右髋脱位为例。患者仰卧地面褥子上，术者右手握住患者足踝上部，左手抵住股骨大粗隆部。缓缓将髋、膝关节屈曲，使大腿推近腹壁。然后将握足踝上部右手的前臂，移于患腿膝腘下。同时又将左手移于患者胫骨下1/3处。以术者前臂为支点，左手压按胫骨部，做向上直轴牵引，使股骨头松动，拉至髋臼的边沿。此步骤达到要求后，极力内收髋关节，再做外旋外展。与此同时，以屈曲的髋、膝关节，逐步舒伸拉直。在此过程中，可听到骨滑音，即完成复位。

此法动作，可作三个步骤说明：①将髋关节逐渐屈曲，推近腹壁，目的要使髂股韧带松缓，股部肌肉松弛，创造复位有利条件。②第二步以术者前臂作支点，按压患者胫骨下1/3部为力点，并向上直轴牵引，迫使股骨头从髂后或坐骨部移至髋臼附近。③先使患者腿内旋内收，然后做外旋外展，最后屈曲的患肢舒伸拉直。如此动作，股骨头易滑入移开的关节囊，达到复位要求。若有助手固定患者盆骨，则复位的成功率有所提高。

（三）足蹬法

足蹬法一

患者端正地坐稳在靠背椅上。脱位侧用棉垫填高3~4公分(厘米)，双上肢垂直于身旁，双手不要抓握椅的边缘。使患者放松肌肉，避免有反抗力。今以右髋脱位为例，术者站在患者对面，以左下肢踏在患者腹股沟内侧耻骨的边缘，术者双手紧握患者小腿踝关节以上，形成轴线对抗牵引。逐步用力，使后脱位的股骨头下降于髋臼边缘。这一步达到目的后，缓缓地内旋伤肢并渐内收。同时以术者的足跟为支点，用劲向股骨小粗隆方向蹬踏。一内收伤腿，配合向外足蹬，感到骨滑音，股骨头滑入髋臼，关节即已复位。

足蹬法二

本法具体操作同上法，所不同的是患者系仰卧于地板褥子上，术者抵足而对卧，适用于体格壮健、肌肉发达患者。

足蹬法的优点：①用足蹬法对抗牵引力大，适应体格健壮的患者。②新鲜脱位，可以不用麻醉剂。③因患者系躺卧位或坐位，比较安全。④可单独操作，不需助手。⑤本法对前脱位或后脱位均可运用，疗效满意。

足蹬法成功要素：①后脱位必须内收伤肢，然后做直轴牵引，将股骨头拉拔下降于髋臼水平。前脱位手法则相反，应先外展，再做直轴牵引。②用力足蹬时，先要屈曲髋关节及膝关节，做轻柔的旋转活动，试探股骨头是否松动，有无嵌顿的弹性感。③千万不要粗暴蛮干，应该因势利导，手法要柔和轻巧。④对患者态度要和蔼亲切，将手法操作，简略地解释，以获得患者的信任和合作。⑤听到骨滑音后，应测量健肢是否长短对称。

三、讨论

（一）种类与征象

髋关节脱臼，以前或后脱臼为多，尤以后脱臼更为常见。《世医得效方》已有"或出前，或出后"的记载。关于中央脱位，临床上实属罕见，稽考古代伤科医籍，无类似叙述。因为，当时确实无法做出诊断，故从略。兹将前后脱位的征象，描述如下。

后脱位征象（髂骨、坐骨切迹脱位）：①在臀部的髂骨或坐骨切迹可扪及股骨头；②大腿呈屈曲，内收，内旋位。或患足内翻，足跟有时位于健足的脚背上；③大腿不能做自动外旋外展，功能受限；④因股骨上移，伤肢缩短；⑤患侧臀部横纹不明显，两侧不对称；⑥坐骨部脱位，征象类似，但不如髂骨脱位那样明显。主要区别在坐骨部可摸到股骨头。

前脱位征象（耻骨、闭孔脱位）：①股骨头在耻骨或闭孔部可扪及；②大腿保持轻度屈曲，外展外旋；③髋部外侧平坦，因大粗隆有内陷现象；④伤肢较健肢长些；⑤内收、内旋活动受限；⑥耻骨脱位是闭孔脱位进一步发展的结果。在耻骨部易扪及股骨头。

（二）诊断

髋关节是人体最大较稳定的关节，一般不易脱位，只有在强大的暴力下才会发生。因此，在进行复位手法前，务必要作详细检查，有否并发症，应该引起重视。髋关节后脱位，势必撕裂关节囊与圆韧带，这是在所难免的。再者，要注意关节部分有否出血（血肿），因髋关节后脱位常损伤旋股内动脉，若破坏部分血液循环，日后很可能发生缺血性股骨头坏死，应提高警惕。如果伤肢在膝以下的肌肉，与大腿后侧肌群有麻痹征象就应考虑神经损伤，以坐骨神经牵拉和受压迫为多（复位后常能恢复）。重要的是，须鉴别有无骨折的并发症。髋关节脱臼，较常见的骨折，如髋臼后上缘骨折，股骨头、颈、干的骨折。一般老年人可发生股骨头或颈的骨折，小孩可发生股骨头骨骺分离。由此，在手法整复以前必须诊断明确，心中有数。有条件的应做 X 射线摄片，如无此设备，应用中医摸法，也可了解患者病情的大概。其次，问诊很重要，对诊断颇有参考价值。

（三）复位机理

关节脱位整复的原则与要求，一要手法柔和而充分，不损伤组织，避免增加患者的痛苦。二要穿过关节囊裂口，经原路回复关节臼内。这一点甚为重要，提示在手法整复阶段，要了解每一步手法的意义与目的。切不可盲目操作。髋关节脱臼，不论是前脱位或后脱位，第一步，务必要坚持有力地对抗牵引，使股骨头下降到髋臼平面。不达到这一步，是不能达到复位要求的。前脱位先要将伤肢外展外旋，而后内旋内收，然后伸直伤肢。后脱位则相反，先内旋内收，牵引伤肢股骨头下降，始做外旋外展动作，最后伸直伤肢。这原则是不可改变的。

现代医学关于髋关节脱臼的整复手法。临床常用的，有爱力斯（Allis）法与毕格鲁（Bigelow）法与以上介绍的中医正骨手法，相互参研，其复位原理是一致的，均是利用力学的杠杆作用来完成复位目的。例如髋关节脱位，它复位的主要困难就是髂股韧带的强大张力，使伤肢保持在内收屈曲的位置（粘膝）。如将伤肢伸直，其张力更大，要想复位，是不可能的。为了消除这种障碍，所以复位的第一步，必须屈曲髋、膝关节成 90 度角，并内收伤肢（根据经验，在髂骨部高位脱臼，髋关节只能屈曲 60 度）。只有如此，才能解除髂股韧带的紧张，使股骨头松脱出来。第二步，做股骨直轴对抗牵引，要持续而逐渐用力，将股骨头拉向髋臼边缘，接近关节囊裂口。第三步，应将伤肢先外展，后外旋。这动作的用意，以便股骨头对向臼窝。以上操作，造成髂股韧带再度紧张。这紧张就创造了复位的有利条件。因为该韧带起了杠杆的支点作用（股骨干为长臂，股骨颈为短臂），当伤肢极度外旋时，股骨头越过髋臼后缘而前行。而后将伤肢缓缓伸直就迫使股骨头向内方滑入髋臼而完成复位。

概括来说，髋关节脱位的整复，要理解髂股韧带（又名 Y 形韧带）的重要作用。该韧带，在髋关节的各项运动中，均呈紧张状态，唯在屈曲时则例外。所以髋关节，不论是前脱位或后脱位首先必须屈曲髋、膝关节 60~90 度，其目的是使髂股韧带松弛，缓解臀、股肌肉的紧张，股骨头才能松脱出来。此时加以对抗牵引，股骨头就较易地回到髋臼的边缘。其次，凡是前脱位，务要先外展，外旋伤肢。后脱位则相反，先要内收、内旋，再做直轴牵引。这样，股骨头才能顺利下降。

以上介绍的手法，外旋、曲转两法，适用于后脱位。足蹬法一、二，适用于前脱位。脱位整复后，必须将伤肢固定三个星期左右，使损伤的关节囊、圆韧带、血管、神经得以修复。同时配合肢体的锻炼（如股四头肌的收缩），动静结合，亦颇重要。脱位超过 2~3 个月的病例，以手术复位为安。

从上述的机理的分析，可以理解，复位操作的每一步动作，都具有一定的作用与意义，绝不可粗暴地盲目施术。术者应掌握髋关节结构的解剖学知识，对每个患者脱位的不同情况，要细致地检查、明确诊断，做到深思熟虑，心中有数，才能顺利地达到整复目的。